Créateurs de la médecine moderne

James J. Walsh

Writat

Cette édition parue en 2023

ISBN : 9789359250830

Publié par
Writat
email : info@writat.com

Selon les informations que nous détenons, ce livre est dans le domaine public.
Ce livre est la reproduction d'un ouvrage historique important. Alpha Editions
utilise la meilleure technologie pour reproduire un travail historique de la même
manière qu'il a été publié pour la première fois afin de préserver son caractère
original. Toute marque ou numéro vu est laissé intentionnellement pour préserver
sa vraie forme.

Contenu

PRÉFACE.

Le présent volume est publié à la demande de nombreux amis qui ont lu les articles qu'il contenait tels qu'ils parurent à diverses reprises dans des revues et qui ont estimé qu'ils méritaient d'être conservés sous une forme plus permanente. La seule prétention possible à combler un besoin réside dans le fait qu'il présente ces travailleurs de la médecine non seulement comme des scientifiques mais aussi et surtout comme des hommes, par rapport à leur environnement social, religieux et éducatif. Je dois remercier les éditeurs du ***Messenger, du Donahoe's Magazine, du Catholic World*** et des ***Records of the American Catholic Historical Society*** , pour la permission de réimprimer les articles parus dans leurs périodiques.

Le chapitre d'ouverture, The Making of Medicine, est un résumé de la conférence d'introduction du cours d'histoire de la médecine à la Fordham University Medical School de New York. Une grande partie du matériel de l'article sur l'École irlandaise de médecine a été rassemblée pour une conférence devant le Club historique de l'Université Johns Hopkins et la Société médicale du district de Columbia. L'esquisse de la vie du Dr Jenner n'a pas encore été publiée. Tous les autres articles ont été considérablement allongés et révisés.

Il existe d'autres créateurs de la médecine moderne qui méritent une place à côté de ceux mentionnés ici, mais comme le matériel avait atteint une quantité suffisante pour constituer un volume de bonne taille, il a été jugé préférable de procéder à la publication de la première série d'esquisses, qui être suivi par d'autres si les conditions concourent à encourager d'autres ajouts à notre biographie médicale anglaise, peu abondante. Un volume ultérieur contiendra des esquisses de la vie des anciens faiseurs de médecine aux XVe, XVIe et XVIIe siècles, ces hommes qui ont jeté les bases solides de notre science médicale d'aujourd'hui.

Je dois remercier mon ami de longue date et frère ancien élève de l'Université Fordham, le Dr Austin O'Malley, de Philadelphie, pour avoir lu les épreuves et pour ses suggestions pendant que le livre était sous presse.

LA FABRICATION DE LA MÉDECINE

Sans Histoire, l'âme d'un homme est aveugle, ne voyant que les choses qui touchent presque ses yeux. --État
Fuller, *Saint et Profane* , 1641.

LA FABRICATION DE LA MÉDECINE.

Notre génération, pas plus concentrée sur elle-même que bien d'autres, s'est tellement enorgueillie des progrès qu'elle a réalisés dans la science qu'elle a plutôt négligé, dans son intérêt pour le présent insistant, les prétentions de l'histoire des sciences. On a eu le sentiment que nos contemporains et nos prédécesseurs immédiats ont accompli tellement de choses qu'ils nous ont placés bien au-delà du passé et de ses ouvriers, de sorte qu'il semblerait presque une perte de temps de répéter les notions grossières avec lesquelles ils s'occupaient. Cela n'est plus vrai dans aucune science qu'en médecine. Pourtant, il semble probable qu'aucune influence plus châtiante sur le zèle pour le roman dans la science, qui a si souvent égaré cette génération, ne puisse être exercée que celle qui découlera sûrement d'une connaissance adéquate de l'histoire scientifique. En médecine, il ne fait aucun doute qu'une connaissance approfondie du travail des grands médecins du passé éviterait bien des recherches inutiles sur des problèmes déjà étudiés de manière approfondie, ou aiderait au moins les travailleurs modernes à commencer par un point précis. beaucoup plus loin dans leurs recherches que ce n'est souvent l'habitude.

Il existe d'autres raisons pour lesquelles la connaissance de l'histoire de la médecine ne peut que s'avérer d'une grande utilité pour la génération actuelle. Nous entrons dans une époque où la recherche originale, en tant qu'activité principale de certaines vies, par opposition aux quelques heures par jour ou même par semaine que les médecins d'il y a quelques générations pouvaient voler à leur vie bien remplie, devient de plus en plus importante. et plus la règle. Une réflexion ensuite sur les méthodes par lesquelles les progrès de la médecine ont été réalisés dans le passé, sur le caractère des hommes à qui l'on doit ces découvertes révolutionnaires, sur la manière dont ces découvertes ont été acceptées ou plutôt rejetées par les contemporains, voire rejetées. était presque la règle, servira de miroir à des réflexions qui seront sûrement utiles à l'heure des grandes institutions de recherche. Il ne faut cependant pas oublier que trop souvent dans le passé, c'est dans les grandes institutions que le travail de routine était accompli, tandis que des génies occasionnels surgissaient dans des circonstances qui semblaient peu susceptibles d'être la mère nourricière de l'originalité, et que, c'est là que le monde a fait un pas précieux vers l'inconnu qui représente un nouveau départ dans la science médicale.

La déclaration du professeur Osler selon laquelle le meilleur travail au monde était principalement réalisé par des jeunes hommes n'a pas été bien accueillie, mais personne mieux que lui ne savait qu'il s'agissait du fait le plus marquant de l'histoire du progrès médical. Il n'y a pratiquement pas une seule grande découverte en médecine qui n'ait été faite par un jeune homme de moins de trente-cinq ans. En effet, en règle générale, les nouveaux départs en médecine provenaient d'hommes qui avaient bien moins de trente ans, certains d'entre eux n'étant en fait qu'au début de leur troisième décennie de vie. La grande idée germinale de Morgagni, qui a fait de lui le père de la pathologie moderne, lui est venue alors qu'il avait à peine plus de vingt ans. Il commença alors à prendre des notes sur tous les aspects morbides qu'il rencontrait dans les corps, reconnaissant très clairement qu'il lui fallait rechercher non seulement la cause principale de la maladie, mais aussi les facteurs pathologiques subsidiaires qui étaient à l'œuvre dans la production des divers phénomènes. symptômes du cas particulier tel qu'il l'avait étudié cliniquement. Cette idée est si évidente aujourd'hui qu'elle semble impossible à négliger ; Pourtant, il y a à peine un siècle, elle constituait la pierre angulaire de la pathologie moderne.

Auenbrugger , qui a jeté les bases du diagnostic physique moderne par ses observations sur les percussions, a commencé ses travaux alors qu'il avait moins de vingt-cinq ans, à l'hôpital espagnol de Vienne, et les a menés à bien, sans aucun encouragement des grands. maîtres de l'école de Vienne. En fait, ils ont plutôt dénigré l'idée que ce tambourinage insensé, comme l'un d'eux l'aurait qualifié, puisse un jour permettre aux médecins de reconnaître des conditions pathologiques dans la poitrine. Pendant vingt-cinq ans après la publication de son petit livre, la découverte d'Auenbrugger n'a attiré aucune attention. Laennec, qui a suivi Auenbrugger dans le développement du diagnostic physique, s'est posé le problème beaucoup plus difficile de construire un système d'auscultation au début de la vingtaine, a étudié le sujet pendant douze ans et a ensuite publié le livre sur ce sujet alors qu'il n'avait encore qu'une vingtaine d'années. à peine trente-cinq ans. Il a accompli la révolution médicale qui lui est due, même s'il n'a jamais été fort et est mort à l'âge de quarante-six ans.

Ce ne sont que des exemples frappants qui montrent ce que le jeune homme a accompli. La même chose était vraie dans d'autres pays. Corrigan a écrit son célèbre essai sur « la perméabilité permanente de la valve aortique » alors qu'il n'avait que vingt-neuf ans, et le travail avait été effectué au cours des trois années précédentes, dans un hôpital où il n'y avait des lits que pour six patients médicaux. Trousseau a déclaré qu'il s'agissait du plus grand travail médical, d'un point de vue clinique, qui ait jamais été accompli, et a salué le jeune Corrigan comme l'un des maîtres de la médecine clinique. Il soutenait que la maladie de la valvule aortique devrait recevoir le nom de maladie de Corrigan. Stokes, contemporain et ami de Corrigan à Dublin, a écrit son petit livre sur le stéthoscope alors qu'il n'avait pas encore vingt et un ans, et à une époque où les cliniciens distingués de l'époque se demandaient tous si ces jeunes hommes s'attendaient à ce que les vieux médecins portent ce message.

jouer avec eux et l'utiliser à des fins sérieuses. Graves, également de l'école de médecine irlandaise, a fait certaines des observations cliniques sur lesquelles est fondée sa réputation, notamment une brève description de cas caractéristiques de l'affection qui porte encore son nom, alors qu'il avait bien moins de trente-cinq ans.

D'autres exemples pourraient être cités, mais nous les rencontrerons au cours de cet ouvrage. L'histoire de la plupart des sciences est à cet égard comme la médecine, et c'est aux jeunes hommes que viennent les grandes idées révolutionnaires. À quel point cela est vrai en biologie, on peut le constater même à partir de la vie des médecins biologistes inclus dans ce volume. Théodore Schwann, le père de la doctrine cellulaire, a réalisé, alors qu'il avait à peine plus de trente ans, toute l'œuvre pour laquelle il mérite le nom de fondateur de la biologie moderne. Une partie du meilleur a été accompli avant l'âge de vingt-cinq ans. Claude Bernard avait montré le métal précieux de son originalité avant la vingtaine. Pasteur, le génie le plus original de tous, a commencé son œuvre alors qu'il n'était qu'un enfant, et bien que tous les cinq ans d'une longue vie aient été remplis d'observations originales des plus précieuses, son génie avait pris la tournure qu'il lui fallait. devait découler de la réussite des observations au cours de ses troisième et quatrième décennies.

De nos jours, où l'éducation médicale du jeune homme n'est censée être terminée qu'à l'âge de trente ans, il est facile de comprendre que peut-être les années précieuses au cours desquelles l'originalité pourrait se manifester sont déjà passées avant qu'il ne sorte de l' école . les langes de l'instruction forcée des autres. Comme on l'a très bien dit, il est possible d'étouffer l' esprit de recherche et l'initiative originale qu'un jeune homme peut avoir en essayant de lui apprendre trop de choses sur ce que sait la génération actuelle. Malheureusement, il arrive trop souvent, même dans notre génération sage, que ce ne soit pas tant l'ignorance des hommes qui les rend ridicules que le fait de savoir tant de choses qui ne le sont pas. Le nombre de choses que le jeune homme doit apprendre et qui lui sont enseignées, souvent avec l'assurance qu'elles sont presque des vérités évangéliques en médecine, et pourtant qu'il découvre avant d'avoir quitté l'école depuis longtemps ou même parfois avant de quitter l'école. , pour être au mieux des opinions, est tout à fait trop grand. La grâce salvatrice pour corriger ce défaut constamment récurrent dans l'éducation est sans aucun doute la connaissance du développement de la médecine dans le passé et la reconnaissance du fait que la vérité acceptée par une génération donnée s'avère après tout assez souvent pour n'être qu'apparente.

Après la fausse impression selon laquelle c'est aux hommes âgés que nous devons les progrès de la médecine, la vérité apparente peut-être la plus universellement acceptée est que l'esprit chercheur est transmissible et que l'on peut s'attendre à ce que les élèves d'un grand maître poursuivent son œuvre et ajoutent presque autant qu'il a fait pour l'ensemble des connaissances médicales au cours de la génération qui a immédiatement suivi son travail. On pourrait naturellement s'attendre, par exemple, à ce que Morgagni ayant posé les bases de la pathologie moderne et relié l'observation pathologique à l'observation clinique, le grand développement du diagnostic moderne se soit produit en Italie. Ce n'était cependant pas vrai. La prochaine grande étape reliant les observations au chevet des patients aux apparitions post-mortem a été franchie par Auenbrugger à Vienne, dans la lointaine Autriche. Le travail d'Auenbrugger ayant été accompli avec succès, on pourrait raisonnablement supposer que lui-même ou certains de ceux qui avaient assisté à son diagnostic réussi des affections thoraciques par percussion passeraient à l'étape suivante et découvriraient l'auscultation. Toutefois, cela ne s'est pas produit en Allemagne, mais en France. Il est vrai que l'œuvre de Laennec a été réalisée sous l'influence de Corvisart , qui a fait revivre l'œuvre d'Auenbrugger et l'a redonné au monde, et que d'une certaine manière donc Laennec peut être considéré comme un élève indirect d' Auenbrugger ; mais le fait est que les deux découvertes de la percussion et de l'auscultation ont été faites à près de cinquante ans d'intervalle et à plus de mille milles l'une de l'autre.

D'un autre côté, on aurait pu s'attendre à ce que Laennec, ayant résolu le merveilleux mystère de la signification des sons dans la poitrine en ce qui concerne les maladies pulmonaires, en fasse autant pour les maladies cardiaques. Pourtant, même le génie est capable de faire, semble-t-il, un seul pas vers l'inconnu. Auenbrugger n'a pas découvert l'auscultation, bien qu'elle soit apparemment si proche. Laennec n'a pas résolu l'énigme des souffles cardiaques, même si, pour la plupart d'entre nous, ils ne présentent pas plus de difficulté que la reconnaissance merveilleusement réussie de la signification de râles *de* diverses sortes, à laquelle Laennec n'a jamais échoué. Le problème du diagnostic cardiaque devait être résolu par Corrigan et l'école de médecine irlandaise située à des centaines de kilomètres de là, bien qu'ils effectuaient leur travail à peu près au même moment où Laennec faisait ses observations à Paris. Curieusement, au cours de la même décennie, Richard Bright, en Angleterre, étudiait le problème des maladies rénales et, dans sa jeunesse, enseignait au monde presque autant de choses sur ce sujet qu'il n'en avait jamais appris, même si dans les années soixante-quinze années qui se sont écoulées depuis, de nombreuses recherches ont été consacrées au sujet.

Aucune nation ne peut prétendre à la palme de la supériorité en matière d'enquête originale. L'esprit du génie respire où il veut, et malheureusement il est incommunicable. Les étudiants peuvent penser qu'ils absorbent tout ce que le maître a à leur donner et qu'ils sont prêts à reprendre son travail là où il l'a laissé. Ils semblent effectivement, aux yeux de leur propre génération, faire des progrès notables en médecine. Mais quand on analyse la situation cinquante ou cent ans plus tard, on s'aperçoit que seul le travail du maître compte, et qu'une grande partie de ce qui semble être un progrès n'était qu'une escarmouche ici et là selon les lignes tracées par lui, mais sans tout progrès matériel pour la vraie science.

Cette même particularité se manifeste aussi non seulement dans l'histoire des sciences voisines de la médecine, mais dans celle de toutes les sciences physiques. Un exemple très frappant peut être trouvé dans l'histoire de l'essor de la science électrique, qui a eu lieu presque à la même époque que celle qui a vu l'essor de la médecine clinique. Les origines de l'électricité datent des travaux de Franklin ici en Amérique et des observations de Galvani et Volta en Italie. On aurait tout naturellement pu s'attendre à ce que les progrès ultérieurs de la science électrique surviennent dans l'un ou l'autre de ces pays. Les grandes découvertes suivantes furent cependant séparées par de longues distances et un intervalle de temps considérable. Après Volta, ce fut la démonstration par Oersted, au Danemark, de l'identité du magnétisme et de l'électricité. Ce n'est cependant pas au Danemark que les problèmes liés à ce principe furent résolus, mais par Ampère en France. Dans le même temps , Cavendish et Faraday, travaillant de manière tout à fait indépendante de leurs collègues continentaux, faisaient des progrès significatifs dans le domaine de l'électricité en Angleterre.

Lorsqu'il s'agissait d'étudier le problème de la résistance au passage de l'électricité dans un conducteur, une autre nation en a fourni l'occasion. Ohm n'avait jamais été en contact avec aucun de ces grands contemporains et réalisait son œuvre entièrement seul. C'est une curieuse confirmation de ce que nous avons dit à propos du jeune homme en médecine et des grandes découvertes que pratiquement tous ces fondateurs de l'électricité avaient moins de trente-cinq ans lorsque leur meilleur travail original fut accompli.

D'une série de biographies de grands découvreurs de la médecine, certains traits saillants ressortent de manière à attirer l'attention même du lecteur superficiel. L'essence d'un travail important en médecine consiste en l'observation et non en la théorie. Il a toujours été d'usage de théoriser beaucoup et malheureusement d'observer peu. Il y a longtemps, John Ruskin a dit que la chose la plus difficile au monde pour un homme est de voir quelque chose et de le raconter simplement tel qu'il l'a vu. Cela a certainement été vrai en médecine. Les hommes qui ont eu des yeux et qui les ont utilisés ont imprimé leur nom dans l'histoire du progrès scientifique progressif. Les théoriciens n'ont jamais rien apporté de valable à l'ensemble de la vérité médicale.

Bien que chaque génération le reconnaisse volontiers, en ce qui concerne le passé, il est curieux de constater à quel point l'appréciation du théoricien par rapport à l'observateur est différente selon chaque génération. Les théoriciens médicaux ont toujours été honorés par leurs contemporains, à moins que leurs théories ne soient complètement farfelues, et même alors , ils ont eu de nombreux disciples, et ont rarement été sans honneur et jamais, avec regret pour la folie des hommes, soit dit en passant, sans émolument. L'observateur, cependant, n'a que rarement eu la faveur de ses contemporains. Il n'était pas rare que l'observation qu'il faisait paraisse si évidente que ses collègues ne pouvaient pas penser qu'elle représentait une grande vérité. En conséquence , ils l'ont généralement ridiculisé pour avoir tenté de leur faire voir une signification dans son observation dont ils ne pouvaient pas penser qu'elle était là. Huxley a un jour exposé les phases par lesquelles passe habituellement une nouvelle vérité scientifique. Au début, on dit que cela est trivial et insignifiant, puis, à mesure qu'il attire l' attention, on le déclare en contradiction avec la vérité connue jusqu'à présent. Finalement, on déclare que ce n'est après tout qu'en d'autres termes ce que le monde a toujours cru en la matière. Il est certain que toutes les grandes découvertes de la médecine sont passées par ces étapes. Cela est si vrai que si l'on accepte immédiatement et volontairement ce qui semble être une nouvelle vérité en médecine, on peut plus que soupçonner qu'il ne s'agit pas réellement d'une nouvelle découverte mais seulement d'une modification de quelque chose jusqu'ici bien connu.

Tous les grands découvreurs de la médecine, pratiquement sans exception, se sont heurtés, sinon à de l'opposition, du moins à de la négligence dans leur travail. Nous sourions désormais avec complaisance à la génération qui considérait le stéthoscope comme un jouet et demandait avec dérision s'il fallait s'attendre à ce qu'ils l'emportent avec eux. Cependant, la génération suivante, s'étant habituée au stéthoscope, refusa tout aussi inconséquemment d'avoir quoi que ce soit à voir avec le thermomètre. Ils refusaient de transporter ces objets en verre avec eux pour tester la fièvre que pouvaient avoir les patients, car ils prétendaient qu'ils pouvaient également y parvenir grâce à leur toucher instruit. La génération de médecins qui ont refusé de croire à l'idée que le diagnostic de la diphtérie ne serait jamais posé que par le microscope et les méthodes de culture n'est pas encore dépassée, et qui estimaient qu'ils pouvaient très bien dire ce qu'est la diphtérie et ce qui ne l'est pas, à partir de l'apparence de la gorge.

Bien sûr, une opposition similaire a été réservée à tout découvreur scientifique distingué, et je suppose donc que les médecins ne peuvent pas se plaindre. Ses contemporains disaient de Galvani qu'il s'était fait un maître à danser pour les grenouilles, car il poursuivait ses observations sur les pattes de ces animaux afin de résoudre les problèmes d'électricité animale . La démonstration de Pasteur selon laquelle la génération spontanée n'existe pas ne servit d'abord qu'à faire tomber sur sa tête dévouée les calomnies de la plupart des savants éminents d'Europe. Lorsque ce génie, le médecin Robert

Mayer, découvrit la conservation de l'énergie grâce à son observation aiguë, selon laquelle le sang prélevé par saignée sous les tropiques était plus rouge que celui prélevé dans les climats plus froids, il découvrit que les milieux scientifiques non seulement n'étaient pas prêts à accepter sa démonstration, mais qu'il était considéré comme un visionnaire, un peu comme quelqu'un qui pensait avoir résolu le problème de la quadrature du cercle ou l'énigme sans fin du mouvement perpétuel.

Heureusement , ces hommes disposaient en général d'une force physique et mentale qui leur permettait d'avancer malgré l'opposition ou la dérision de leurs contemporains. Il est assez curieux que la plupart des grands découvreurs de la médecine soient nés dans le pays et soient en général les fils de parents plutôt pauvres. Beaucoup d'entre eux se trouvaient dans une situation telle qu'ils ont dû commencer à gagner leur propre vie, dans une certaine mesure, au moins au début de leur troisième décennie de vie. Loin de constituer un frein à leur travail initial, cette nécessité semble plutôt avoir été une des sources d'inspiration qui les ont poussés à mener à bien leurs investigations.

La plupart d'entre eux étaient ce qu'on pourrait appeler des hommes bricoleurs, dans le sens où ils pouvaient utiliser leurs mains pour élaborer mécaniquement leurs idées. C'était typiquement le cas de Galvani, qui dut construire ses propres premiers instruments électriques, et de Laennec, fier de fabriquer ses propres stéthoscopes. Un si grand nombre d'entre eux fabriqués par ses propres mains existent encore, qu'un certain nombre de musées ont la possibilité de conserver des spécimens de son œuvre. Auenbrugger , Johann Müller et Pasteur sont d'autres exemples de cette même maniabilité. Claude Bernard a fait preuve très tôt de cette qualité et l'a exercée tout au long de sa carrière.

Leur ingéniosité ne se limitait pas non plus aux choses matérielles. Beaucoup d'entre eux s'intéressaient aux œuvres littéraires et artistiques de toutes sortes. Morgagni était considéré comme une lumière littéraire dans sa génération. Auenbrugger composa une comédie musicale qui connut un franc succès, même dans la Vienne mélomane. L'impératrice Marie-Thérèse a déclaré qu'elle supposait qu'il continuerait désormais à écrire des comédies musicales ; mais Auenbrugger répondit avec plus de candeur que de galanterie qu'il avait mieux à faire. Claude Bernard a composé une pièce qui montre des preuves distinctes de talent littéraire. Il semble en effet heureux qu'il ait été détourné de son intention initiale de faire carrière dans la littérature et qu'il se soit tourné vers la médecine. Beaucoup d'autres, comme par exemple Graves et Stokes, étaient d'excellents juges d'art, critiques de connaissances réelles et d'appréciation authentique ; et en effet, on peut dire qu'aucun d'entre eux n'a jamais été assez absorbé par sa vocation de médecin au point de n'avoir qu'un intérêt passager pour certaines des grandes phases de l'activité intellectuelle, indépendamment de son travail professionnel ou de ses connaissances scientifiques : une vocation vers laquelle il s'est tourné pour la seule véritable récréation d'esprit qui soit : un changement de travail.

Cela mérite d'autant plus d' être souligné à notre époque difficile qu'il est parfois considéré comme une erreur de la part d'un médecin de montrer qu'il s'intéresse à des activités intellectuelles de toute nature en dehors de son travail professionnel. On suppose que personne n'est capable de diviser ainsi son attention tout en rendant justice à sa profession et à ses patients. En fait, on a dit à juste titre qu'aucun médecin véritablement grand n'a jamais été un spécialiste restreint au sens où il ne connaissait bien que la médecine ; il y avait toujours au moins un autre domaine de la réussite intellectuelle avec lequel il s'était familiarisé au point d'être une autorité dans ce domaine. Ce ne sont pas les personnes déséquilibrées qui font de grands athlètes, et ce n'est pas l'homme unilatéral qui réussit à accomplir un travail vraiment formidable. Pratiquement tous les grands médecins ont eu des passe-temps favoris vers lesquels ils se sont tournés pour se détendre, car sûrement personne ne comprend mieux que les médecins que la récréation ne consiste pas dans cette impossibilité, de ne rien faire, mais dans le repos de l'esprit en faisant quelque chose de tout à fait différent de ce que l'on fait. il a déjà été engagé.

Il est une autre phase de la vie de ces grands médecins, si différente de ce que l'on croit ordinairement être la règle chez les médecins, qu'il convient de souligner à la fin de cette introduction. Tous ces grands découvreurs ont été des hommes à l'imagination constructive, des hommes qui auraient très probablement pu devenir d'éminents littérateurs s'ils s'étaient appliqués à ce domaine. Tous ont eu trop d'imagination pour être matérialistes, c'est-à-dire pour considérer qu'ils ne pouvaient rien savoir que ce qu'ils apprenaient de la matière avec laquelle ils entreprenaient leurs études. Tous ces grands découvreurs de la médecine ont été des croyants simples, sincères, fidèles, prêts à exprimer leur confiance dans une Providence souveraine et dans un au-delà qu'ils ne connaissaient que par la foi, il est vrai, mais qui n'en était pas moins distinctement visible. reconnu. Alors qu'on considère généralement que la médecine éloigne les esprits de la pensée orthodoxe sur la grande question de la relation de la créature avec le Créateur, tous ces hommes ont non seulement été prêts à reconnaître leurs obligations personnelles envers Lui, mais ont fourni des modèles exemplaires de ce que la reconnaissance de telles obligations peut apporter aux vies humaines.

Il y a un vieux proverbe qui dit ***Ubi tres médecins ibi duo athei*** , - là où il y a trois médecins, il y a au moins deux athées. Cela a fait beaucoup de chagrin aux mères aimantes lorsqu'elles ont découvert que leurs fils étaient déterminés à devenir médecins. Si la présente série de croquis doit être considérée comme un argument, seuls les petits esprits des médecins deviennent athées. Ils ne sont pas capables de voir clairement leur chemin à partir du matériau dans lequel ils travaillent vers les choses supérieures qui se révèlent une source de force et de consolation pour les grands esprits alors qu'ils sont occupés à fabriquer des médicaments pour leurs propres générations et celles qui suivront. Il est certain qu'aucun groupe plus représentatif des créateurs de la médecine clinique du XIXe siècle n'aurait pu être sélectionné que ceux dont les esquisses sont présentées ici. Ils appartiennent à toutes les nations qui ont contribué matériellement au progrès de la médecine moderne, et pourtant tous étaient des hommes profondément religieux. Il y a un autre point tout aussi important à leur sujet. Ce sont leurs relations avec leurs semblables. Sans exception, ils étaient des hommes aimés de leur entourage pour leur dévouement désintéressé non seulement à la science, mais aussi à leurs frères. Au milieu de leurs occupations, la pensée qui a été pour eux tous sans exception la plus profonde consolation a été qu'ils accomplissaient quelque chose par lequel leurs semblables échapperaient à la souffrance et par lequel la vie humaine serait rendue plus heureuse . Une étude de leurs carrières ne peut manquer de montrer au jeune médecin les idéaux qu'il doit chérir s'il veut connaître un succès et un bonheur réels et non apparents dans la vie.

MORGAGNI, LE PÈRE DE LA PATHOLOGIE

Rougissons donc, dans ce domaine si vaste et si merveilleux de la nature (où la performance dépasse encore ce qui est promis), de ne créditer que les traditions des autres hommes, et de là naissent des problèmes incertains pour filer des questions épineuses et captives. La nature elle-même doit être notre conseillère ; le chemin qu'elle trace doit être notre marche ; car ainsi, pendant que nous conférons avec nos propres yeux et que nous nous élevons des choses les plus basses vers les plus élevées, nous serons enfin reçus dans ses secrets   intimes.

--Préface aux *Exercices anatomiques concernant la génération des créatures vivantes* , 1653. William Harvey.

MORGAGNI, LE PÈRE DE LA PATHOLOGIE.

"VIR *INGENII* , MEMORIAE, STUDII, INCOMPARABILIS."
-HALLER.

En 1894, lorsque le Congrès médical international se réunit à Rome, le professeur Virchow de Berlin, le plus grand pathologiste vivant de l'époque, fut invité à prononcer le discours principal. Il choisit comme sujet Jean-Baptiste Morgagni, éminent médecin italien et chercheur original du XVIIIe siècle, qu'il salua comme le père de la pathologie. Aucun scientifique médical du XIXe siècle n'était mieux placé que Virchow pour juger qui avait été le fondateur de la science pour laquelle il a lui-même tant fait. Virchow, d'ailleurs, par une longue et fidèle étude de l'histoire de la médecine, savait bien de quoi il parlait. En pathologie, en particulier, la médecine moderne a fait des progrès certains, de sorte que les travaux révolutionnaires de Morgagni peuvent bien être considérés comme le début de l'époque la plus récente de la science médicale. En fait, la médecine a perdu une grande partie de son obscurité en perdant tout son flou lorsque les méthodes de Morgagni se sont généralisées.

Étudiant en médecine âgé d'à peine vingt ans, il a révolutionné l'observation médicale en étudiant ses cas mortels avec une enquête comparative de leurs symptômes cliniques et des résultats post-mortem. Cela avait été fait auparavant, mais principalement dans l'idée de connaître la cause du décès et les principales raisons de la maladie qui l'a précédé . Les recherches de Morgagni en pathologie consistaient à remonter côte à côte tous les symptômes cliniques jusqu'à leurs causes, dans la mesure du possible. Cela semble si simple aujourd'hui qu'il en paraît tout à fait évident, car toutes les grandes découvertes sont à la fois simples et évidentes une fois faites ; mais il faut un génie pour les réaliser, car leur proximité même les fait passer inaperçus pour l'observateur ordinaire, si enclin à rechercher quelque chose d'étrange et de différent du commun.

L'importance que les études de Morgagni, sous ce nouveau point de vue sur l'investigation de tous les symptômes de la maladie, ont apporté à la médecine moderne peut être mieux appréciée par une citation d'un discours prononcé devant la Glasgow Pathological and Clinical Society en 1864, par le professeur Gairdner, qui a ainsi décrit laconiquement le caractère du travail de l'éminent pathologiste italien :

"En recherchant les sièges de la maladie, Morgagni ne se contente pas de constater la coïncidence d'une lésion dans un organe avec les symptômes apparemment dus à un dysfonctionnement de cet organe. "Pour la première fois presque dans une enquête médicale, il insiste sur l'examen de chaque organe. , ainsi que celui soupçonné d'être le principal impliqué ; de plus, il rassemble avec le plus grand soin, à partir de sa propre expérience et de celle de ses prédécesseurs, tous les cas dans lesquels les symptômes ont existé en dehors de la lésion, ou la lésion en dehors des symptômes. Il discute chacun de ces incidents avec une exactitude sévère dans l'intérêt de la vérité, et ce n'est qu'après une enquête approfondie qu'il permettra de conclure soit que l'organe mentionné est ou non le siège de la maladie.

" Et de la même manière en ce qui concerne les causes : un groupe de symptômes peut être causé par certains changements organiques - il peut même être probable qu'il en soit ainsi - mais, selon la méthode de Morgagni, il faut d'abord rechercher toutes les lésions de " _

Pendant plus de soixante ans d'une longue vie , Morgagni a continué à suivre l'idée qu'il avait développée dans son enfance, et ses œuvres contiennent le premier récit précis de lésions pathologiques et de manifestations cliniques qui ont attiré l'attention.

Comme preuve de la différence frappante entre la valeur de l'observation et de la théorie en médecine, on peut dire que plusieurs centaines de volumes contenant les théories médicales les plus élaborées ont été publiés au cours du XVIIIe siècle, et que pratiquement aucun d'entre eux n'est jamais lu aujourd'hui. sauf pour l'amour de la curiosité de quelque chercheur de ce qui est pittoresque et lointain en médecine, tandis que les livres de Morgagni contiennent encore un fonds précieux d'informations, vers lequel les pathologistes au moins, et de nombreux cliniciens, se tournent souvent avec intérêt et en ressortent toujours avec profit. Ils ne sont pas rarement cités et, comme nous le verrons, ont été hautement appréciés par certaines des meilleures autorités médicales des générations actuelles et immédiatement précédentes.

Pour le penseur moderne, habitué à se tourner plutôt vers les nations du Nord ou vers la France pour de grands progrès scientifiques, il peut s'avérer quelque peu surprenant de voir un Italien ainsi présenté comme le fondateur de la médecine moderne, et en particulier de la branche la plus scientifique. de celui-ci. Ceux qui connaissent l'histoire de la médecine depuis la renaissance de la civilisation après l'âge des ténèbres comprendront la place de premier plan que l'Italie a toujours occupée dans le développement de la science médicale. La première grande école de médecine chrétienne fut fondée à Salerne, non loin de Naples, au Xe siècle. Le premier enseignement pratique régulier de l'anatomie au moyen de dissections de corps humains et de démonstrations sur cadavres fut fait à Bologne par Mondino au début du XIVe siècle. Le grand père de l'anatomie moderne, Vésale, était belge, mais il a réalisé tout le travail de son livre historique, le **De Fabrica . Humani Corporis** , dans les universités de l'Italie du Nord, notamment à Padoue, Bologne et Pise, dans la première moitié du XVIe siècle. Tous les étudiants en médecine de cette époque désireux d'accéder à de plus grandes possibilités d'éducation médicale se rendaient en Italie, et sur les listes des écoles de médecine italiennes du XVIe siècle, on trouve les noms de la plupart des hommes qui, dans toute l'histoire, Les pays d'Europe sont devenus célèbres pour leurs réalisations médicales.

Morgagni ne constitue que le dernier maillon de la chaîne des grands scientifiques médicaux italiens, reliant la médecine médiévale à la médecine moderne. Depuis l'époque de Vésale jusqu'à celle de Morgagni, il n'y a jamais eu de période où l'Italie ne possédait pas le premier médecin enquêteur d'Europe. Il suffit de mentionner des noms tels que ceux de Fallopius , qui a tant ajouté à notre connaissance de l'anatomie abdominale ; Eustachius, à qui l'on doit de nombreux détails importants sur l'anatomie de la tête ; Spigelius , dont le nom est à jamais associé au foie, et Malpighi, à qui l'ensemble des sciences biologiques les plus étroitement liées à la médecine doit plus qu'à aucun autre chercheur, peut-être, pour montrer la justification complète de cette affirmation. En fait, au cours de ces siècles, tous les encouragements au progrès de la médecine ont été déployés en Italie, tant par les autorités laïques que par les autorités ecclésiastiques, et la péninsule italienne a été, du début du XVIe à la fin du XVIIIe siècle, la Mecque de la médecine. d'ardents étudiants en médecine désireux d'épuiser les connaissances médicales de leur temps, tout comme l'Allemagne l'a été de nos jours.

Jean-Baptiste Morgagni est né le 25 février 1682. Son lieu de naissance était Forli en Romagne. C'était la capitale d'un petit État papal, située au pied des Apennins, au sud-est de Bologne. Le voyageur américain moderne en sait probablement quelque chose, car c'est l'une des principales étapes sur la route de Bologne à Rimini, car au moins la partie féminine de tout groupe de voyageurs voudra faire un pèlerinage à la maison de Dante. pauvre Francesca et sur la scène des exploits héroïques de Catarina Sforza, la grande femme de la Renaissance, à qui, en tout honneur et sans aucune teinte de discrédit qu'il est venu depuis lors, a reçu le fier titre de Virago de Forli. La petite ville est connue pour la beauté de sa situation et mérite bien une visite, car elle contient un célèbre palais construit d'après les plans de Michel-Ange. La ville avait diminué en importance et en population à la fin du XVIIe siècle, lorsque Morgagni y était né, mais elle était connue pour le haut niveau de culture de ses habitants, possédait une bonne bibliothèque, un certain nombre d'écoles et un bien- collège connu.

Comme beaucoup d'autres grands hommes, Morgagni semble avoir été particulièrement chanceux auprès de sa mère. Il est resté orphelin très jeune. Cependant, sa mère, dont le nom de jeune fille était Maria Tornieli , a non seulement supporté sa perte avec courage, mais a consacré sa vie et ses talents à l'éducation de son fils surdoué. Elle semble avoir été une femme d'un bon sens hors du commun et d'une compréhension remarquable. Morgagni parlait souvent d'elle au cours de sa vie et attribuait une grande partie de son succès à la formation qu'il avait reçue d'elle. On a parfois l'habitude de penser que les femmes n'ont pu exercer une grande influence culturelle que ces derniers temps. Rien de plus faux. Tout au long de l'histoire, on trouve de nombreuses traces de femmes exerçant les plus hautes influences intellectuelles dans leur propre sphère, et les Italiens du Nord, à leur époque de plus haut développement culturel, semblent avoir été plus heureux rien de plus que de reconnaître les possibilités qu'offrait la fourniture d'installations éducatives pour les jeunes. femmes.

Cette époque et cette région de l'Italie sont célèbres dans l'histoire pour certaines des opportunités offertes aux femmes en matière d'enseignement supérieur. On a suggéré que c'est peut-être à la culture libérale des mères que l'on doit le fait que cette partie de l'Italie ait fourni pendant cent cinquante ans à peu près à cette époque les plus grands hommes de science de l'époque. Il est bien connu que des femmes occupaient occasionnellement des postes de professeur à l'Université de Bologne, non loin de la ville natale de Morgagni. La culture générale des femmes de cette section était très élevée. Les historiens masculins modernes ont même été assez peu généreux pour souligner que Bologne était célèbre pour deux choses : les possibilités offertes à l'éducation supérieure des femmes et la fabrication intensive de diverses formes de plats préparés, dont la plus connue, la saucisse de Bologne classique. , est devenu un héritage précieux pour les femmes de ménage pressées de notre époque.

Après une excellente éducation préliminaire à Forli, toujours sous la surveillance attentive et les encouragements éclairés de sa mère, Morgagni, comme on pouvait s'y attendre vu son lieu de naissance, se rendit dans la ville universitaire voisine de Bologne pour ses études supérieures. Bologne était à cette époque au sommet de sa réputation de plus grande école de médecine existante. La science de l'anatomie s'est développée ici particulièrement à la suite d'importantes recherches et découvertes faites par certains des plus grands hommes de l'histoire de la science médicale. Mondino avait, très tôt au XIVe siècle, recréé la science moderne de l'anatomie telle que nous la connaissons. Il fut le premier à comprendre l'importance et à insister sur la nécessité de la dissection des corps humains, si l'on voulait réaliser des progrès réels et durables dans l'anatomie humaine. Avant cette époque, l'enseignement médical consistait en grande partie en conférences et en débats sur les travaux d'Aristote, d'Hippocrate et de Galien, mais l'observation réelle des tissus et organes humains remplaçait désormais l'ancienne méthode. Bologne devint ville papale en 1512, et c'est surtout après cette date que, sous la protection des papes, l'Université de Bologne devint pendant plusieurs siècles le centre de l'enseignement médical du monde entier.

Le résultat d'une observation réelle et d'une étude patiente, au lieu de vaines théories, a donné naissance à un grand nombre de grandes découvertes en anatomie. De Mondino à Morgagni, il existe une série continue de grands hommes en relation avec l'Université de Bologne, telle qu'aucune autre institution ne peut en présenter. À mi-chemin entre le premier et le dernier vint le grand Vésale, qui enseigna à Bologne ainsi qu'à Padoue et à Pise, et dont les travaux sur l'anatomie devaient être un trésor pour les anatomistes de tous les pays pendant de nombreuses générations. C'est pendant qu'il enseignait à Bologne que Vésale réalisa la célèbre série de dissections qui formèrent les sujets des illustrations de son grand ouvrage d'anatomie. Titien, le célèbre artiste vénitien, venu de Venise pour étudier l'anatomie à des fins artistiques à la célèbre école d'anatomie et sous la direction de ses grands professeurs, aurait exécuté les planches du livre. L'œuvre reste un digne monument des deux grands maîtres de leurs métiers respectifs dont la collaboration l'a créée.

Au cours du siècle précédant l'entrée de Morgagni à l'Université de Bologne, l'éminent médecin anglais Harvey, qui devait jeter les bases de la physiologie moderne par la découverte de la circulation sanguine, fut attiré par Bologne en raison des opportunités qu'elle offrait pour des travaux avancés . dans les études qui l'intéressaient tant. En répétant une partie du travail de dissection effectué par Vésale, Harvey fut amené à soupçonner l'existence de la circulation et ses pensées furent orientées dans le canal qui le conduisit finalement à son exposition magistrale du sujet. En un mot, ici à Bologne, l'étude de l'aspect physique de la vie, caractéristique si importante de la science moderne, est devenue une branche distincte et reconnue de la science. Comme l'a dit le professeur Benjamin Ward Richardson, dans son esquisse de la vie de Morgagni : « Depuis cette époque, l'intérêt pour ces études n'a pas diminué et la médecine s'est développée d'une manière aussi audacieuse dans ses projets qu'elle a été utile dans ses applications. "

Bologne était, à cette époque, certainement un endroit excellent pour Morgagni. Il s'y rendit alors qu'il était un jeune curieux de quinze ans et commença aussitôt ses études de médecine. Il devint l'élève de deux des professeurs les plus célèbres de l'époque : Albertini, un leader de son époque, bien que plus ou moins oublié depuis, et Valsalva, dont les recherches sur l'anatomie de l'oreille lui assurent une place permanente dans la science. de l'anatomie pour toujours. Lorsque Morgagni entra à l'université, Valsalva était au zénith de sa brillante carrière d'anatomiste. Il était au milieu de son grand travail sur l'organe de l'audition. Cet élément extrêmement complexe du mécanisme humain n'avait jamais été compris avant son époque, et l'élaboration de ses détails s'est avérée une enquête longue mais extrêmement intéressante.

Il ne fallut pas longtemps avant que la perspicacité géniale de Valsalva choisisse Morgagni comme une personne parfaitement adaptée pour l'assister dans son travail de dissection. Morgagni avait non seulement un enthousiasme pour le travail, mais aussi, ce qui est bien plus précieux dans les circonstances, une patience, un travail et une persévérance infatigables. Telles sont ces qualités qui feront ensuite le fondement de sa réputation. Son génie consistait certainement dans la faculté de travailler dur, et son talent particulier était une capacité infinie de se donner du mal. Presque toutes les dissections dont Valsalva avait besoin pour ses démonstrations pendant les heures de cours ou pour les illustrations de ses livres auraient été réalisées par Morgagni sous la supervision personnelle du maître.

Après quatre années de cette précieuse formation et études à l'université, Morgagni a obtenu son diplôme de docteur en médecine et en philosophie. Le regretté Benjamin Ward Richardson, l'un des grands médecins anglais de la fin du XIXe siècle, dit qu'il s'agit d'une heureuse combinaison de qualifications qui pourraient, avec un grand avantage, être exigées du diplômé de nos jours, alors qu'il y a tant de choses à faire. On exige si peu de la médecine et si peu de philosophie de l'étudiant, au détriment manifeste des deux départements de la connaissance.

On peut se faire une idée de l'estime dans laquelle Morgagni était tenu à cette époque par le fait que, bien qu'à peine âgé de vingt et un ans, il était parfois autorisé à assumer les obligations de cours de Valsalva pendant l'absence du maître. Après avoir obtenu son diplôme, il passa quelque temps à l'université, effectuant des travaux spéciaux liés à la science de l'anatomie, à laquelle il s'intéressait tant, ainsi que comme professeur assistant et tuteur. Bologne jouissait à cette époque d'une réputation européenne aussi large qu'à n'importe quelle période de son histoire. Des étudiants de tous les pays d'Europe affluaient ici, notamment pour faire leurs études de droit et de médecine. Parmi les étudiants en médecine, Morgagni a toujours été un esprit émouvant, un leader dans les phases de pensée dans de nombreux domaines qui occupaient l'esprit des étudiants à cette époque.

Il fut le fondateur et directeur d'une société de jeunes professeurs et d'étudiants plus âgés , dont le but était la discussion de sujets scientifiques de toutes sortes. La norme de la nouvelle société était l'investigation et l'observation personnelles comme moyens d'arriver à la vérité scientifique. La principale maxime qui a guidé leurs discussions semble avoir été que rien ne devait être accepté sur la base d'une autorité, simplement parce qu'il s'agissait d'une autorité. Dans les sciences physiques, la pensée avait souvent été à l'étroit pour s'adapter aux vieilles théories héritées de Galien, de Pline, d'Aristote et d'Hippocrate. Une citation d'un de ces auteurs classiques sur un point litigieux était censée éclairer toute difficulté qui pouvait faire l'objet de discussion.

La société de Morgagni s'appelait l'Academia Inquietorum - "L'Académie des Agités" - l'idée de ce nom curieux étant que les membres ne se contentaient pas de se reposer paisiblement dans les connaissances glanées auprès des auteurs plus anciens, mais préféraient accéder à la science pour eux-mêmes par l'observation directe et l'expérience planifiée. L'idée de Morgagni de fonder la société semble avoir été prématurée. Le sort de l'Académie des Agités est entouré d' une certaine obscurité, mais les biographes semblent laisser entendre qu'elle n'a pas atteint son objectif. Ni l'université ni l'époque n'étaient encore prêtes pour une telle liberté de pensée. Même de nos jours, un tel projet serait considéré comme radical et chimérique. Le découragement rencontré a finalement conduit à l'abandon des réunions et Morgagni a renoncé à inspirer les autres avec son propre industrie et son enthousiasme pour des recherches originales dans les sciences physiques.

Pendant quelques années, il semble avoir été absent de Bologne. Son temps se passa notamment dans les facultés de médecine des grandes universités de Pise et de Padoue. Les étudiants qui souhaitaient faire d'une branche particulière de la médecine, comme la physiologie, l'anatomie ou la science pathologique, alors encore à peine connue, leur objectif premier dans la vie, devaient visiter diverses universités afin de trouver des opportunités et des suggestions d' études . . Morgagni se consacra si fidèlement à son travail que sa vue lui fit défaut pendant un certain temps et très probablement sa santé générale aussi. Pendant quelques années, il retourne dans sa ville natale pour récupérer. Ici, il a commencé la pratique active de la médecine. Comme cela arrive si souvent, cette période de repos après des années d'études s'est avérée particulièrement élargie dans son influence sur Morgagni. Après son repos, ses contemporains commencent à prendre conscience de ses grandes possibilités en tant que scientifique.

Sa première publication était une série de notes sur l'anatomie. Ceux-ci ont été publiés sous forme d'essais collectifs, sous le titre ***Adversaria Anatomica***. Le titre a une consonance pugnace, mais Morgagni ne s'est pas livré à la polémique et ***adversaria*** n'est que le nom latin des cahiers. Les premiers articles ainsi rassemblés étaient en réalité des communications faites par Morgagni à « l'Académie des Agités » pendant sa présidence de cet organisme. Cela a ouvert sa carrière d'écrivain, et il est intéressant de noter que son dernier livre devait être publié quelque soixante-trois ans plus tard - une période de fécondité d'auteur presque sans précédent.

Grâce à la réputation acquise grâce à ce travail , il se vit offrir un poste d'enseignant à l'Université de Padoue et fut ensuite transféré à la chaire de la deuxième chaire d'anatomie. Après quelques années, il accède au premier poste de professeur d'anatomie à l'université, à l'époque le poste le plus important de la faculté de médecine. Cela lui a valu, à l'âge d'environ trente-cinq ans, l'une des plus grandes chaires universitaires du monde. Les possibilités de recherche étaient désormais largement offertes. Il était dans une position où ses communications seraient reçues avec l'attention voulue et sa réputation était assurée.

À cette époque, la chaire universitaire était une position plus importante que la nôtre, et Morgagni était particulièrement favorisé par le fait qu'elle lui avait été attribuée tôt dans la vie, afin de lui permettre de compléter sa carrière. Son travail lui était éminemment sympathique, et le travail qu'il impliquait était celui qui constituait pour Morgagni la plus haute forme de récréation. Il s'est fait de nombreux amis parmi les professeurs et les étudiants. Les cours que Morgagni donnait à l'université devinrent si populaires que sa salle de cours fut surpeuplée et qu'il fallut fournir de nouveaux locaux. De nombreux étudiants étrangers ont été attirés à l'université par sa réputation largement répandue de professeur formidable et suggestif. Ces étudiants venaient en grand nombre, notamment des pays du nord de l'Europe. À une certaine époque, il y avait plus d'un millier d'étudiants allemands à l'Université de Padoue, et lorsqu'ils s'organisèrent en guilde pour s'entraider et à des fins sociales, Morgagni fut choisi par eux pour leur servir de patron.

Ici, à l'Université de Padoue, Morgagni devait fonder la nouvelle science de l'anatomie pathologique. L'anatomie normale avait reçu son développement des mains des autres grands maîtres des écoles de l'Italie du Nord. Il appartenait à Morgagni de décrire les changements qui se produisent dans les organes à la suite d'une maladie. Il va sans dire qu'il s'agit de la branche pratique la plus importante de la science médicale moderne. Les symptômes de la maladie n'ont pas grand sens si nous ne savons pas exactement quels organes sont touchés et quels changements ont eu lieu. Le travail de Morgagni sur ***Les sièges et les causes de la maladie*** contient les fondements de la pathologie moderne. Les progrès modernes peuvent sembler le rendre obsolète, mais l'acuité des observations de son auteur et la vérité de ses investigations en font un classique durable.

À propos de ce travail de Morgagni, le professeur Benjamin Ward Richardson a déclaré : « À ce jour, aucun érudit en médecine ne peut s'empêcher d'être enchanté et instruit par l'étude de ce merveilleux livre . C'est comme passer du flux périodique de la littérature générale actuelle à la lecture d'un drame shakespearien, Le ***Pèlerin*** ou ***le Paradis perdu*** , c'est passer de la médiocrité de la répétition incessante de vérités connues racontées en termes longs et éculés, au retour à des descriptions dérivées directement de la nature et fraîchement sorties de son trésor. Peu importe où le livre est ouvert, c'est toujours une lecture bonne et instructive, pleine de suggestions et riche en récit original.

Certains travaux de Morgagni en médecine clinique et en pathologie, tels que détaillés dans ces volumes, restent d'un intérêt éternel et sont souvent évoqués. Bien des découvertes ultérieures, proclamées haut et fort par leur auteur, se retrouveront, parfois seulement à l'état embryonnaire, mais assez souvent dans leur intégralité, dans ses pages. Le lecteur est souvent surpris par l'anticipation de ce qui est censé être une pensée beaucoup plus tardive en médecine. J'ose présenter ici quelques-uns de ces passages d'intérêt plus général.

C'est Morgagni qui a réalisé le premier que des connexions infimes entre des parties du système nerveux pouvaient très facilement fournir la base de symptômes très éloignés du siège réel de la maladie. Il donne, par exemple, le récit détaillé d'un cas curieusement intéressant dans lequel le patient, un homme un peu au-delà de la quarantaine, a été gêné à plusieurs reprises par de violents éternuements. Ces crises d'éternuements devenaient de plus en plus fréquentes et s'accompagnaient finalement de difficultés respiratoires et d'une sensation de pression sur la poitrine. Ces symptômes devinrent de plus en plus marqués, jusqu'à ce que finalement, lors d'un éternuement particulièrement violent, l'homme meure subitement.

Jusqu'alors, les anatomistes avaient généralement déclaré qu'il n'existait aucune liaison nerveuse directe entre la muqueuse du nez et le diaphragme. Les éternuements sont dus à une violente contraction du diaphragme et sont presque invariablement provoqués par la présence d'un irritant dans le nez. Il s'agit en fait d'une méthode naturelle permettant d'éliminer les matières irritantes présentes sur les muqueuses nasales sensibles par une expulsion explosive d'air par le nez. Cette expulsion d'air est provoquée par une contraction convulsive du diaphragme. On a toujours pensé que les éternuements étaient dus à une irritation transmise par le cerveau jusqu'au diaphragme.

Morgagni, en discutant de la raison pour laquelle le diaphragme devrait être excité par une réaction sympathique par la présence d'un irritant dans le nez, a souligné un fait qui avait été oublié ou dont la signification n'avait pas été appréciée. La membrane du nez concernée par l'odorat est alimentée par la première paire de nerfs crâniens, appelés nerfs olfactifs. Entre ce nerf olfactif et le nerf qui irrigue le diaphragme, le nerf phrénique, qui est un nerf cervical et non crânien, c'est-à-dire provient du système nerveux central par la moelle épinière du cou et non directement du cerveau. , les anatomistes plus âgés ont déclaré qu'il n'y avait aucun lien. Morgagni a souligné que la membrane muqueuse du nez est également alimentée en partie par la cinquième paire de nerfs crâniens. A partir du cinquième nerf, Meckel avait tracé de petites branches de connexion avec les nerfs cervicaux, aussi basses que les nerfs intercostaux. Cela montre la possibilité d'un réflexe nerveux ; c'est-à-dire d'une communication d'influx nerveux sans nécessité d'intervention du système nerveux central.

Ce fut la première trace directe d'une action nerveuse réflexe à distance dans la physiologie humaine. Le problème des réflexes nerveux restera obscur pendant plus d'un siècle plus tard, jusqu'à ce que la lumière soit jetée sur lui par l'enquête du physiologiste français Claude Bernard. Mais là, cependant, se trouvait la suggestion prégnante de l'explication de ce mystère apparent. Dans des cas ultérieurs, Morgagni chercha la confirmation de sa théorie en la matière et la trouva. Il a souligné qu'il existait une relation entre les viscères abdominaux et la muqueuse olfactive du nez. Dans l'un de ses cas, une crise d'épilepsie était toujours accompagnée d'une sensation d'inconfort dans la région abdominale supérieure et d'une odeur fétide. Cette odeur était entièrement subjective ; c'est-à-dire que, bien qu'extrêmement gênant pour le patient, cela ne pouvait être remarqué par personne d' autre, même si le patient était à proximité et expirait au moment de l'observation.

Cela semblerait indiquer que Morgagni soupçonnait qu'il existait d'autres liens entre les sens spéciaux et des organes importants que ceux découverts par les anatomistes jusqu'alors. En fait, le système nerveux dit sympathique place tous les organes des sens spéciaux en relation directe avec les autres organes importants du corps. Les soupçons de Morgagni devaient être confirmés par les découvertes faites dans ce système sympathique au cours du siècle suivant.

Morgagni semble tout d'abord avoir compris quel était le mécanisme par lequel l'alcool endommage le système humain. Il a souligné que l'excitation du cœur due à l'action de l'alcool se traduisait par une distension excessive des artères. Cette hyperdistension entraînait progressivement des dégénérescences des parois artérielles. La perte d'élasticité ainsi induite provoqua une perturbation de la circulation dans les organes importants du corps et donna ainsi naissance à des symptômes d'interférence généralisée avec les fonctions organiques.

Les études de Morgagni sur l'anévrisme, c'est-à-dire sur la dilatation des vaisseaux sanguins , montrent à quel point il comprenait parfaitement le mécanisme de formation de cet état pathologique grave . Il a souligné que le premier changement visible dans la maladie est une dégénérescence de la couche interne de l'artère. Cela conduit à la formation de sillons sur la paroi interne des vaisseaux et entraîne finalement une faiblesse de la tunique médiane de l'artère. Il s'est rendu compte que la progression de ces modifications artérielles est due dans une large mesure à la pression artérielle dans les artères. Il estimait également que l'on pouvait empêcher que la pression artérielle ne soit dangereusement élevée en accordant une attention particulière aux restrictions alimentaires. Si des anévrismes sont découverts à un stade précoce, la vie du patient pourrait bien être prolongée grâce à ces mesures simples. Cette idée contient le germe du traitement Tufnell, qui a été la mesure thérapeutique la plus efficace pour le traitement de l'anévrisme au XIXe siècle.

La perspicacité de l'anatomiste italien l'a amené à apprécier mieux que jamais dans l'histoire de la médecine l'influence de l'esprit sur la circulation. Il a souligné que les émotions ont une puissante influence sur le système circulatoire dans toutes ses parties. L'ampleur de l'atteinte des vaisseaux sanguins périphériques se voit dans la tendance à rougir lors de certaines formes d'excitation, impliquant la honte ou la gêne ; au contraire, pâleur de colère, d'indignation ou d'effroi. Il a également souligné que le cœur est affecté par de telles émotions et qu'il est parfois fortement excité et parfois très retardé. Morgagni a compris que l'influence de telles émotions chez des individus particulièrement excitables entraîne une usure des vaisseaux sanguins et donc un raccourcissement de la vie. Il pensait que certains anévrismes, même ceux affectant les gros vaisseaux sanguins , pourraient être provoqués par des émotions soudaines et intenses, et en particulier par de violents efforts pour supprimer ou dissimuler les émotions. Nous savons cependant maintenant que ces conditions pathologiques sont dues à des passions humaines, mais bien différentes de celles que Morgagni avait en tête.

Il est intéressant de noter que la pathologie comparée , c'est-à-dire l'étude des maladies des animaux illustrant les conditions correspondantes chez les êtres humains, avait déjà attiré l'attention de l'école de médecine bolognaise. Albertini, qui avait été professeur de Morgagni, soulignait que les anévrismes sont rares chez les animaux, parce que les brutes ne sont pas sujettes aux émotions comme le sont les êtres humains. Morgagni a fait encore d'autres observations dans ce sens pour confirmer ses propres conclusions en la matière. Pendant un certain temps dans sa vie antérieure , il se consacra à l'étude des poissons, car ils semblaient prometteurs pour éclairer certains problèmes de l'anatomie et de la pathologie humaines.

L'étude approfondie qu'il a faite des changements pathologiques dans les tissus peut être démontrée par le fait que ses observations l'ont amené à souligner que l'anévrisme de l'aorte se produit le plus souvent au niveau de la partie de la courbure de l'aorte contre laquelle le sang est constamment projeté par le cœur. La prise de conscience de l'importance de ce facteur mécanique dans la production de l'anévrisme est l'un des premiers résultats réussis d'une observation et d'une connaissance soigneusement appliquées des lois physiques dans la cause des changements dans les tissus, par opposition à des théories élaborées avec très peu de fondement dans les faits.

Les variations du pouls attirèrent son attention, et il fut un des premiers à remarquer que l'apparition de flatulences est susceptible de provoquer des troubles de l'action du cœur et de provoquer des palpitations cardiaques notables en l'absence de toute affection organique du cœur lui-même. Morgagni a également souligné que l'intermittence du pouls peut être due à des troubles nerveux. Il a montré qu'un choc mental grave ou des émotions éprouvantes peuvent provoquer une irrégularité de l'action du cœur et une intermittence du pouls. Certaines de ses observations en la matière montrent une intuition sur l'innervation du cœur qui dépasse largement l'anatomie de son époque et semblent indiquer qu'il soupçonnait l'existence et le fonctionnement du système sympathique ainsi que l'existence d'un apport nerveux spécial aux petites artères.

La preuve la plus pénétrante de la compréhension de la pathologie et de ses relations avec la médecine clinique concerne peut-être la tuberculose. Il y a plus d'un siècle et demi, il insistait sur sa contagiosité. Il refusa de pratiquer des autopsies sur des patients morts de tuberculose, et sa position en la matière fut sans aucun doute d'un grand service en attirant l'attention de ses contemporains, et en particulier de ceux qui étaient en contact étroit avec lui, sur la question importante de l'association intime avec lui. Les patients tuberculeux constituaient un facteur puissant dans l'acquisition de la maladie, plus puissant même que l'hérédité qui occupait alors tous les esprits sur ce sujet.

On pourrait considérer que cette position avancée de Morgagni était due plutôt à une horreur intuitive de la maladie qu'à la conviction d'une observation réelle, et que ses conclusions étaient plus le résultat de préjugés que d'une connaissance réelle. Une telle opinion est cependant absolument contredite par le fait qu'il connaissait et comprenait mieux que quiconque de sa génération la pathologie de la consommation. Il a souligné, à une époque où toute affection chronique des poumons était susceptible d'être considérée comme une phtisie, qu'il existe un certain nombre de formes de bronchite chronique qui ne sont pas dues à une pthisis pulmonaire, mais à d'autres affections à évolution lente au sein des poumons.

Il anticipait très complètement la position actuelle de la chirurgie par rapport au traitement du cancer. Il a conseillé l'ablation chirurgicale de ces tumeurs malignes chaque fois que cela était possible. Comme le souligne Benjamin Ward Richardson, ce conseil a évidemment été donné non pas dans l'idée que la maladie pourrait toujours être ainsi complètement guérie, mais parce qu'une opération précoce permettait un soulagement plus rapide des symptômes gênants et assurait la plus grande prolongation de la vie. De nombreuses autres méthodes d'élimination des tumeurs cancéreuses ont été suggérées à l'époque de Morgagni, comme à la nôtre, et de nombreuses fausses promesses ont été faites et de faux espoirs ont été suscités par leurs partisans. Il a souligné que la méthode d'ablation la plus rapide, la plus sûre, la plus sûre et, en fin de compte, pour le patient, la plus simple, est d'utiliser le couteau entre les mains du chirurgien audacieux et habile . Après un siècle et demi de progrès tant vantés , notamment en chirurgie, nous nous trouvons pratiquement dans la même situation que lorsque les conseils de Morgagni ont été rédigés, et son opinion reste pratiquement aussi précieuse aujourd'hui qu'à l'époque.

Sur un autre point important de la médecine, Morgagni semble avoir anticipé l'opinion de notre temps. C'était l'usage de pratiquer la vénésection très librement. À une ou deux reprises au cours de sa vie, Morgagni tomba malade et une saignée fut recommandée. Son biographe dit qu'il refusait constamment cette méthode de traitement, ajoutant très naïvement : « et celui qui avait souvent guéri les autres par saignée ne permettrait jamais que ce remède soit utilisé sur lui-même parce que, comme je le crois, il avait une horreur naturelle pour lui. "

C'était à cette époque un signe d'indépendance totale de la pensée que de s'opposer, même pour des raisons personnelles, à la tradition écrasante en faveur de l'effusion du sang. Mais Morgagni avait des doutes fondés quant à l'efficacité curative du prélèvement de sang, et au moins l'a évité dans son propre cas.

Outre ses compétences en médecine pratique et théorique, Morgagni était un homme au goût cultivé en matière d'art et il connaissait non seulement la littérature de sa propre langue, mais aussi le français, le latin et le grec. Il fut toujours bien accueilli dans les cercles littéraires des villes du nord de l'Italie et comptait parmi ses amis plusieurs des grands écrivains de l'époque. Son succès dans la conquête de l'amitié des dirigeants était particulièrement remarquable et n'a pas eu peu d'influence en faveur de l'éducation et de la science. Les patriciens de Venise étaient fiers de le considérer comme un ami personnel et c'est au Sénat vénitien qu'il devait sa chaire à Padoue. Le roi de Sardaigne, Emmanuel III, le considérait comme une connaissance intime. Tous les papes, au nombre de cinq, de la seconde moitié de sa vie entretenaient des relations d'intimité personnelle avec lui, et ses conseils furent sollicités sur de nombreuses questions importantes concernant les questions éducatives de son époque.

Certains de ces papes comptent parmi les pontifes les plus influents qui aient jamais occupé le Siège romain. Le grand Benoît XIV, lui-même originaire de Bologne et ami intime du scientifique, dans son ouvrage classique "De Beatificatione "Servorum Dei" mentionne Morgagni en termes d'éloges particuliers. Son successeur à peine moins célèbre, Clément XIII, avait souvent consulté Morgagni professionnellement à Padoue avant son élévation au Siège de Rome. Après son élection comme Pape, il assure

Morgagni de son estime et de son amitié continues . , et lui demande de considérer le Vatican toujours ouvert à lui lors de ses visites à Rome. Dans une lettre existante, Clément loue sa sagesse, sa culture, sa courtoisie, sa charité envers Dieu et les hommes, et le cite comme exemple pour les autres, car malgré toutes ses qualités, il n'avait suscité ni l'inimitié ni l'envie de ceux qui l'entouraient.

La vie de Morgagni a dû être, à bien des égards, idéalement heureuse. Les récompenses pour sa réussite scientifique ont commencé très tôt dans sa vie, avant même qu'il soit professeur, et se sont poursuivies tout au long de sa longue carrière. La Royal Society of England l'a élu membre en 1724 ; l'Académie des sciences de Paris en fit membre en 1731. En 1735, l'Académie impériale de Saint-Pétersbourg lui décerna le même honneur. En 1754, l'Académie de Berlin l'élit membre honoraire.

Son biographe anglais, le Dr William Cook, dit avec ironie que tous les érudits et grands qui venaient dans son quartier ne repartaient pas sans une visite à Morgagni. Il était en correspondance avec la plupart des grands hommes de son temps, et les termes de relation intime que révèle cette correspondance sont la meilleure preuve de l'estime dans laquelle Morgagni était tenu, en particulier par les éminents scientifiques de son temps. Parmi eux se trouvaient des hommes tels que Ruysch , Boerhaave , Sir Richard Mead, Haller et Meckel. Cette large connaissance de soi constituait en soi une grande distinction à une époque où les moyens de communication étaient bien plus limités qu'aujourd'hui.

Il est gratifiant de penser que Morgagni a dû être extrêmement satisfait dans sa vie privée, même si, comme cela arrive généralement lorsque c'est le cas, très peu de choses sont dites explicitement à ce sujet. Son travail infatigable méritait la compensation d'un cercle domestique aimant. Pendant sa retraite à Forli, après avoir obtenu son diplôme universitaire et alors que, à cause du surmenage, sa santé lui faisait un temps défaut, il épousa la descendante d'une famille noble de la ville, du nom de Paola Vergieri, compagne de celui qui , biographes déclare, n'aurait pas pu être surpassé en jugement ou en affection. Ils eurent une famille de quinze enfants, dont huit survécurent à leur père bien qu'il ait vécu jusqu'à l'âge de quatre-vingt-sept ans. Il y avait trois fils, dont l'un est mort en bas âge ; un autre devint jésuite et enseigna dans la célèbre école jésuite de Bologne dont le magnifique bâtiment est aujourd'hui devenu le musée municipal, l'Accademia delle Belle Arte. Le troisième suivit la profession de son père, se maria et s'installa à Bologne, mais mourut avant son père, qui assuma la garde de ses petits-enfants. Toutes les filles de Morgagni qui devinrent des femmes, au nombre de huit, devinrent religieuses dans divers ordres religieux.

L'esprit de science n'avait pas perturbé le développement d' une foi simple et familiale au sein de la famille. Le grand père de la pathologie, loin d'être troublé par le sacrifice désintéressé de tant de ses enfants, non seulement le supportait avec sérénité, mais s'en réjouissait même. Ses relations avec ses enfants furent toujours des plus tendres. Après la suppression des Jésuites, son fils, qui avait été membre de l'ordre, travailla dans les sciences avec son père à l'Université de Bologne et non sans distinction.

L'estime dans laquelle Morgagni était tenu par ses contemporains peut être jugée par le fait que, à deux reprises, lorsque des armées d'invasion entrèrent en Émilie et assiégèrent Bologne, leurs commandants, comme dans l'histoire grecque ancienne le firent les généraux grecs à l'égard de Pindare et d'Archimède, a donné des ordres stricts selon lesquels il fallait veiller tout particulièrement à ce qu'aucun mal ne soit causé à Morgagni et à ce que son travail ne soit pas entravé. Après avoir vécu sa longue vie dans le respect respectueux de tous ceux qui l'ont connu, il est mort plein de jours et d'honneurs.

Les générations suivantes n'ont pas tardé à reconnaître les mérites de Morgagni. J'ai déjà parlé de l'hommage de Virchow à sa grandeur. Les Italiens l'ont longtemps considéré comme l'un de leurs noms les plus brillants en médecine. L'une des revues médicales italiennes représentatives les plus connues est *Il Morgagni*, publiée à Milan. C'est à ses pages que l'étranger cherchant à connaître les progrès de la médecine italienne se tourne presque en premier lieu. *Il Morgagni* a été fondé il y a une cinquantaine d'années et continue de maintenir sa réputation comme l'un des périodiques médicaux de renommée mondiale.

Le grand scientifique médical dont le travail devait prouver le fondement de la pathologie moderne, et ainsi être la source de plus de bénédictions pour l'humanité que jamais il n'en avait jamais rêvé, restait au milieu du respect et de la gratitude de sa génération, l'un de ces gens merveilleusement simples. des personnages que le monde entier se plaît à honorer. En tant qu'enseignant, il était l'idole de ses élèves. Aucun grand scientifique venu en Italie ne pensait que son voyage aurait été tout à fait complet s'il n'avait pas eu le privilège d'un entretien avec Morgagni. Cet ami des papes et de nombreux dirigeants européens était l'heureux père d'une maison remplie de membres d'ordres religieux, et se considérait heureux qu'un si grand nombre d'entre eux aient choisi la meilleure part. Il a été lui-même tout au long de sa longue vie un ardent chercheur de la vérité, qui a bien fait le travail qui lui était confié, qui a suivi sa conscience dans une sincère simplicité de cœur et a récolté sa récompense personnelle dans une paix qui dépasse l'entendement de ceux qui ne l'ont pas fait . le don de la foi pour apprécier les choses qui dépassent le domaine des sens.

AUENBRUGGER, L'INVENTEUR DU DIAGNOSTIC PHYSIQUE

Bien que la médecine soit votre vocation ou votre vocation, veillez à ce que vous ayez également une vocation, un passe-temps intellectuel qui puisse vous servir à rester en contact avec le monde de l'art, de la science ou des lettres. Commencez immédiatement à cultiver un intérêt autre que celui purement professionnel. La difficulté est dans la sélection et le choix sera différent selon vos goûts et votre formation. --Osler, *Aequanimitas et autres adresses* .

AUENBRUGGER,

L'INVENTEUR DU DIAGNOSTIC PHYSIQUE.

À l'heure actuelle, le développement le plus intéressant de la médecine est la réduction progressive du taux de mortalité dû à la tuberculose. Cela est entièrement dû au fait que la maladie peut désormais être reconnue très tôt dans son évolution et que, par conséquent, le traitement peut être commencé avant que de graves dommages n'aient été infligés aux poumons. Dans ces circonstances, la maladie autrefois considérée comme incurable est devenue, selon toutes les meilleures autorités modernes, l'une des maladies infectieuses les plus faciles à traiter. Dans leurs récentes conférences à Philadelphie, devant l'Institut Phipps pour la prévention et la guérison de la consommation, des autorités médicales aussi éminentes que le Dr Trudeau, de Saranac ; Le professeur Osler, de Johns Hopkins, et le professeur G. Simms Woodhead, de Cambridge, en Angleterre, insistent sur la curabilité absolue de la tuberculose lorsqu'elle est prise à temps. Le professeur Woodhead affirme notamment qu'il y a eu beaucoup trop de pessimisme à ce sujet, même parmi les médecins.

Cette confiance actuelle dans le traitement efficace de la consommation pulmonaire est due au fait que le diagnostic peut être posé précocement. La gloire de cette première reconnaissance dépend entièrement de deux hommes : Auenbrugger , de Vienne, et Laennec, de Paris. C'est à Auenbrugger , dont les travaux ont été réalisés près d'un demi-siècle avant ceux de Laennec, qu'il faut attribuer le mérite d'avoir le premier abordé le problème de la différenciation des maladies pulmonaires les unes des autres par des méthodes si objectivement pratiques que tout praticien de la médecine pouvait, après être devenu expert dans leur emploi, utilisez-les en toute confiance dans son diagnostic.

La science et la pratique médicales modernes reconnaissent avec beaucoup de gratitude leurs profondes obligations envers ce que l'on appelle l'école de médecine de Vienne. Il n'est pas peu surprenant de constater que c'est surtout le côté pratique de la médecine qui s'est développé à Vienne, puisque les habitants de la capitale autrichienne, bien que censés avoir des goûts artistiques bien au-dessus de la moyenne, sont généralement considérés comme parmi les plus talentueux. des gens peu pratiques en Europe. Depuis plus de cent cinquante ans, la faculté de médecine de l'Université de Vienne s'est toujours classée parmi les premières au monde. De nombreux professeurs de médecine viennois sont reconnus comme les plus grands professeurs de leur temps. Depuis Van Swieten et De Haen au cours de la seconde moitié du XVIIIe siècle, le département de médecine de l'Université de Vienne n'a pratiquement jamais été dépourvu d'au moins l'un des sommités de la médecine en Europe. Wunderlich, Rokitansky et Skoda étaient, au milieu du XIXe siècle, les plus grands médecins de leur temps. Hebra , Billroth et Nothnagel perpétuent dignement la tradition de grandeur médicale dans la capitale autrichienne. Même à l'heure actuelle, malgré les grands progrès de la médecine et de l'enseignement médical réalisés dans toute l'Europe, il est généralement reconnu que le meilleur endroit au monde pour étudier la médecine clinique, c'est-à-dire pour étudier la maladie au chevet du patient - c'est la fameuse Allgemeines Krankenhaus , l'hôpital général de Vienne.

L'enseignement clinique de la médecine s'est développé beaucoup plus tard dans l'histoire de l'enseignement médical qu'on aurait pu l'espérer. Il existe une tradition d' enseignement de la médecine au chevet des patients de l'époque grecque dans les différents sanctuaires d' Esculape , mais cela n'est pas bien authentifié. Au début du XVIe siècle, naquit l'enseignement médical clinique moderne à l'hôpital Saint-François de Padoue, en liaison avec l'université de cette ville, qui, dans tous les domaines, fit tant pour la médecine moderne. Mais la première clinique qui attira l'attention ne survint qu'à l' époque de Boerhaave , à la fin du XVIIe et au début du XVIIIe siècle. L'enseignement de médecine au chevet de cet éminent maître attira de nombreux étudiants vers l'Université de Leyde, en Hollande, jusqu'alors relativement peu importante. Deux dirigeants – justement les deux qui, aux yeux des esprits modernes, semblent peut-être les moins susceptibles de le faire – ont immédiatement reconnu l'immense valeur pratique de cette innovation dans l'enseignement médical et ont immédiatement entrepris d'en garantir les bénéfices pour leur peuple. Le pape Benoît XIII et l'impératrice d'Autriche se mirent en communication avec Boerhaave , et le pape fut le premier à profiter des conseils en la matière donnés par le grand maître hollandais. La clinique romaine devint, dans la première moitié du XVIIIe siècle, sous la direction du distingué Lancisi , l'une des plus connues d'Europe.

L'impératrice autrichienne Marie-Thérèse, intéressée par tout ce qui pouvait s'avérer bénéfique pour son peuple, invita l'éminent élève de Boerhaave , Van Swieten , à devenir son médecin de famille et l'encouragea à fonder une école de médecine clinique à Vienne. Van Swieten en vint bientôt à occuper une place très importante à la Cour. Lorsqu'il fut invité de Hollande, sur la recommandation de la sœur de l'Impératrice, il n'y avait pas d'héritier à la couronne d'Autriche, bien qu'on en cherchât un avec anxiété depuis plusieurs années. Les héritiers, au nombre de seize, bénirent la famille impériale au cours des vingt-cinq années suivantes, et Van Swieten devint le conseiller confidentiel des monarques régnants en matière politique ainsi qu'en médecine. En conséquence, lorsqu'il suggéra l'invitation de De Haen, qui avait également été un élève de Boerhaave , la suggestion fut rapidement acceptée et les collègues de Leyde devinrent les fondateurs de l'ancienne école de médecine de Vienne, comme on l'appelle. Ils ont établi la tradition de l'enseignement au chevet du patient, de l'expérience pratique réelle dans le traitement des patients et de la collecte d'informations détaillées sur chaque caractéristique des cas qui pourraient éventuellement être utiles au diagnostic. Ils ont également instauré l'habitude des démonstrations sur le matériel pathologique avec confrontation des conclusions du diagnostic au cours de la vie et des résultats de l'autopsie des cas mortels, ce qui fait encore aujourd'hui de Vienne un lieu idéal pour un travail postuniversitaire sérieux en clinique. médecine.

Peu de temps après la création de la clinique selon ces grandes lignes à Vienne, les premiers fruits importants de la nouvelle méthode d'enseignement devaient être récoltés. Curieusement, cependant, ce premier progrès dans la médecine pratique n'est pas venu de l'un des éminents chefs de clinique, mais d'un homme relativement jeune et sans réputation antérieure. La plus grande découverte jamais faite à Vienne est due à Auenbrugger , un modeste praticien de la médecine, venu de la province autrichienne de Styrie, ou, comme on l'appelle en allemand, du Steiermark, vers le milieu du XVIIIe siècle. Il était le fils d'un petit hôtelier de Gratz et, après avoir fait ses études de médecine à Vienne, il resta quelques années dans la capitale, effectuant des travaux hospitaliers.

Pendant qu'il s'occupait ainsi, le jeune Styrien, qui attirait très peu d'attention sauf par son affabilité, et qui ne prétendait pas à des connaissances spéciales ou à un génie en matière d'observation , posa la première pierre de la structure du diagnostic exact moderne des maladies pulmonaires et éclaircit de nombreux points. des obscurités dans lesquelles toutes les affections de la poitrine avaient été enveloppées avant son époque. Ayant accompli cet exploit remarquable avant l'âge de quarante ans, Auenbrugger s'installe ensuite tranquillement pour devenir médecin ordinaire dans la capitale autrichienne, avec une réputation particulière pour sa connaissance des maladies pulmonaires et pour ses manières de bienveillance qui lui donnent autant d'intérêt. chez ses patients pauvres comme chez ceux qui pouvaient se permettre de payer généreusement ses services.

Léopold Auenbrugger , plus tard Edler von Auenbrug - terme à peu près équivalent au "Knight of Auenbrug " anglais - qui se tient ainsi à la tête du diagnostic médical moderne, est né le 19 novembre 1722 à Gratz, en Basse-Autriche. . Sa première éducation fut reçue à Gratz, et elle semble avoir été d'un caractère plutôt complet, car Auenbrugger , plus tard dans sa vie, fut membre des cercles littéraires élégants de Vienne et un ami bienvenu aux tables de confrères cultivés et distingués. citadins. Ceux qui se souviennent de la littérature allemande se rappelleront qu'à cette époque, Vienne était le centre de la culture en Allemagne, attirant de nombreux hommes de lettres - comme, par exemple, les deux Schlegel - d'autres régions d'Allemagne.

d'Auenbrugger était issu de la petite bourgeoisie, propriétaire du Gasthaus Zum Schwarzen Mohren, dans l'une des banlieues de la ville de Gratz, mais également propriétaire d'un autre hôtel dans la ville même, de sorte qu'il a pu, en faisant quelques sacrifices, offrir à son fils une université et une formation médicale à Vienne. Cependant, la famille n'était pas dans une situation très riche et Auenbrugger se trouvait dans la même condition que beaucoup d'autres médecins distingués qui ont fait d'importantes découvertes originales. Volta, Laennec, Johann Mueller, Helmholtz, Pasteur et Virchow étaient tous les fils de parents relativement pauvres et durent prolonger leurs études universitaires en effectuant des travaux d'enseignement dès qu'ils furent jugés capables.

d'Auenbrugger ont été poursuivies sous la direction du célèbre baron Van Swieten . Van Swieten était, comme on l'a dit, l'un des élèves les plus distingués de Boerhaave et a consacré la majeure partie de sa vie à écrire une série de commentaires sur les aphorismes de Boerhaave et à éditer l'œuvre de son maître. La plus grande ambition de Van Swieten était de faire de la capitale autrichienne le siège de la grande école clinique de médecine et un pèlerinage au moins aussi attrayant pour les médecins cherchant à étudier la médecine pratique au chevet que l'avait été sa propre alma mater à Leyde. Il était d'une telle capacité administrative que Marie-Thérèse en fit l'un de ses conseillers d'État.

Avec toute l'influence du gouvernement derrière lui, il n'est donc pas surprenant que Van Swieten ait réussi son projet très louable de créer une grande école de médecine à Vienne.

Heureusement qu'Auenbrugger a fait ses études de médecine sous d'aussi bons auspices. Nous n'avons aucun détail sur sa vie étudiante ni sur sa réussite à ses examens. Même en tant qu'étudiant, ses fiançailles avec Marianna von Priesterberg ont été annoncées. La cérémonie officielle du mariage eut lieu en 1754, alors qu'Auenbrugger avait environ trente-deux ans. Sa femme semble avoir eu une dot, ce qui a permis à Auenbrugger de commencer sa carrière médicale à Vienne. Quelques années auparavant, en tant que jeune médecin diplômé, il avait accepté le poste de médecin résident à l'hôpital militaire espagnol de la Sainte Trinité à Vienne. Cet hôpital était vaste et important et offrait de nombreuses possibilités d'études cliniques. Ses services étaient fréquemment sollicités par le département clinique de l'Université de Vienne pour des cas à démontrer devant les étudiants.

Ce fait suffisait pour que la position d'Auenbrugger ait pour lui une grande valeur éducative. Des erreurs de diagnostic seraient susceptibles d'être découvertes, puisque les cas intéressants étaient examinés par certains des meilleurs médecins de l'époque en Europe. Sa position n'entraînait aucun salaire au-delà de son entretien, mais elle valait bien le temps qu'il y consacrait, car elle développait en lui des habitudes d'investigation minutieuse. Dix ans seulement après avoir commencé son travail dans cet hôpital, il publia le petit livre intitulé « Inventum Novum », ou nouvelle découverte, dont dépend sa réputation. Il était écrit en latin et son titre complet était : « Une nouvelle découverte qui permet au médecin, grâce à la percussion du thorax humain, de détecter les maladies cachées dans la poitrine. »

Au total, son petit manuel ne contient probablement pas plus de dix mille mots. C'est peut-être deux ou trois fois plus long que des milliers d'articles médicaux publiés chaque année dans nos revues médicales modernes. Il contient pourtant l'une des découvertes les plus importantes de toute l'histoire de la médecine. L'un des meilleurs diagnostiqueurs du XIXe siècle, Skoda, l'éminent directeur de l'école de Vienne d'il y a soixante ans, appelle la découverte qu'Auenbrugger a décrite sans prétention comme « le début du diagnostic moderne » et salue Auenbrugger lui-même comme le fondateur du nouveau diagnostic. science du diagnostic qui devait s'avérer si féconde dans la prévention de la souffrance humaine.

Il est intéressant de comparer le petit livre d'Auenbrugger avec les commentaires de Van Swieten sur les œuvres de Boerhaave, publiés en huit gros volumes. Le successeur de Van Swieten, De Haen, contemporain non moins illustre d'Auenbrugger, publia à peu près à la même époque quelque dix-huit volumes sur la science médicale. Aucun de ces ouvrages n'est jamais consulté aujourd'hui, sauf par un étudiant enthousiaste de l'histoire de la médecine, qui souhaite éclaircir un point du développement de l'histoire médicale ; mais la monographie sans prétention d'Auenbrugger est et restera toujours un classique. Pratiquement rien n'a été nécessaire pour compléter l'utilité clinique de sa découverte. Comme Laennec, dont les travaux ne furent réalisés qu'un demi-siècle plus tard, il eut le génie de se rendre compte des possibilités et des limites de sa découverte et il la compléta dans tous ses détails avant de la rendre publique.

d'Auenbrugger a consisté à reconnaître que les maladies de la poitrine peuvent être distinguées les unes des autres et que leur caractère variable peut être différencié par les sons provoqués lorsqu'on frappe la poitrine avec le doigt. Il donna à ce tapotement le nom technique, devenu classique en médecine, de percussion. Partout où il y a de l'air dans la poitrine, c'est-à-dire partout dans les poumons sains, le son provoqué par la percussion ressemble à celui émis par un tambour sur lequel on a placé un épais drap de laine. Au-dessus du cœur, où il n'y a pas d'air, le son émis lorsqu'on frappe la poitrine correspond à peu près au son produit lorsqu'on frappe la cuisse. Le son provoqué par la percussion de la cuisse Auenbrugger prenait pour étalon de matité et lui appliquait le terme Schenkel-ton, ou son de cuisse.

Lorsque les poumons se consolident à cause d'un processus inflammatoire tel qu'une pneumonie ou une tuberculose, la note de percussion sur la zone consolidée ressemble au son de la jambe ou à celui du cœur. En règle générale , le cœur est quelque peu recouvert par les poumons, et le son produit par la percussion n'est pas aussi sourd que celui produit par les solides structures musculaires des jambes. Chaque fois que du liquide pénètre dans le thorax, comme dans la pleurésie, le son produit par la percussion est très sourd.

Auenbrugger montra en outre qu'au moyen du son ainsi obtenu, il pouvait démontrer la taille du cœur dans diverses conditions et ainsi déterminer s'il était plus gros que la normale ou non. Cela a donné la première idée du discernement de l'hypertrophie et de la dilatation du cœur et a constitué la première étape du diagnostic différentiel moderne des maladies cardiaques. Il montra en outre qu'il pouvait, par percussion, déterminer très exactement l'ampleur d'une consolidation du poumon ou la hauteur jusqu'à laquelle atteint un épanchement dans la cavité pleurale. Ces conclusions et démonstrations exigent non seulement le plus grand soin, mais aussi la confirmation la plus délibérée de chaque détail par comparaison du diagnostic posé au cours de la vie avec l'état constaté après la mort dans les cas mortels.

Auenbrugger ne semble avoir épargné ni son temps ni son travail dans ce travail de confirmation. Il a fait un certain nombre d'expériences sur des cadavres, injectant du liquide dans la cavité pleurale, puis démontrant par percussion la ligne de démarcation qui indiquait le niveau du liquide dans la poitrine, ainsi que les conditions pulmonaires qui se développpaient en raison de sa présence. Dans l'étude de la pneumonie et de la tuberculose en particulier, Auenbrugger a passé de nombreuses heures à enquêter sur des patients au cours de ses dix années de service hospitalier. Il réussit non seulement à démontrer la présence de consolidations, mais aussi l'existence de cavités dans les poumons, leur taille et leur caractère général.

Vienne était un lieu idéal pour le développement des idées de confirmation d'Auenbrugger . À cette époque, ce devait être l'un des endroits d'Europe les plus insalubres en termes de maladies pulmonaires. La ville était entourée de murs qui occupaient le terrain occupé aujourd'hui par la magnifique Ring Strasse et les habitants étaient entassés dans des quartiers extrêmement étroits. La conscience sanitaire municipale moderne est assez laxiste de nos jours, mais à cette époque elle n'avait pas été réveillée. au moindre sens du devoir envers les citoyens. Des rues étroites et errantes bordées de hauts immeubles qui faisaient parler, il y a à peine plus de cinquante ans à un attaché de la légation britannique de Vienne, des maisons de la ville comme de « puits », étaient la règle universelle.

Il ne faut pas oublier que la magnifique capitale autrichienne actuelle, contenant peut-être la plus belle rue et certains des plus beaux bâtiments du monde, est entièrement une création du dernier demi-siècle. La vieille ville avait toutes les raisons d'être insalubre. Situé dans la vallée du Danube, sujet au printemps à de graves inondations dues à ce fleuve capricieux et puissant, qui n'a été maîtrisé que ces dernières années à grands frais ; dans une situation exposée, ce qui en fait un véritable temple des vents en automne et en hiver ; il n'est pas surprenant que la tuberculose ait été très fréquente. Malgré toutes les améliorations apportées ces dernières années en matière sanitaire, hygiénique, municipale et domiciliaire, Vienne a actuellement l'un des taux de mortalité par tuberculose les plus élevés d'Europe. À l'époque d'Auenbrugger, il devait y avoir des possibilités pratiquement illimitées pour l'étude des maladies pulmonaires de toutes sortes.

Les passages de son livre traitant des maladies pulmonaires chroniques permettent de juger à quel point le brillant jeune observateur médical a su tirer parti des opportunités qui lui étaient ainsi offertes. Il divise les maladies chroniques du thorax dans lesquelles des bruits de percussion anormaux sont entendus en deux classes. En premier lieu, il place ceux dans lesquels les organes thoraciques sont rendus moins capables de résister à la maladie et deviennent réellement affectés, en raison d'influences insidieuses, telles que des conditions héréditaires, des circonstances déprimantes, la pauvreté et une mauvaise alimentation. Sans vraiment parler de tuberculose, il est évident que dans ce groupe la consommation pulmonaire est incluse. La deuxième classe comprend les affections dans lesquelles les organes thoraciques deviennent malades pour des causes définies et facilement reconnaissables. Tels sont les troubles de l'état général dans les affections pulmonaires qui suivent une maladie thoracique dont on ne s'est pas complètement remis. Par ces maladies, Auenbrugger entend évidemment les cas de pneumonie ou d'autres affections des poumons, ou de traumatismes, etc., qui sont suivis de processus tuberculeux.

En ce qui concerne les cavités dans les poumons, Auenbrugger a pu non seulement démontrer leur présence et montrer par des rapports d'autopsie que sa localisation et la détermination de leur forme et de leur taille approximatives étaient correctes, mais il a également compris la méthode de leur formation et en explique les raisons. pour certaines variétés de caries qui surviennent. Il parle de deux classes de formations de cavités. D'un côté il y a un écoulement ichoreux ; chez l'autre variété, les évacuations sont purulentes. Les cavités à sécrétions non purulentes sont situées uniquement dans les poumons. Des abcès de diverses sortes, c'est-à-dire des cavités avec des sécrétions purulentes, peuvent survenir dans n'importe quelle partie ou dans n'importe lequel des organes du thorax. Les cavités pulmonaires sont généralement dues à la décomposition de ce qu'il appelle des tubercules grossiers. Les deux types de cavités peuvent être fermées ou avoir une ouverture dans les bronches.

Auenbrugger a très bien montré comment distinguer, par percussion, des cavités de diverses espèces, et a posé comme principe qu'avant l'évacuation du contenu de la cavité, la percussion donnait sur elle une note distinctement sourde, ressemblant à celle obtenue lorsque la cuisse est percuté, tandis qu'après l'évacuation, comme par une expectoration abondante, une note distinctement résonnante se produisait. Il ressort clairement de sa discussion des symptômes observés dans les caries (du moins de l'avis du Dr Merbach, qui a écrit en 1861 un croquis de la vie d'Auenbrugger pour le Jahresbericht der Gesellschaft für Natur und Heilkunde à Dresde), qu'Auenbrugger était très proche de la découverte de l'auscultation dans son étude des cavités pulmonaires. Auenbrugger dit que lorsqu'une cavité a été localisée au moyen de percussions, si la main est posée sur l'endroit au-dessous duquel elle se trouve et si l'on demande au patient de tousser, le frémitus produit par le pus dans la cavité peut être senti à mesure qu'il se déplace sous. l'impulsion de toux. C'est ce que nous appelons aujourd'hui la palpation. Si, au lieu d'utiliser sa main, Auenbrugger avait appliqué son oreille sur la poitrine, l'auscultation aurait été découverte près d'un demi-siècle avant que Laennec ne commence ses travaux sur le sujet. Peut-être Merbach, lui-même originaire de Styrie et professeur à l'Université de Gratz, était-il, pour des raisons patriotiques, plus disposé que d'autres à attribuer le mérite à Auenbrugger d'avoir pratiquement découvert l'auscultation.

d'Auenbrugger et de Laennec ont été faites exactement sur le même type de matériel clinique. Ils étudiaient tous deux des cas avancés de tuberculose dans les hôpitaux d'une grande ville. Mais l'œuvre de Laennec n'était en réalité pas du tout anticipée. Comment Auenbrugger aurait-il pu procéder aux examens minutieux de la poitrine qu'il pratiquait dans les maladies thoraciques, sans acquérir quelque connaissance de la valeur de l'application ultérieure du sens de l'ouïe, que Laennec emploiera si fructueusement dans le diagnostic des affections des poumons et des poumons. cœur, nous semble presque impossible à comprendre. Cependant, les découvertes une fois faites semblent toujours si évidentes qu'il est étonnant qu'elles n'aient pas été faites bien avant. Il faut du génie pour franchir la ligne d'arrivée dans le domaine de l'inconnu jusqu'ici, et la génération contemporaine s'occupe généralement principalement de faire peu de cas de la nouvelle découverte. Même le génie fait très rarement plus d'une observation originale au cours de sa vie, et ce serait trop attendre d' Auenbrugger .

La préface du petit livre d'Auenbrugger est un modèle de franchise concise typique de l'homme et de ses mœurs. En tant que modeste introduction à un ouvrage qui deviendra à jamais un classique de la médecine, il semble mériter une place ici :

"Je vous présente, aimable lecteur, un nouveau signe pour la détection des maladies de la poitrine, que j'ai découvert. Il consiste en la percussion du thorax humain et la détermination de l'état interne de cette cavité par la résonance variable de les sons ainsi produits. Mes découvertes en la matière ne sont pas mises sur papier à cause d'une envie d'écrire, ni d'un désir démesuré de théoriser. Sept années d'observation ont mis le sujet en ordre et l'ont clarifié pour moi-même et maintenant je sens que il devrait être publié.

"Je prévois très bien que je rencontrerai de nombreuses oppositions à mes vues et je présente mon invention au public avec cette anticipation. Je sais cependant que l'envie et le blâme, et même la haine et la calomnie, n'ont jamais manqué de venir aux hommes qui ont éclairé l'art ou la science par des découvertes ou qui ont ajouté à leur perfection. Je m'attends à devoir me soumettre moi-même à ce danger, mais je pense que personne ne pourra demander compte à aucune de mes observations. Je n'ai écrit que ce que j'ai moi-même appris maintes et maintes fois par mes observations personnelles et ce que mes sens m'ont appris au cours de longues heures de labeur. Je ne me suis jamais permis d'ajouter ou de soustraire quoi que ce soit à mes observations en raison des séductions d'une théorie préconçue.

"Je ne voudrais cependant pas que quiconque puisse penser que cette méthode de diagnostic, que je propose, a été développée jusqu'à sa plus grande perfection. J'avoue en toute franchise qu'il y a des défauts dans le système qu'une observation consciencieuse permettra, j'espère. , modifier avec le temps. Il est possible qu'il existe encore d'autres vérités importantes pour la reconnaissance des maladies encore cachées de cette méthode de diagnostic. Certaines d'entre elles peuvent s'avérer d'une grande utilité pour la différenciation, le pronostic et la guérison des maladies de la poitrine.

" C'est la raison pour laquelle, dans mon expérience personnelle, après avoir réussi à déceler les signes dans la poitrine et poursuivi l'investigation de leurs causes dans la mesure où ma propre observation pouvait m'aider, j'ai toujours eu ensuite recours aux commentaires de l'illustre baron Van Swieten , car j'ai considéré que tout ce que peut désirer un homme observateur se trouve sûrement dans son œuvre. J'ai ainsi pu vous épargner une longue discussion. J'ai trouvé dans son œuvre une base sûre de connaissances sur laquelle ma légère superstructure peut être mise en valeur.

" Je ne doute cependant pas d'avoir accompli une œuvre qui méritera la gratitude de tous les vrais passionnés de l'art de la médecine, puisque j'ai réussi à mettre au clair certaines choses qui n'éclairent pas peu notre connaissance des obscurs maladies de poitrine, sujet jusqu'ici très imparfaitement compris.

« J'ai omis beaucoup de choses qui paraissent douteuses parce qu'elles ne sont pas encore suffisamment développées. Je m'efforcerai cependant fidèlement de me consacrer [littéralement à transpirer] au développement ultérieur de ces points. Enfin, je n'ai pas essayé d'écrire dans une diction élégante. J'ai choisi un style dans lequel je peux être bien compris.

Vallée;
"31 décembre 1760."

d'Auenbrugger de l'importance de son travail et de sa valeur significative pour la médecine l'a amené à étudier fidèlement le sujet qu'il avait choisi, même s'il semble avoir rencontré très peu d'encouragement de la part des membres de la profession médicale proches de lui. Il est extrêmement difficile de comprendre comment ses observations pratiques et ses affirmations profondément conservatrices n'ont pas réussi à attirer plus d'attention que de la part de très grands médecins profondément intéressés par les progrès de la médecine. Au moins deux écrivains éminents en médecine, Van Swieten et De Haen, ont compilé des traités sur des sujets médicaux qui incluaient l'examen des maladies de la poitrine quelques années après l'ouvrage d'Auenbrugger . ***Inventum Novum*** est paru, et pourtant aucun d'eux ne consacre de place à la question de la percussion ni ne fait allusion à sa possible valeur.

Van Swieten consistait en commentaires sur les aphorismes de Boerhaave . Le professeur viennois ne s'est toutefois pas limité à l'examen des seuls aphorismes, mais a également fait de son travail un recueil de ses propres expériences cliniques dans le domaine des maladies aiguës et chroniques. En fait, ses commentaires sur les aphorismes sont chacun une monographie sur une maladie particulière. Les deux derniers volumes de ce commentaire paraissent après la publication du livre d'Auenbrugger sur les percussions, l'un en 1772, l'autre en 1774.

Le premier de ces articles contient un long article sur la consommation pulmonaire, et l'autre un chapitre presque aussi long sur la pleurésie avec épanchement. Cependant, dans aucun des deux volumes, il n'est fait mention des percussions ou du travail d'Auenbrugger , bien que si Van Swieten avait accordé une attention sérieuse au sujet, il aurait dû être convaincu de la valeur de l'invention d'Auenbrugger dans le diagnostic de ces conditions.

Cette omission est d'autant plus surprenante qu'Auenbrugger fut un élève de Van Swieten et dédia pratiquement son ***Inventum Novum*** à son maître. Il mentionne à plusieurs reprises le travail de Van Swieten dans son petit livre. Les recherches d'Auenbrugger n'étaient pas inconnues de Van Swieten à l'époque, et la seule conclusion à tirer de son omission de mentionner les méthodes d'Auenbrugger est qu'il a délibérément omis d'y faire référence en raison de son incapacité à reconnaître la valeur de la découverte. Cela constitue l'une des taches les plus graves sur la carrière médicale de Van Swieten . Il fut remplacé à la tête de la clinique de Vienne par De Haen, également originaire de Leyde et apportant avec lui les méthodes de l'école clinique de Boerhaave . Comme l'époque pendant laquelle Auenbrugger faisait ses précieuses observations à l'hôpital militaire espagnol coïncide avec les années où De Haen était professeur de médecine clinique, et où il devait fréquemment à son collègue de l'hôpital espagnol ses cas de démonstration, il est Il est impossible de concevoir qu'Auenbrugger ou son œuvre soient restés inconnus de l'éminent chef de la clinique.

Il n'y a cependant aucune mention d' Auenbrugger ou de son œuvre dans les volumineux écrits de De Haen. L'ouvrage principal de De Haen est son **Ratio Medendi** (*Système de médecine*), publié à Vienne entre 1757 et 1779. Il se compose de dix-huit volumes, dans lesquels toutes les formes importantes de maladies ainsi que les types d'affections plus rares qui sont apparus la clinique sont discutés en profondeur. De Haen a traité de la pneumonie, de la phtisie, de la pleurésie avec épanchement, qu'il appelle hydropisie thoracique, mais ne suggère jamais l'emploi des percussions. Au contraire, il déplore en plusieurs endroits combien les maladies thoraciques et surtout l'hydropisie thoracique, les exsudats pleurétiques et péricardiques sont très obscurs et difficiles à diagnostiquer, et insiste sur la facilité avec laquelle des erreurs de diagnostic peuvent être commises chez ces sujets. Il ne se rendait absolument pas compte à quel point les travaux d'Auenbrugger venaient de jeter de la lumière sur ce sujet et à quel point les diagnostics différentiels de ces affections seraient plus faciles grâce à une percussion systématique.

Certains commentaires sur l'œuvre d'Auenbrugger ne sont cependant pas entièrement dépréciatifs. Dans **la *Commentaria de Rebus in Scientia Naturali et Medicina*** de Ludwig **Gestis** pour l'année 1762, publié à Leipzig, il existe une excellente notice sur l'œuvre d'Auenbrugger un an après sa parution. On ne sait pas qui en était le critique, mais il qualifie la découverte d'Auenbrugger de "torche destinée à éclairer l'obscurité dans laquelle les maladies du thorax étaient jusqu'alors cachées". Un avenir brillant était prophétisé pour la nouvelle méthode d'examen. Il est évident que l'écrivain non seulement comprenait parfaitement l'œuvre d'Auenbrugger , mais qu'il avait lui-même appliqué la méthode des percussions à des fins de diagnostic.

C'est presque la seule critique favorable et raisonnablement intelligente des travaux d'Auenbrugger que l'on trouve dans les revues médicales de l'époque. Dans la nouvelle bibliothèque médicale de Rudolph Vogel, professeur de médecine à Göttingen, publiée en six volumes en 1766, on trouve une brève mention du livre d'Auenbrugger et de sa nouvelle découverte. Cette référence est cependant une affaire extrêmement curieuse. Le bon professeur n'a absolument pas compris en quoi consiste réellement la nouvelle découverte. Il est évident qu'il n'avait jamais lu le livre d'Auenbrugger . Il semble avoir entendu parler de ce sujet par un ami médecin et s'être fait une idée entièrement fausse. Il parle de la nouvelle méthode de diagnostic d'Auenbrugger comme s'il s'agissait d'une imitation de la méthode de succussion d'Hippocrate consistant à reconnaître la présence de liquide dans la poitrine en secouant le patient jusqu'à ce que le liquide produise le clapotis caractéristique.

D'autres auteurs médicaux de l'époque, à la suite de la lecture du livre du professeur Vogel, ont peut-être commis la même erreur dans leur appréciation du travail d'Auenbrugger . Vogel lui-même a insisté sur le fait qu'Auenbrugger avait eu tort de revendiquer une quelconque originalité pour son invention, puisqu'elle avait été utilisée si longtemps auparavant par Hippocrate. Il ajoute que ce qui est original chez Auenbrugger n'a que très peu de valeur, les idées plus anciennes étant les seules qui méritent d' être considérées en ce qui concerne l'application de cette méthode de diagnostic dite nouvelle. Vogel était à l'époque une autorité en médecine et d'autres commentateurs lui ont emboîté le pas dans ce domaine, et dans de nombreuses régions d'Allemagne, il était généralement admis que la méthode de percussion d'Auenbrugger n'était qu'une méthode élaborée de ce qu'on appelle la succussion d'Hippocrate. .

Dans ces conditions, il n'est peut-être pas surprenant que l'œuvre d'Auenbrugger ait attiré très peu d'attention dans les pays germanophones. À Vienne même, comme nous l'avons déjà dit, Van Swieten et De Haen n'ont absolument pas reconnu sa valeur. En dehors de Vienne, leur exemple fut naturellement suivi, car l'école de Vienne était considérée comme faisant autorité, et on pouvait certainement s'attendre à ce que les professeurs de l'Université de Vienne sachent si la nouvelle découverte d'Auenbrugger avait réellement une quelconque valeur ou non .

Il est intéressant de comparer l'état d'esprit d'Auenbrugger , quant à la négligence de sa découverte, avec la remarque de Laennec dans la préface de son livre. Laennec a déclaré : « Car notre génération n'est pas curieuse de ce qui est accompli par ses propres fils. Les affirmations de nouvelles découvertes faites par les contemporains ont tendance à être pour la plupart accueillies par des sourires et des remarques moqueuses. Il est toujours plus facile de condamner que de à tester par l'expérience réelle. Auenbrugger semble avoir souffert de bien plus que la négligence dont se plaint Laennec. Lorsqu'il parle d'envie et de calomnie en termes non équivoques, la seule conclusion possible est que ses représentations quant à ses découvertes doivent avoir été érigées en prétentions que ses contemporains considéraient comme injustifiées par ce qu'ils connaissaient de son œuvre.

Il est également intéressant de noter que les deux hommes ont trouvé leurs perspectives de récompense, non pas dans la bonne volonté de leurs contemporains, ni même dans la perspective de la gloire, mais dans l'espoir que leur travail serait utile pour réduire la somme des souffrances humaines. Laennec dit : « Il me suffit d'être sûr que cette méthode se recommandera à quelques hommes dignes et instruits qui la rendront utile à de nombreux patients. Je la considérerai comme une récompense ample, voire plus que suffisante, pour mon travail. travail, s'il devait prouver le moyen par lequel un seul être humain est arraché à une mort prématurée. »

Les paroles de Laennec font presque écho, cinquante ans après, aux expressions d'Auenbrugger que je viens de citer : « Je me console, dit-il, en pensant que j'ai accompli une œuvre qui méritera la gratitude de tous les vrais passionnés de l'art médical. puisque j'ai réussi à faire comprendre bien des choses qui n'éclairent pas peu le chapitre des maladies obscures de la poitrine, dans lequel nos connaissances ont été jusqu'ici si incomplètes.

En règle générale , on peut dire que les observateurs médicaux dont le génie les amène à franchir la ligne étroite qui sépare le connu de l'inconnu manqueront probablement de l'appréciation de leur propre génération. Bien avant Auenbrugger ou Laennec, Harvey, le découvreur de la circulation sanguine, disait à ses amis qu'il ne s'attendait pas à ce que quiconque de sa génération accepte la nouvelle doctrine, et il est bien connu que les grands médecins de l'époque l'ont fait. pas l'accepter. Harvey n'est pas un exemple isolé, et même à notre époque, les progrès médicaux réels attendent parfois des années avant d'être reconnus, tandis que de prétendues avancées bien médiatisées occupent le devant de la scène. La découverte d'Auenbrugger a cependant fait forte impression et n'a jamais été complètement perdue de vue. Même avant sa mort, il y avait la perspective réconfortante de le rencontrer avec l'attention adéquate.

Le successeur de De Haen à Vienne, Maximilian Stoll, traita le travail d'Auenbrugger très différemment de ses prédécesseurs et fut le premier à l'introduire pratiquement dans la formation médicale clinique. Stoll n'a pas hésité dans sa clinique, fort de ce qui avait été découvert grâce aux percussions, à tenter à plusieurs reprises l'évacuation du liquide de la cavité pleurale. On comprend facilement qu'en raison de leur méconnaissance de la nécessité d'une propreté approfondie au sens chirurgical du terme, une telle opération pourrait facilement être suivie de conséquences fatales et décourageantes. Cela s'est réellement produit dans la propre expérience de Stoll. Il ne semble cependant pas avoir abandonné pour autant sa pratique de tapoter la poitrine. Il a insisté auprès de ses étudiants sur le fait qu'Auenbrugger avait plus que quiconque l'expérience de l'élimination des fluides, et en particulier des collections purulentes, de la poitrine, et il leur a recommandé cette pratique. Il ajoutait que la médecine devait autant à

Auenbrugger pour sa méthode rationnelle de traitement des épanchements dans la cavité pleurale, qu'ils soient de pus ou de sérum, que pour son signe diagnostique par lequel la présence du liquide pouvait être sûrement reconnue.

Certains élèves de Stoll se mirent à recommander la méthode d'Auenbrugger , et un petit livre écrit par l'un d'eux, Eyerel , tomba entre les mains du distingué médecin français Corvisart . Eyerel n'hésita pas à dire, dans son traité sur l'empyème, que la pratique de la percussion du thorax, méthode de diagnostic introduite par le très distingué médecin viennois Auenbrugger , leur avait été d'un grand secours dans l'étude de cette maladie.

Une fois que le grand professeur français de médecine Corvisart s'en est emparé, la nouvelle méthode de diagnostic était destinée à connaître une vogue immédiate et mondiale. Corvisart n'était pas seulement une puissance en médecine en raison de sa faculté d'observation et de son appréciation approfondie du travail des autres, mais il était le médecin de la cour du premier Napoléon, ce qui donnait à penser qu'il favorisait de nombreuses occasions fortuites de publicité. La faculté bien connue de Napoléon de sélectionner des hommes pour des postes spéciaux dont le génie était censé lui être utile n'a jamais été moins en faute que lorsqu'il a violé la plupart des traditions médicales de la cour de Paris et a choisi Corvisart pour médecin impérial . Le choix de Corvisart résulte de l'appréciation de Napoléon pour sa nouvelle méthode de diagnostic, à savoir celle de la percussion, dans les maladies pulmonaires.

L' Empereur lui-même souffrait d'un rhume persistant et on lui apprit que Corvisart , au lieu de suivre la méthode traditionnelle consistant à prendre le pouls, en regardant très sagement la langue puis en regardant savant dans l'espace, procédait à un véritable examen de la poitrine et la sondait soigneusement. partout, afin de déterminer où des conditions anormales pourraient exister. Cela a frappé Napoléon comme un élément de diagnostic très pratique et peut-être précieux. Par conséquent Corvisart a été convoqué pour donner son avis professionnel. Après la consultation, il fut nommé médecin privé de l'Empereur . Lorsque Corvisart aborde le sujet des percussions thoraciques, celui-ci était pratiquement inconnu en Europe en dehors de Vienne. Même dans sa ville d'origine, comme nous l'avons vu, elle n'était pas très appréciée. Le petit livre d'Auenbrugger était tombé dans l'oubli. Corvisart a obtenu son indice quant à la valeur possible de la percussion grâce aux remarques élogieuses de Stoll et Eyerel à son sujet. Le Français a utilisé la méthode dans une certaine mesure et, conscient de sa valeur, a décidé d'attirer l'attention de ses compatriotes et du monde médical sur cette aide très utile au diagnostic. C'est à cette époque qu'il découvre la monographie originale d'Auenbrugger . Au lieu d'écrire lui-même sur le sujet, il traduisit en français le petit livre d'Auenbrugger et en fit un commentaire.

Corvisart était le mécène de Laennec en médecine, son professeur préféré et l'homme à qui le grand médecin français devait une grande partie de ses premières inspirations. Ce n'est pas un mince mérite dans la carrière de Corvisart d'avoir ainsi été le lien entre les hommes qui ont le plus fait pour la science pratique de la médecine, et surtout pour le chapitre important mais obscur des maladies de la poitrine. Il n'a pas du tout tenté de revendiquer pour lui-même le mérite qui, selon lui, devait revenir légitimement à Auenbrugger , et tandis que ses propres observations et écrits ont établi la percussion sur une base solide et étendu ses connaissances, il partage l'immortalité de son découvreur, et nous revient dans l'histoire de la médecine comme un exemple de la récompense d'avoir rendu fidèlement ce qui était dû, là où il était dû. On a coutume de louer Corvisart pour sa justice envers Auenbrugger . La simple justice ne semble guère être une raison valable pour faire l'éloge d'un grand homme, et pourtant l'histoire de la médecine est si pleine d'échecs de la part des observateurs ultérieurs à reconnaître la priorité de la découverte, que peut-être l'éloge ne semble-t-il pas aussi futile qu'il le serait autrement. .

Il n'est donc pas surprenant que Laennec, élève de Corvisart , ait pleinement apprécié la valeur de la découverte d'Auenbrugger . Dans la préface de son livre Sur l'auscultation médiate, Laennec déplore que les hommes négligent généralement les découvertes faites à leur époque et ne leur accordent pas l'attention qu'elles méritent. Il attribue cette négligence plutôt à l'insouciance bien connue des hommes qu'à une méconnaissance délibérée du mérite de l'œuvre contemporaine. Il dit:

"Le manque d'attention est un défaut extrêmement commun à tous les hommes. Ce qu'il faut des années et un dur labeur pour acquérir, est souvent passé sous silence sans s'en apercevoir. La méthode d'Auenbrugger , publiée il y a une cinquantaine d'années, bien qu'elle puisse être apprise en quelques jours, et sans difficulté, et d'être mis en pratique sans l'usage d'aucun instrument, quoique arraché à l'oubli par mon illustre précepteur, le professeur Corvisart , et rendu plus clair qu'il ne l'avait été laissé même par l'auteur lui-même, n'est pas encore d'usage courant. Même l'invention merveilleuse de l'illustre Jenner, bien qu'elle ait été reçue avec tant d'éloges et dont l'efficacité a été confirmée par d'innombrables observations, est déjà un peu moins présente dans l'esprit des hommes qu'elle ne devrait l'être, ou du moins. ce serait le cas, seulement parce que les gouvernements de nombreux pays, provinces et villes, la prévoyance du clergé, des autorités de toutes sortes et les conseils des meilleurs médecins ont exercé toute leur influence pour le maintenir aux frais de l'État. constamment en pratique. »

Après environ dix ans de service à l'hôpital militaire espagnol, Auenbrugger a démissionné de son poste et s'est mis en pratique privée. Dans ce domaine, il réussit éminemment, étant, comme on pouvait s'y attendre, particulièrement sollicité pour les cas impliquant des affections du thorax. Sa pratique semble s'être déroulée dans une large mesure auprès de la classe supérieure, mais il ne semble jamais avoir négligé les patients les plus pauvres qu'il avait connus au cours de son expérience à l'hôpital. Il y a des traditions à Vienne de sa volonté indéfectible d'aider les pauvres et même de se mettre dans des difficultés considérables pour leur être à leur service.

La tradition raconte qu'il était très consciencieux dans l'exercice de sa vocation de médecin, et parmi les reliques familiales est conservée une petite lanterne qu'il gardait toujours à son chevet, pour l'éclairer lors de ses visites aux malades lorsqu'il était appelé la nuit. . Il ne faut pas oublier qu'à la fin du XVIIIe siècle les rues des villes n'étaient pas régulièrement éclairées et que les visites de nuit, même dans le cadre du travail urbain, devaient être une source de grande gêne et d'un grand inconfort. Il existe également une tradition familiale selon laquelle la sonnette de nuit de sa maison était directement reliée à la chambre d'Auenbrugger , afin que les autres membres de la maison ne soient pas dérangés lorsque des visiteurs de nuit venaient le chercher. Toutes les traditions le présentent comme un homme parmi les hommes, prêt à sauver les autres des ennuis et à faire tout le bien qui est en son pouvoir.

Auenbrugger était, selon des traditions bien fondées, particulièrement admirable dans ses relations avec les autres membres du corps médical. Cela ne semble peut-être pas un signe d'amabilité très significatif pour ceux qui ne font pas partie de la profession, mais il est bien reconnu que même les grands médecins ne sont pas toujours connus pour s'entendre avec leurs frères praticiens. Auenbrugger a, en outre, l'agréable réputation d'avoir apporté une grande aide matérielle à un certain nombre d'étudiants en médecine nécessiteux pendant leur carrière universitaire, et d'avoir fréquemment prêté main-forte aux jeunes praticiens de la ville, qui trouvaient probablement cela assez agréable. Une pratique débutante à cette époque était aussi décourageante que celle que trouvent aujourd'hui n'importe lequel de leurs jeunes confrères de cette génération.

Auenbrugger accordait une attention presque constante aux médecins et aux étudiants en médecine . Deux ou trois médecins de la génération qui suivit immédiatement la sienne attribuèrent à ses soins désintéressés et à son dévouement leur guérison de ce qui aurait autrement été des maladies mortelles. Auenbrugger semble ainsi avoir été un homme que tous ceux qui l'ont connu, même un peu, ont appris à aimer et à respecter. Ses relations avec sa famille et ses proches étaient toujours des plus heureuses et aimables, et les traditions familiales montrent que ses soins paternels lui furent rendus à juste titre dans sa vieillesse. Le nombre de ses amis était très grand, et il comptait parmi eux quelques-uns des habitants les plus distingués de la capitale autrichienne.

Malgré son dévouement à sa pratique, Auenbrugger ne cessait de faire des observations qu'il considérait parfois comme dignes d'être consignées sur papier. Il fut particulièrement attentif à l'étude de ses cas et laissa des traces entièrement écrites de plus de 400 cas importants qu'il avait étudiés très fidèlement. Son attention semble avoir été particulièrement attirée par certaines maladies mentales. Ce travail a été réalisé un demi-siècle avant même les premières tentatives de classification moderne des maladies mentales. Il a écrit un court article sur la manie et son traitement, ainsi qu'un article plus long sur la mélancolie. Le titre de son article, qu'il a intitulé "La folie immobile ou l'impulsion à l'auto-meurtre", montre à quel point il a reconnu la caractéristique essentielle de cette dernière affection et le principal symptôme contre lequel il faut se prémunir.

C'est vers l'époque où il étudiait la mélancolie, peut-être pour contraster avec des choses plus tristes, qu'il écrivit un opéra-comique, dont nous aurons plus à dire tout à l'heure. Sa description des conditions qu'il a vues lors d'une épidémie de dysenterie survenue à Vienne montre à quel point il pouvait être un observateur clinique précis et prudent, et que les exigences de sa pratique n'absorbaient pas toute son attention au détriment de sa faculté d'observation. . Il semble lui-même avoir souffert d'une grave crise de typhus qui sévissait de manière épidémique à Vienne en 1798.

Auenbrugger avait un large éventail d'intérêts au-delà du domaine de la médecine. Il existe une tradition familiale selon laquelle il possédait une magnifique bibliothèque. Il semble, avec un véritable esprit viennois, avoir été un grand passionné d'opéra et avoir eu un penchant particulier pour la musique. Il a écrit le texte, la partition et le livret d'un opéra-comique intitulé "The Chimney Sweep". Cette opérette connut évidemment plus qu'un *succès d'estime* , et ses amis attendaient avec confiance qu'il écrive davantage dans ce sens. On raconte même que l'impératrice Marie-Thérèse, dont il était un ami intime et qui fit plus d'une fois usage, dit-on, de ses conseils en matière politique, lui demanda pourquoi il ne donnait pas suite à ses premier succès dans l'écriture d'opéra. Sa réponse brutale montre à quel point ses relations avec la grande impératrice devaient être intimes. Il disait qu'il avait de bien meilleures occupations que l'écriture d'opéras-comiques.

Étant donné qu'il était si favorisé à la cour, il n'est pas surprenant de retrouver la tradition familiale selon laquelle Auenbrugger était associé à plusieurs des personnalités les plus éminentes de la capitale autrichienne de son vivant. Il était un ami privilégié et passait beaucoup de temps avec le célèbre philosophe Werner. En grandissant, il aimait particulièrement la musique et passait de nombreuses heures dans la maison du baron Zois, où se trouvaient de nombreux musiciens européens distingués et où de célèbres matinées de concerts étaient données tous les dimanches de midi à deux. Le jour et l'heure peuvent sembler étranges aux étrangers, mais Vienne a encore des concerts à cette heure le dimanche, et après que les Viennois soient allés à la messe le matin, ils pensent qu'ils ne pourraient pas mieux s'occuper qu'en écoutant de la bonne musique le matin. milieu de la journée.

Vers la fin de sa vie, Auenbrugger vivait l'été dans la banlieue de Rossau et cultivait un petit jardin, prenant le plus grand plaisir à consacrer son temps à cette simple occupation. C'est une source de satisfaction de constater que, même si le travail médical d'Auenbrugger n'a pas réussi au cours de sa vie à attirer l'attention qu'il méritait, il a eu sa récompense, pour ses patientes investigations dans sa vie antérieure, dans une fin paisible et heureuse à une carrière qui avait été si digne de ce qu'il y avait de meilleur chez l'homme. Il vécut jusqu'à célébrer ses noces d'or en 1804 et était particulièrement heureux de la compagnie presque constante de la bonne épouse qui s'était révélée une compagne si fidèle au cours de sa longue vie. Après sa mort, survenue l'année qui suivit la célébration de leur jubilé, sa vitalité et sa satisfaction de vivre semblaient l'abandonner. C'était un homme changé et il restait la plupart du temps dans sa chambre. Il se couchait très tôt et ne se souciait de voir personne d'autre que ses proches parents. Sa dernière maladie était la conséquence d'un rhume, et son âge avancé, quatre-vingt-sept ans, lui laissait peu de vitalité résistive. Il resta conscient jusqu'à la toute fin et déclara la veille de sa mort que le lendemain serait le dernier.

Peu avant midi, le jour de sa mort, il regarda l'horloge de sa chambre et dit que lorsque les aiguilles indiqueraient deux heures , il ne serait plus. Sa prophétie s'est réalisée.

Vienne n'a jamais eu la réputation d'honorer de son vivant ses grands génies, à moins qu'ils n'appartiennent à la haute noblesse. Le caractère exclusif de la société de cour de la capitale se faisait sentir dans tous les milieux, et la conséquence était que le génie issu des ordres inférieurs était presque sûr de ne pas recevoir la part d'attention qui lui était due. La négligence relative d' Auenbrugger ne semble pas si grave si l'on pense au cas de Mozart. La musique a toujours été l'un des modes spéciaux des Autrichiens et les Viennois sont fiers de l'apprécier. Mozart, cependant, peut-être le plus grand génie musical qui ait jamais existé, a reçu une certaine attention au cours de sa vie, mais est décédé presque inaperçu à l'âge de trente-cinq ans, a été enterré dans une tranchée commune avec les pauvres de la ville, et maintenant Vienne ne trouve pas son lieu de repos. Il y a un magnifique monument qui lui est dédié, mais ses os reposent pour toujours avec son propre peuple.

En dehors du cercle de ses amis personnels, Auenbrugger n'a pas reçu beaucoup d'attention, de sorte que même l'année de sa mort était jusqu'à récemment plus ou moins incertaine et que le lieu de repos de sa dépouille reste inconnu. La génération actuelle de médecins a fait plus que toute autre génération précédente pour rendre hommage à Auenbrugger . L'intérêt porté à la tuberculose en particulier a amené les médecins à apprécier toute l'importance des travaux d'Auenbrugger et l'importance pratique de sa découverte pour la reconnaissance précoce et par conséquent pour la guérison de la maladie. L'appréciation d'Auenbrugger à notre époque a été si flatteuse qu'elle compense largement la négligence antérieure. Son nom a été associé à celui de Laennec en tant que grand découvreur du diagnostic physique des maladies pulmonaires.

Lors de l'ouverture de son discours en tant que président de l'American Climatological Association, il y a environ cinq ans, le Dr Edward O. Otis, de Boston, a déclaré :

"Il est tout à fait improbable, je pense, que nous serions ici aujourd'hui, ou même que nous ayons une existence en tant que société largement consacrée à l'étude des maladies de la poitrine, sans les méthodes d'examen thoracique qu'Auenbrugger et Laennec nous l'ont donné dans leurs découvertes de la percussion et de l'auscultation. Sans ces deux précieuses méthodes d' investigation , nous ne serions guère parvenus à un quelconque degré de précision ou de certitude en pathologie thoracique et aurions pu être un peu comme les anciens médecins et chirurgiens, « qui jurer, comme dit Morgagni, qu'il y avait du liquide dans la poitrine alors qu'en réalité il n'y en avait pas une seule drachme, ou faire une paracentèse du thorax sur un duc pour un empyème qui n'existait pas.

Son hommage n'est qu'un écho à de nombreux autres hommages non moins reconnaissants envers l'important travail original d'Auenbrugger que ceux exprimés par les médecins modernes de toutes les nations. Le simple vieux praticien allemand, qui avait eu l'agacement de voir sa découverte négligée par ses contemporains pendant tant d'années, s'est enfin épanoui. Il n'existe pratiquement aucune réunion médicale importante dans le monde où l'on discute des maladies de la poitrine sans que le nom d'Auenbrugger soit mentionné . Cela n'est pas surprenant en Allemagne, mais c'est tout aussi vrai en France, en Angleterre et en Amérique. Comme l'a dit le Dr Otis, en concluant le discours que nous venons de citer :

« Bien que nous ne possédions que des documents maigres et fragmentaires sur la vie d'Auenbrugger , il y en a encore suffisamment pour nous permettre de remplir les lignes et d'avoir une idée distincte de sa personnalité et de son caractère. Avec certaines personnes, il n'est pas nécessaire de connaître une grande partie de la vie d'Auenbrugger. détail de leur vie afin de savoir quel genre d'hommes ils sont ; quelques illustrations caractéristiques ici et là dans leur carrière rachètent l'esprit et les motivations de leur vie, et montrent le genre d'hommes tels qu'ils sont, tout aussi bien et clairement . comme un récit biographique étendu et continu. Toujours consacré avec enthousiasme à l'étude de la maladie, Auenbrugger a échappé au malheur fréquent de l'étudiant, à une perte de sympathie avec les siens. Son amour pour ses semblables, pour l'humanité souffrante, pour les étudiants en difficulté Dans sa propre profession, il a suivi le rythme de son amour pour les études médicales. Il n'a jamais sacrifié l'homme pour le scientifique, ni perdu son intérêt pour d'autres choses de la vie, comme cela arrive parfois avec des hommes intensément dévoués à une seule activité. Un homme doté de pouvoirs originaux, comme quelqu'un l'a fait remarquer avec raison, ne peut jamais être enfermé dans les limites d'un seul domaine d'activité.

« Il s'intéressait à la musique, à la philosophie et au théâtre, et illustre bien ce que le Dr Da Costa a si heureusement qualifié de « l'érudit en médecine ». Avec dignité, sympathie, enthousiasme dans son métier jusqu'au bout ; cherchant toujours à améliorer et à enrichir son art ; modeste, comme la plupart des grands hommes ; ne refusant jamais de donner ce qu'il y a de meilleur à l'humanité souffrante, il vécut richement sa longue vie. Pendant que nous enseignons la percussion à nos étudiants, par souci de juste reconnaissance et d'honneur, parlons-leur un peu de la vie du découvreur, et au moins de son nom, que je crains peu, qui profitent du résultat de sa longue carrière. et des travaux pénibles, sachez.

d'Auenbrugger , le professeur Clar, de Gratz, dit de sa jeunesse qu'il reçut de ses parents une excellente formation précoce, particulièrement édifiante en raison de la vie de famille chrétienne exemplaire qu'il voyait chez lui, de la piété de son père et de sa mère et de les autres membres de la famille. Le registre des baptêmes de l'église paroissiale de Gratz est l'un des documents importants de sa vie, car il existe des controverses quant à la date exacte de sa naissance, ainsi qu'à sa mort. En 1798, il souffrit d'une grave crise de typhus, qui était alors épidémique à Vienne, et certains de ses biographes rapportent sa mort cette année-là en conséquence. Ses descendants ont cependant démontré, par le registre des sépultures de l'église paroissiale de Vienne, que sa mort n'a eu lieu que le 17 mai 1807 ; c'est dans cette église, dont il était depuis un demi-siècle un fidèle, qu'il fut enterré.

Peu de vies de grands découvreurs de la médecine contiennent autant d'encouragements pour le praticien de la médecine occupé que celle d' Auenbrugger . Il commença sa carrière médicale par une série d'observations pratiques qui le marquèrent à jamais comme l'un des grands génies. Lorsque ses découvertes ne rencontrèrent pas l'acceptation qu'elles méritaient, il ne s'inquiéta pas et, surtout, il n'insista pas sur d'âpres controverses. Il se lance dans la pratique de la médecine et démontre à quel point sa découverte peut aider au diagnostic du chapitre obscur des maladies de la poitrine. Pendant ce temps , il continuait son chemin tranquillement en faisant le bien qu'il trouvait bon , en prenant soin de ses pauvres patients et en soignant fidèlement ses frères médecins qui se trouvaient être malades. Il a trouvé une vocation pour combler les moments passés en dehors de sa vocation et a ajouté au plaisir de l'humanité par son travail musical. Il resta tout le temps un croyant simple et fidèle à la relation de la Providence avec l'homme, et considérait que d'une manière ou d'une autre, les choses inexplicables de cette vie trouveraient une explication dans l'au-delà. Il était probablement le membre le plus apprécié de la profession à Vienne de son vivant, et la profession de sa ville natale est très fière de rappeler l'exemple qu'il donne aux médecins en général dans toutes les qualités éthiques qui font que la vie d'un médecin n'est pas seulement réussie dans le sens matériel, mais aussi pour inspirer ceux qui l'entourent à accomplir leur devoir plutôt que de rechercher l'accomplissement d'objectifs simplement égoïstes.

EDWARD JENNER, LE DÉCOUVERTEUR DE LA VACCINATION

"Cela aide énormément un homme d'être un peu un adorateur de héros, et les récits de la vie des maîtres de médecine contribuent beaucoup à stimuler notre ambition et à éveiller notre sympathie. Si la vie et l'œuvre d'hommes tels que Bichat et Laennec Pour ne pas remuer le sang d'un jeune homme et le rendre fier de la France et des Français, il faut qu'il soit un coquin ennuyeux et boueux. En lisant la vie de Hunter, de Jenner, qui pense à la nationalité qui se confond et se perd dans notre intérêt pour l'homme et pour son travail ! Aux jours heureux de la Renaissance, il n'y avait pas de nationalisme en médecine, mais un bel esprit catholique faisait de grands dirigeants comme Vésale, Eustachius, Stenson et d'autres chez eux dans tous les pays d'Europe. --Osler, *Aequanimitas et autres essais* .

EDWARD JENNER, LE DÉCOUVERTEUR DE LA VACCINATION.

Une vie très frappante dans ses leçons pour l'étudiant sérieux des problèmes médicaux est celle d'Edward Jenner, qui fut le premier à démontrer au monde qu'une simple attaque de variole de la vache légère, jamais mortelle, délibérément contractée, pouvait servir d'agent de protection contre la variole mortelle. la variole, qui auparavant sévissait si violemment dans tout le monde civilisé. Sa solution réussie à ce problème a probablement sauvé plus de vies et de souffrances que n'importe quelle autre réalisation dans toute l'histoire de la médecine. Bien que ce fait ne soit apparemment pas généralement apprécié, la découverte de Jenner n'est pas le fruit du hasard, mais est le résultat de son génie pour les recherches originales, qui l'a amené à faire de nombreuses autres observations précieuses couvrant presque tout le domaine de la médecine ; Son activité ne se limitait pas non plus à la seule médecine, mais s'étendait à de nombreuses sciences connexes, et même à des départements scientifiques bien au-delà du domaine de la médecine.

En médecine, nous devons à Jenner la première allusion au lien possible entre les rhumatismes et les maladies cardiaques. Il fit remarquer, au cours d'une discussion dans une petite société médicale anglaise, combien de fois les affections du cœur survenaient chez ceux qui avaient souffert de crises antérieures de rhumatismes. Il fut parmi les premiers, peut-être le tout premier, à faire allusion aux bases pathologiques de l'angine de poitrine. Bien que le nom d'Heberden soit généralement associé à cette découverte, il semble y avoir de bonnes raisons de penser que Jenner avait déjà noté et attiré l'attention de manière indépendante sur la fréquence avec laquelle des affections dégénératives des artères à l'intérieur du muscle cardiaque lui-même se produisaient là où, au cours de la vie, on ressentait des douleurs cardiaques. avait été un symptôme important et ennuyeux.

Outre ces progrès importants qu'il a réalisés en médecine et sa grande découverte de l'identité de la variole et de la variole, le Dr Jenner était un observateur intéressant des phénomènes dans toutes les sciences biologiques, ainsi qu'en géologie et paléontologie . Il était un grand ami du Dr John Hunter, qui lui suggérait fréquemment de faire des expériences et des observations plus susceptibles de réussir à la campagne qu'à la ville, et on ne peut s'empêcher d'être frappé par la détermination manifestée tout au long de sa carrière. la vie de ne rien prendre avec autorité, mais de tout tester par l'observation réelle, et surtout de ne pas théoriser là où il ne disposait pas des données réelles nécessaires pour des conclusions assurées ; et même là où il pensait les avoir, sa merveilleuse faculté d'attendre qu'ils soient pleinement mûrs et que leur véritable signification soit devenue évidente, l'a marqué à jamais comme un modèle pour les chercheurs scientifiques.

Le plus grand travail de Jenner fut sans aucun doute celui de déterminer la valeur de la vaccination. Sa patiente enquête sur ce sujet, le conservatisme minutieux avec lequel il s'est gardé de publier ses conclusions avant de les avoir testées de toutes les manières, l'absence de cette hâte de les publier si caractéristique de la plupart des chercheurs médicaux d'aujourd'hui, et qui est cause de tant de déceptions dans la médecine moderne, tous ont distingué ce médecin de campagne comme l'un des plus grands génies chercheurs que la médecine ait produits. Sa vie est un miroir pour l'étudiant en médecine et le praticien enquêteur en médecine. Sa découverte était si complète lorsqu'il l'annonça finalement que très peu de choses y ont été ajoutées depuis. Son invention est venue de son esprit, comme Minerve du cerveau de Jupiter, entièrement armée pour le conflit qui allait sûrement survenir. En cela, Jenner ressemblait beaucoup à Laennec et aux autres génies chercheurs de la médecine. En fait, une seule amélioration a été apportée à la préparation du matériel vaccinal depuis l'époque de Jenner, c'est l'incorporation de glycérine ces dernières années, qui détruit progressivement les micro-organismes éventuellement présents, laissant le virus vaccinal lui-même. son efficacité reste intacte, mais sans possibilité de provoquer ces infections secondaires qui ont si longtemps jeté une ombre sur la vaccination.

Le Dr Edward Jenner était le troisième fils d'un pasteur anglican, sa mère étant la fille d'un pasteur qui avait été autrefois prébende à la cathédrale de Bristol. La famille possédait des biens considérables dans le Gloucestershire. Il a fait ses premières études à Wotton-under-Edge et plus tard à Cirencester, la vieille ville romaine du Gloucestershire. Tout en acquérant une bonne connaissance pratique des classiques, il s'intéresse dès son plus jeune âge à l'histoire naturelle. Avant l'âge de neuf ans , il collectionnait les nids de loir. Les heures que les autres garçons passaient à jouer, il les consacrait à la recherche de fossiles ou d'autres curiosités naturelles intéressantes.

Après avoir terminé ses études préliminaires, il fut apprenti chez M. Ludlow, un éminent chirurgien de Bristol, et après deux ans ici, il se rendit à Londres, où il eut le privilège de résider pendant deux ans comme élève préféré dans la famille de John Hunter. années. A cette époque, Jenner était dans sa vingt et unième année, John Hunter dans sa quarante-deuxième. Hunter n'était pas alors conférencier public, mais il avait été pendant deux ans chirurgien à l'hôpital St. George et avait été engagé pendant près de cinq ans dans l'étude des habitudes et de la structure des animaux dans une ménagerie et un laboratoire qu'il avait établis à Brompton. L'inspiration du génie originel de Hunter signifiait beaucoup pour le jeune Jenner. Il a appris non seulement à respecter le professeur mais aussi à aimer l'homme. Il y avait dans le désir inextinguible de connaissance et d'amour de la vérité de Hunter quelque chose de très proche de l'esprit de Jenner, qui était lui-même avant tout un chercheur.

Après avoir terminé ses deux années de travail avec Hunter, il resta encore intimement associé à lui par lettre. Bien que plus tard dans la vie de Jenner, la correspondance de Jenner soit devenue très volumineuse, ces lettres de Hunter ont toujours été très soigneusement conservées dans une couverture spéciale, et elles servent à montrer à quel point l'enthousiasme viril de Hunter pour la vérité telle qu'elle pouvait être déduite par l'observation a dû être stimulant pour le jeune homme. et expérimenter.

C'est à Hunter que Jenner écrivit un jour qu'il avait entendu dire dans le Gloucestershire que les ouvriers laitiers qui souffraient d'une certaine maladie contractée par les mamelles des vaches et appelée cowpox étaient désormais protégés contre les attaques de variole. Il ajoute que cette tradition l'intéresse beaucoup et qu'il compte y réfléchir. « Ne réfléchissez pas », lui écrivit Hunter en retour ; "faites des observations, enquêtez par vous-même sur la vérité de la tradition." Jenner l'a fait, et le résultat est désormais connu de tous.

Ces lettres de Hunter contenaient de nombreuses autres suggestions intéressantes. Par exemple, c'est sous la direction de Hunter que Jenner réussit à découvrir que chez les animaux en hibernation, la température est très réduite et les respirations très lentes, tandis que la fréquence et la force du pouls sont souvent tellement diminuées qu'elles ne dépassent guère la moyenne. visible aux extrémités. Entre Hunter et Jenner, on avait déjà découvert que la sève des arbres ne gèle pas à des températures bien inférieures à celle à laquelle le même fluide gèle lorsqu'il est retiré de l'arbre, et la même chose semblait être vraie en ce qui concerne le sang des animaux en hibernation . animaux. Il apprit que, malgré la basse température à laquelle on le réduit, les animaux ne sont pas particulièrement affectés par le froid, bien que leur réserve de graisse soit consommée et qu'ils se réveillent très affamés au printemps.

Outre l'hibernation, Jenner a également étudié les habitudes du coucou, ce point crucial du biologiste qui insiste pour imposer ses œufs à d'autres oiseaux et permettre à ses petits orphelins d'être élevés dans des nids étrangers, tandis que les vrais petits des parents adoptifs trompés sont souvent poussés hors de leur nid par cet intrus costaud qui grandit si vite et si fort. Il va sans dire que ce sujet intéressa beaucoup John Hunter et qu'il y a un certain nombre de lettres qu'ils ont échangées à ce sujet.

Il ne faut cependant pas supposer que le jeune Jenner était entièrement occupé par son travail scientifique à l'exclusion de la vie sociale et des loisirs. C'était l'un des hommes les plus connus du comté et il était considéré comme un compagnon aimable de qui on pouvait s'attendre en presque toutes occasions à des plaisanteries agréables et à des épigrammes pas trop mordantes à l'égard de ses amis et de ses connaissances. Certains d'entre eux ont été conservés et nous en citons plusieurs pour témoigner de sa veine d'humour particulière.

SUR LA MORT D'UN Avare.

" Tom a enfin abandonné ses vieilles formes avares,
et donne maintenant de bons dîners ; à qui prier ? - les vers. "

SUR LE HUNTSMAN DE LORD BERKELEY, QUI EST MORT DANS LA POURSUITE.

"Déterminé à hisser son nom bien plus haut
que Nimrod le chasseur, dans les annales de la renommée, 'Écoutez en
avant !' s'écria Charles, et il fit tournoyer vaillamment son cheval courageux
au-dessus des portes du monde.

LA MORT ET M. PÊCHE.

Un court dialogue. NB--M. P. est décédé en avril.

"P.--Arrêtez-vous un moment de votre horrible reproche,

Priez, redoutez Monsieur ! souviens-toi

Les pêches ne sont jamais assez mûres

"Jusqu'en août ou septembre."

"D.--Pour satisfaire mon désir ardent,

Et rends ta saveur fine,

Je t'ai fait placer dans une serre chaude,

Et bien humidifié avec du vin.

"M. Peach avait raccourci sa vie en utilisant trop librement la bouteille."

Nous avons dit que la réalisation scientifique suprême du Dr Jenner était d'avoir résolu le problème de la vaccination jusqu'à une conclusion très humaine. Sa découverte n'était pas un simple accident, ni une confirmation fortuite d'une tradition médicale. Il s'est consacré pendant de nombreuses années à l'étude de la variole de la vache, comme il a eu l'occasion de la voir, et c'est ce que nous savons de cette enquête, sa patience et son souci d'éliminer tous les facteurs d'erreur, qui ont marqué Jenner en tant que scientifique médical. digne d'honneur. Lorsqu'il commença à exercer à Berkeley, il fit de nombreuses recherches auprès de ses confrères professionnels, au sujet de leur opinion sur le pouvoir protecteur de la variole de la vache, mais la plupart d'entre eux soit n'avaient pas prêté attention à ces rapports, soit secouaient immédiatement la tête et disaient : il s'agissait tout au plus de traditions populaires, simplement dues à des coïncidences et non étayées par aucune preuve crédible. Face à cela, Jenner a commencé à suivre les conseils de John Hunter et à enquêter. La première enquête minutieuse date d'environ 1775, et il lui fallut plus de cinq ans pour dissiper les difficultés entourant la solution de la question qui l'intéressait.

Comme Pasteur l'a découvert au siècle suivant, en enquêtant sur la maladie du ver à soie, Jenner a vite appris qu'il existait plus d'une maladie appelée cowpox et que la confusion résultant de l'existence d'au moins deux maladies spécifiques et d'un certain nombre d'affections cutanées des mains Les maladies de toutes sortes qui existaient parmi les ouvriers laitiers rendaient extrêmement difficile la reconnaissance du pouvoir protecteur de la véritable variole de la vache. Cependant, après avoir différencié la véritable variole de la vache, il n'a eu aucune difficulté à retracer son pouvoir protecteur apparent. Cependant, il découvrit bientôt que la protection n'était accordée que si la variole de la vache avait été transmise à un stade particulier de la maladie. En d'autres termes, une fois que la véritable vaccine a suivi son cours, des affections secondaires de la peau des vaches surviennent généralement, et si les ouvriers laitiers sont infectés par ces lésions, ils ne bénéficient d'aucune protection contre la variole. Une autre observation importante que Jenner fit à cette époque était que la maladie connue sous le nom de graisse chez les chevaux est la même affection que la variole de la vache, et que ces deux maladies sont la variole telle que modifiée par l'organisme dans lequel elles se développent. On peut dire tout de suite que cette opinion, si difficile à formuler il y a plus d'un siècle, alors que l'on savait si peu de choses sur la pathologie comparée, est maintenue aujourd'hui et a été confirmée par la dernière série d'enquêtes faites sous les auspices de de la Jenner Society, en Angleterre.

Une des difficultés auxquelles Jenner fut confronté dans ses recherches était le fait que la variole était rare dans sa région du pays et qu'il n'avait pas la possibilité de vacciner la maladie à un stade approprié, de manière à mettre ses soupçons à l'épreuve. Il rassembla cependant beaucoup d'informations et incita d'autres à faire des observations, de sorte que lorsque sa découverte fut annoncée, l'esprit du corps médical fut plus disposé à la recevoir. En 1788, il emporta à Londres un dessin soigneusement réalisé d'un cas de variole de la vache sur les mains d'une laitière de Gloucester et le montra à un certain nombre de médecins dont il souhaitait obtenir l'avis. Parmi ceux-ci se trouvait

Sir Edward Holme, qui reconnaissait qu'il y avait une nette similitude entre cette maladie et certains stades de la variole et considérait que la question d'un lien entre les deux maladies était un sujet intéressant et curieux. Il ne partageait cependant aucun des points de vue de Jenner quant à l'importance pratique de sa découverte dans cette affaire, et n'encourageait guère l'idée qu'un éventuel prophylactique contre la variole pourrait être découvert.

On peut déduire quelque chose de l'enthousiasme de Jenner pour l'expérimentation dans le fait qu'il n'a même pas hésité à injecter divers matériaux liés à la variole de la vache dans le bras de ses propres enfants. Nous savons que Mme Jenner était une femme très merveilleuse, tout aussi profondément intéressée que le médecin lui-même à assurer le grand bénéfice pour l'humanité qui résulterait de la démonstration selon laquelle la variole de la vache protégeait contre la variole, mais c'est un peu difficile pour nous de ces jours-ci pour comprendre comment son cœur de mère aurait pu permettre certaines des expériences décrites par le biographe du Dr Jenner, le Dr Baron. [Note de bas de page 1]

[Note 1 : La vie d'Edward Jenner, MD, FRS, médecin extraordinaire de Sa Majesté Geo. IV, Associé étranger de l'Institut national de France, etc. etc. etc. Avec des illustrations de ses doctrines et des sélections de sa correspondance par John Baron, MD, FRS, médecin principal décédé à l'infirmerie générale, médecin consultant à l'asile lunatique de Gloucester et membre de la Royal Medical and Chirurgical Society de Londres. En deux tomes. Londres : Henry Colburn, 1838.]

Le sujet est en effet si surprenant que je préfère citer le passage concernant ces expériences directement du Dr Baron :

"En novembre 1789, il inocula de la matière de variole porcine à son fils aîné Edward, alors âgé d'environ un an et demi. La progression de la maladie semblait semblable à celle qui résulte de l'insertion de véritable matière de variole lorsque le La maladie est très légère. Il est tombé malade le huitième jour : quelques pustules sont apparues ; elles étaient tardives et lentes à progresser, et petites. Des matières diverses (cela signifierait du matériel provenant d'un malade de la variole calculé pour donner cette maladie) ont été soigneusement insérées dans ses bras à cinq ou six époques différentes, ensuite sans que la moindre inflammation ne soit excitée dans la partie. « Le jeudi 7 avril 1791, des matières diverses furent de nouveau insérées par deux petites incisions à travers la cutis, [sous la peau]. Ensuite, les notes suivantes sur les conditions observées jour après jour sont faites : 9° Manifestement enflammé. Le 10, une efflorescence de la grosseur d'un shilling s'étendit autour de la plaie inférieure. Le 11°, l' incision prit une sorte de soulèvement érysipèle : l'efflorescence s'accrut beaucoup. Le 12, ces apparitions sont très avancées. 13° Une vésicule contenant un liquide brunâtre et transparent, de la grosseur d'un gros pois cassé sur l'incision supérieure, l'inférieure environ deux fois plus grosse ; les parties environnantes atteintes d'érysipèle. L'érysipèle s'est étendu jusqu'à l'épaule, puis a disparu assez rapidement. L'enfant n'a montré aucun signe d'indisposition pendant tout ce temps. " " Mars 1792. E. Jenner a été de nouveau inoculé : la matière a été prélevée sur un enfant qui a attrapé la maladie de manière naturelle et l'a eu assez plein. Il a été inséré fraîchement à partir de la pustule. Le soir même, une inflammation apparut autour de l'incision, qui, au bout de vingt heures, atteignit le diamètre d'un six pence, et du liquide s'était déjà accumulé sur les lèvres de l'égratignure que l'enfant avait effacée.

Ce n'est cependant que cinq ans plus tard que Jenner put faire ses expériences cruciales en la matière. Le 14 mai 1796 (la date est encore aujourd'hui connue comme le jour de la vaccination en Allemagne, notamment à Berlin), du vaccin fut retiré de la main d'une laitière, Sarah Nelmes, et inséré par deux incisions superficielles dans les bras de James. Phipps, un garçon en bonne santé âgé d'environ huit ans. Le garçon a subi une crise de cowpox de manière régulièrement satisfaisante. Il fallut ensuite déterminer s'il était protégé contre la variole. Après avoir attendu deux mois, Jenner lui a inoculé diverses substances. Le résultat de cette expérience peut être mieux appris dans la lettre suivante écrite à son ami Gardner :

" Cher Gardner :

" Comme j'ai promis de vous faire savoir comment j'ai procédé dans mon enquête sur la nature de cette maladie singulière qu'est la variole bovine, et étant pleinement satisfait de l'intérêt que vous portez à son succès, vous serez heureux d'apprendre que je J'ai enfin accompli ce que j'attendais depuis si longtemps, la transmission du virus vaccinal d'un être humain à un autre par le mode ordinaire d'inoculation.

"Un garçon du nom de Phipps a été inoculé dans le bras à partir d'une pustule sur la main d'une jeune femme infectée par les vaches de son maître. N'ayant jamais vu la maladie auparavant, mais de manière fortuite, c'est-à-dire lorsqu'elle lui a été communiquée du vache à la main du trayeur, j'ai été étonné de la ressemblance étroite des pustules, dans certains de leurs stades, avec les pustules variées. Mais écoutez maintenant la partie la plus délicieuse de mon histoire. Le garçon a depuis été inoculé pour le " La variole qui, comme j'osais le prédire, n'a produit aucun effet. Je vais maintenant poursuivre mes expériences avec une ardeur redoublée .

" Croyez-moi vôtre, très sincèrement, " Edward Jenner. " Berkeley, 19 juillet 1796. "

Malgré le succès complet de cette expérience, Jenner ne s'est pas précipité pour la publier. Deux ans plus tard, fin juin 1798, son « Enquête sur les causes et les effets des varioles » " Vaccinae " a été publié. Entre- temps , Jenner avait réussi à démontrer la qualité protectrice contre la variole de la vaccination, contractée soit fortuitement, soit par inoculation directe, dans environ vingt-trois cas. Seize d'entre eux s'étaient produits accidentellement au cours d'occupations liées à la variole. vaches et chevaux ; le reste a été fait sous les instructions de Jenner. Parmi les personnes vaccinées se trouvait le petit deuxième fils de Jenner, Robert Fitts Harding Jenner, un nourrisson âgé de onze mois. Jenner a démontré de manière concluante que la variole de la vache protège la constitution humaine de l'infection par la variole .

Après que le Dr Jenner eut effectué ses tests , il prépara une brochure à publier. Avant de publier, cependant, il jugea préférable de se rendre à Londres, afin d'avoir l'occasion de présenter personnellement le sujet à des amis et de leur démontrer la véracité de ses affirmations. Il resta à Londres près de trois mois sans pouvoir trouver personne qui se soumettît à la vaccination. Le corps médical s'intéresse généralement très peu au sujet et semble le considérer comme un triste visionnaire. Dans ces circonstances, il n'est pas surprenant que Jenner soit retourné dans le Gloucestershire et que son cabinet de pays soit plutôt déçu. Il arriva cependant que peu après son retour chez lui, un éminent chirurgien londonien nommé Cline résolut de faire un essai du matériel vaccinal que Jenner avait laissé à ses amis. Cependant, le but du chirurgien en l'utilisant n'était pas uniquement de tester son efficacité comme prophylactique contre la variole, mais avec l'idée que la contre-irritation ainsi obtenue pourrait être utile dans un cas qu'il avait sous traitement. C'était l'époque où le séton et le problème étaient encore d'usage courant, et la contre-irritation était considérée comme l'une des mesures correctives les plus importantes à la disposition du chirurgien.

Le patient était un enfant souffrant d'une forme de maladie chronique de la hanche qui, à cette époque et avec des descriptions plutôt incomplètes, semble avoir été la tuberculose ordinaire de la hanche. Le matériel vaccinal a été inoculé sur l'articulation et, aussi surprenant que cela puisse paraître maintenant, la vésicule vaccinale a suivi une évolution plutôt normale et a cicatrisé gentiment. Le petit patient fut ensuite vacciné contre la variole et se trouva incapable de contracter cette maladie. Cette affaire a attiré une attention considérable. Il n'y a cependant pas lieu de se féliciter, quant à l'ouverture d'esprit des médecins de l'époque, de constater que c'était le seul type de cas jugé approprié pour une telle expérience. Il est très facile de comprendre que chez un enfant délabré, le matériel vaccinal ait pu provoquer une réaction locale assez grave. D'une certaine manière, le sort de la vaccination était en jeu et la chance était en sa faveur. Cependant, après cela,

M. Cline devint un ardent défenseur de la vaccination et la présenta très résolument aux médecins de Londres. Il y avait encore un sentiment d'opposition, comme il y en a d'ailleurs toujours contre toute nouveauté en médecine, mais celui-ci a progressivement disparu, pour laisser place à une suspension du jugement, jusqu'à ce que des informations plus précises et plus détaillées puissent être obtenues à partir d'observations et d'essais ultérieurs.

L'opposition à la pratique de la vaccination ne tarda pas à prendre une forme définitive. L'un des médecins londoniens les plus connus de l'époque, le Dr Ingenhouz , devint le chef d'une forte faction de la profession médicale de Londres, qui non seulement n'avait rien à voir avec la vaccination, mais proclamait ouvertement qu'il s'agissait d'une innovation dangereuse, absolument injustifiable, et communiquait une maladie sans se protéger contre aucune autre. D'autre part, il y avait des partisans trop zélés de la vaccination, qui insistaient sur son intérêt mais ne savaient pas reconnaître la véritable variole de la vache à partir d'autres lésions parfois confondues avec elle, ni le stade exact de la maladie dans lequel le matériel vaccinal obtenu prouverait efficacement protecteur. Un certain nombre d'entre eux ont utilisé du matériel vaccinal tellement contaminé par des infections secondaires d'une sorte ou d'une autre qu'il n'est pas étonnant que de graves plaies aient été signalées.

Les médecins qui savent depuis de nombreuses années combien il est difficile d'amener certaines personnes à reconnaître les bienfaits que la vaccination a apportés à la civilisation moderne, comprendront combien de difficultés, de préjugés et d'incompréhensions Jenner lui-même a dû rencontrer lors de l'introduction originale de la vaccination. vaccination. Certaines des prétendues objections à la vaccination ont un air très moderne et émanent de médecins dont le seul objectif est apparemment de faire ressortir la vérité, et qui sont pourtant évidemment amenés à tirer des conclusions beaucoup plus larges que leurs prémisses du fait qu'ils savent ils auront au moins une audience attentive parmi les anti-vaccination.

Un bon exemple de l'une de ces vieilles objections à la vaccination peut être trouvé dans le passage suivant d'une lettre du Dr Jenner écrite à M. Moore. Des objections correspondantes ont été formulées à des époques beaucoup plus modernes, et le passage suscitera l'amusement sympathique des médecins d'aujourd'hui :

"Vous n'avez probablement pas vu une brochure récemment publiée par le Dr Watt de Glasgow, car il n'y a rien dans son titre qui développe sa prétention ou sa mauvaise tendance : 'Une enquête sur la mortalité relative des principales maladies des enfants' , etc. Il semble que la rougeole ait été extrêmement mortelle dans la ville de Glasgow au cours des quatre ou cinq dernières années chez les enfants, et pendant cette période la vaccination était pratiquée presque universellement. Auparavant, la rougeole était considérée comme une maladie bénigne. " Watt en déduit que la variole est une sorte de préparateur de la rougeole, rendant la maladie plus douce . " En bref, il dit, ou semble dire, que nous n'avons rien gagné à l'introduction de la variole bovine ; pour cela, la rougeole et la variole ont maintenant changé de place en ce qui concerne leur tendance fatale. N'est-ce pas très choquant ? Voici une nouvelle brindille inattendue qui jaillit à laquelle l'anti-vacciniste en perdition peut s'accrocher. Mais remarquez-moi : si cette absurdité de M. Si Watt prend possession de l'esprit du peuple, je suis déjà prêt à trouver les moyens d'en détruire les effets, ayant ouvert une enquête dans cette ville peuplée et les villages environnants, où, au moindre calcul, 20 000 enfants ont dû être vaccinés en au cours des douze dernières années, par moi-même et par d'autres. Or, il semble qu'au cours de cette période, aucune épidémie mortelle de rougeole ne se soit produite . Vous m'obligerez grandement à faire cette communication au Conseil, avec mes respectueux compliments.

Heureusement, seuls quelques collègues étaient aussi illogiques, et le nombre d'honneurs, de diplômes, d'adresses et de communications d'organismes publics et de personnalités distinguées qu'il a reçus donne une excellente idée de l'appréciation de la découverte de Jenner par ses contemporains. Une liste chronologique de ceux-ci peut être trouvée à la fin de la vie de Jenner du Dr Baron. Parmi eux, on peut citer le diplôme de LL.D. du Sénat de l'Université Harvard, Cambridge, Mass., sous la présidence du Dr Willard ; aussi le diplôme de docteur en médecine honoris causa , que Jenner appréciait particulièrement, comme il le dit dans une de ses lettres, car il comprenait que l'Université ne décernait ce diplôme de cette manière qu'une ou deux fois par siècle. Il possède un diplôme de membre de l'American Society of Arts and Sciences du Massachusetts, ainsi qu'un diplôme de membre de l'American Philosophical Society de Philadelphie. Le diplôme de Boston porte la signature de John Adams en tant que président, celui de Philadelphie la signature de Thomas Jefferson. La plupart des sociétés médicales et scientifiques les plus importantes d'Europe l'avaient élu membre ou lui avaient envoyé une marque spéciale de reconnaissance.

L'un de ces documents, exprimant la gratitude des expéditeurs pour le grand bénéfice que son travail avait conféré à la race humaine, auquel Jenner appréciait le plus, était un discours des cinq nations indiennes qui, accompagné d'une ceinture wampum, lui fut remis. le 8 novembre 1807. En réponse à cela, le Dr Jenner écrivit à l'agent américain par l'intermédiaire duquel les insignes avaient été transmis :

"Monsieur   :

" Votre gentillesse en remettant aux Cinq Nations d'Indiens mon Traité sur la vaccination et en me transmettant leur réponse, exige mes plus chaleureux remerciements.

"Je vous prie de faire connaître aux Cinq-Nations la sincère satisfaction que j'éprouve de constater que la pratique de la vaccination a été si universellement acceptée parmi leurs tribus et s'est avérée si bénéfique pour elles ; en même temps, soyez heureux de les assurer de la grande reconnaissance avec laquelle j'ai reçu la ceinture et le cordon du Wampum, avec lesquels ils ont daigné m'honorer , et de la haute estime dans laquelle je les tiendrai à jamais . Que la bienveillance active dont leurs chefs ont fait preuve pour préserver les vies de leur peuple soit couronné du succès qu'il mérite ; et que cette peste destructrice, la variole, ne soit plus connue parmi eux.   «

Vous aussi, Monsieur, avez droit aux remerciements les plus reconnaissants, non seulement de ma part, mais de tous les amis. de l'humanité, pour la manière philanthropique avec laquelle vous avez initialement introduit le vaccin parmi ces tribus indiennes.

"J'ai l'honneur de rester, & c",E . Jenner. "La tendance générale de l'appréciation américaine pour le travail du Dr Jenner, du moins parmi les classes intelligentes, peut être déduite de la lettre suivante envoyée au Dr Jenner par Thomas Jefferson alors qu'il était président, le 14 mai 1806 :

"Monticello, Virginie, 14 mai 1806.

«   Monsieur   :

« J'ai reçu la copie des preuves générales concernant la découverte de l'inoculation du vaccin, que vous avez eu le plaisir de m'envoyer, et pour laquelle je vous rends mes remerciements . Ayant été parmi les premiers à se convertir à son efficacité dans cette partie du globe, j'ai été l'un des premiers à le recommander à mes compatriotes. Je profite de cette occasion pour vous rendre ma part de l'hommage de gratitude qui vous est dû de la part de toute la famille humaine. La médecine n'a jamais produit auparavant une seule amélioration d'une telle utilité. La découverte par Harvey de la circulation sanguine a été un bel ajout à notre connaissance de l'économie humaine ; mais en examinant la pratique de la médecine avant et depuis cette époque, je ne vois pas de grande amélioration qui ait été dérivée de cette découverte. Vous avez effacé du calendrier des afflictions humaines l'une de ses plus grandes afflictions. Votre réflexion est confortable : l'humanité ne pourra jamais oublier que vous avez vécu ; Les nations futures sauront seulement par l'histoire que la répugnante variole a existé et que grâce à vous elle a été extirpée. Recevez les vœux les plus fervents pour votre santé et votre bonheur, ainsi que les assurances du plus grand respect et de la plus grande considération.

"Th. Jefferson."

Presque plus intéressante que l'histoire de Jenner, le scientifique expérimental, véritable précurseur de la médecine expérimentale moderne, fondateur de la pathologie expérimentale et découvreur de cette idée prégnante qui allait tant signifier pour la médecine du XIXe siècle entre les mains de Pasteur et ses successeurs, c'est l'histoire de Jenner l'homme, le mari, l'ami et le médecin des pauvres. Malgré son intense préoccupation dans son travail expérimental et le temps que cela a dû lui demander pour faire ses observations, il a trouvé des occasions de soigner les pauvres et de s'intéresser à toutes leurs préoccupations ainsi qu'à leur santé. Il s'est fait de nombreux amis solides parmi des personnes de son propre statut social et était généralement considéré comme un homme très aimable, libéral et humanitaire. Il était profondément religieux et, comme nous permettrons de le dire à son premier biographe, le Dr Baron, n'avait pas honte d'exprimer ses sentiments religieux en paroles et en actes lorsque l'occasion se présentait. Cette partie de sa vie mérite d'être étudiée avec autant de soin et de se souvenir aussi fidèlement que celle dans laquelle il a fait ses découvertes, puisqu'elle est le complément qui montre le caractère de l'homme dans son intégralité.

Le caractère personnel de Jenner peut être très bien compris à partir d'un paragraphe de son biographe, qui était son ami intime depuis de nombreuses années. Il dit:

"Mais le Dr Jenner n'était pas seulement humble dans tout ce qui concernait ce plus grand incident de sa vie (la découverte réussie de la vaccination) ; il a continué ainsi après que le succès ait couronné ses travaux, et après que des applaudissements plus grands que la plupart des hommes ne peuvent supporter aient été reçus. Cette qualité très estimable était visible à tout moment ; mais elle était particulièrement frappante lorsqu'il vivait en relations familières avec les habitants de son village natal. Si le lecteur pouvait en imagination m'accompagner avec lui dans les habitations des pauvres , et le voir s'enquérir gentiment et chaleureusement de leurs besoins et entrer dans tous les petits détails de leur économie domestique ; ou s'il avait pu le voir écouter avec une patience parfaite et une bonne humeur l'histoire de leurs maladies, il aurait vu un exemple engageant d'une bienveillance infatigable. Il n'a jamais refusé de recevoir qui que ce soit, si inopportun que le moment ait pu être. Telles étaient ses habitudes, même jusqu'à la dernière période de sa vie. Je ne connais guère de partie de son caractère qui soit plus digne d'être citée. imitation et un respect sans réserve que ceux auxquels j'ai fait allusion. Je n'ai jamais vu personne, dans aucune situation de la vie, chez qui cela était également manifeste ; et quand on se souvient qu'il était bien « atteint en années » ; qu'il avait été un travailleur infatigable et couronné de succès pour la cause de l'humanité ; et qu'il aurait pu rechercher une période de repos et une disposition incontrôlée de son propre temps, les sacrifices qu'il a faits sont d'autant plus appréciés. Dans l'exercice actif et sans ostentation de la bonté et de la charité, il passait ses journées ; et il semblait toujours avoir le sentiment qu'il était l'un de ces « qui se natos ad homines » juvandos , tutandos , conservandos arbitrantur ', qui se considèrent nés pour aider, protéger et chérir leurs semblables. "Sa gentillesse et sa condescendance envers les pauvres n'avaient d'égale que son respect et sa considération les plus attentionnés pour les sentiments et le caractère du plus humble de ses confrères professionnels. J'ai souvent été frappé par l'absence totale de tout ce qui pouvait supporter l'apparence d'une attitude élevée. Peu d'hommes étaient plus en droit d'exprimer leurs sentiments sur un ton confiant ou autoritaire, mais tout son comportement était opposé à tout ce qui ressemblait à cette description, et il n'hésitait pas à rechercher des connaissances auprès de personnes à tous égards inférieures. J'ai jamais eu le bonheur de le rencontrer en pratique, j'ai dû être profondément impressionné par cette partie de son caractère.

Beaucoup de membres du corps médical qui ne sont pas des génies trouveront une excuse pour permettre le désordre dans leur chambre en s'appuyant sur l'exemple que Jenner aurait donné. Il s'intéressait à presque toutes les branches de la science et des spécimens provenant de nombreux départements étaient constamment autour de lui. Lui-même, dit-on, détenait la clé de cette apparente confusion. La plupart de ceux qui se laissent aller à des habitudes insouciantes dans la même direction insistent sur le fait qu'eux aussi détiennent la clé. Certains de leurs amis sont cependant enclins à en douter. Il est curieusement intéressant dans ces circonstances de voir le biographe de Jenner raconter l'état confus des choses qui régnait dans sa chambre et pourtant sa défense . Peut-être est-il bon, à ce propos, de rappeler ce que dit Augustin Birrell à la fin de son essai sur Carlisle :

"Ne nous disputons pas avec le génie ; nous n'en avons rien nous-mêmes et le pire, c'est que nous ne pouvons pas nous en passer."

"Les objets de ses études étaient généralement dispersés autour de lui et, comme il le disait souvent lui-même, apparemment dans une confusion chaotique. Fossiles et autres spécimens d'histoire naturelle, préparations anatomiques, livres, articles, lettres - tous se présentaient dans étrange désordre ; mais chaque article portait l'empreinte du génie qui y présidait. Les fossiles étaient marqués par de petits morceaux de papier collés dessus, portant leurs noms et les lieux où ils ont été trouvés inscrits de sa propre écriture claire et distincte. car la pensée et la conversation étaient ainsi constamment devant lui, et un visiteur, en entrant dans son appartement, trouverait en abondance des traces de toutes ses occupations privées. Il semblait n'avoir aucun secret d'aucune sorte, et, malgré une longue expérience du monde, Il s'est comporté jusqu'au bout comme si l'humanité tout entière était aussi digne de confiance et libre d'égoïsme que lui. Il avait une tête active, n'étant jamais inactif, et a accumulé une grande quantité d'observations originales. Ces trésors, il les a partagés avec générosité et libéralité. En fait, son principal plaisir semblait être de partager les vastes richesses de son esprit avec tous ceux qui appréciaient sa connaissance. Il avait souvent lieu de déplorer cette confiance incontestable ; mais de tels retours ingrats n'ont ni refroidi son ardeur ni ébranlé son humeur.

Il est intéressant de noter quelle était l'opinion de Jenner sur deux sujets très discutés à l'heure actuelle. Il s'agit des questions de la formation religieuse dans l'éducation et de l'opportunité d'intégrer l'étude de la nature dans les cours destinés aux enfants. Jenner considérait qu'aucune éducation ne pouvait être complète sans inclure ces deux matières. Une formation religieuse lui paraissait absolument indispensable. Il a conseillé l'étude de la nature pour des raisons quelque peu différentes de celles pour lesquelles elle est aujourd'hui préconisée. Il pensait qu'il y avait un intérêt profond pour l'étude des objets de la nature qui ne pouvait guère manquer d'alléger le fardeau de l'éducation pour l'enfant, mais la raison principale de cette étude à son avis était que les enfants intéressés par les merveilles de la nature pouvaient ne peuvent guère s'empêcher de réaliser la puissance du Créateur et, apprenant à l'admirer de plus en plus, être ainsi amenés à respecter ses lois, à reconnaître sa suprématie et à se consacrer à réaliser pleinement sa volonté dans ce monde. en leur pouvoir.

Les opinions et croyances religieuses de Jenner doivent être laissées à l'expression du biographe déjà mentionné, qui les donne de manière très complète. Il dit:

"L'un des traits les plus remarquables du caractère de Jenner, lorsqu'il traitait de questions de nature morale ou scientifique, était une expression pieuse de sa conscience de l'omniprésence de la Divinité. Il pensait que cette grande vérité était trop négligée dans nos systèmes de pensée. l'éducation ; qu'elle devait être constamment gravée dans le cœur des jeunes, et que les obligations qu'elle impliquait, ainsi que la vérité intérieure et la pureté qu'elle exigeait, devaient être rendues plus familières à tous. Mme Jenner était constamment occupée à enseigner ces leçons aux pauvres autour d'elle, dans des écoles qu'elle a créées dans le but de fournir une éducation scripturaire. Lui, s'appuyant sur cette fondation, a souhaité ajouter un enseignement d'une description plus pratique, déduit de leur expérience quotidienne, et illustré par une référence aux œuvres de sagesse et de beauté que fournit l'univers. Il a toujours soutenu qu'une aide de ce genre était nécessaire pour imprimer complètement dans le caractère des rangs inférieurs les maximes qu'ils tiraient de leurs professeurs. Il avait également d'autres vues en recommandant un tel plan ; il pensait que le sort des pauvres pourrait être amélioré et que de nombreuses sources de divertissement et d'information leur seraient ouvertes, dont ils sont actuellement privés ; afin que les fleurs des champs et les merveilles de la création animale puissent leur fournir des sujets de connaissances utiles et de pieuses méditations. »

Sa femme, comme c'est souvent le cas, mais malheureusement pas toujours, semble avoir exercé sur lui cette précieuse influence édifiante qui lui servait continuellement d'incitation à des choses plus élevées et l'éloignait du matérialisme stérile qu'exigeait une absorption exclusive dans les études scientifiques, avec le manque d' exercice de la foi et d'association avec la souffrance humaine semble causer à beaucoup d'hommes. Le Dr Baron dit sur ce point :

"Je me souviens avoir discuté avec lui de certaines questions touchant aux conditions de l'homme dans cette vie, m'être arrêté sur ses espoirs, ses craintes, ses peines et ses joies, et être parvenu aux conclusions que la simple raison humaine nous révèle ; et quand En s'attardant sur la difformité du cœur, notre cécité, notre ignorance, les maux liés à nos structures physiques, nos crimes, nos calamités et notre insondable capacité à la fois de souffrance et de jouissance ; observa-t-il, Mme Jenner peut expliquer toutes ces choses. : ils ne lui causent aucune difficulté."

Vers la fin de sa vie, les sentiments de Jenner concernant l'importance d'une autre mondanité confiante comme seule explication appropriée des mystères de cela, ont été soulignés. Pour citer encore une fois son biographe :

"À mesure qu'il approchait de sa propre fin, ses conversations avec moi étaient généralement plus ou moins teintées de vues telles que celles qui viennent à l'esprit sérieux lorsqu'il contemple l'œuvre du Créateur. Dans toute la confusion et le désordre qui apparaissent dans le monde physique, et dans toutes les anomalies et erreurs qui dégradent la morale, il a vu une démonstration convaincante que Celui qui a formé toutes choses à partir de rien manie et dirige toujours la machinerie de sa puissante création.

Les sentiments de Jenner concernant l'importance relative des ministères médicaux et religieux peuvent être très bien appréciés à partir d'une expression de sa part à l'occasion où il fut présenté à un noble distingué par le célèbre missionnaire Roland Hill. Le révérend M. Hill a déclaré : « Permettez-moi de présenter à Votre Seigneurie mon ami, le Dr Jenner, qui a permis de sauver plus de vies que n'importe quel autre homme. » "Ah," répondit Jenner, "si j'étais comme toi , je pourrais sauver des âmes." Dans son esquisse de la vie de Jenner dans « Les Disciples d' Esculape », Sir Benjamin Ward Richardson considère que cet incident témoigne d'un manque d'appréciation de la dignité de la profession médicale et d'une humilité plutôt difficile à comprendre. Quiconque se placera dans la position de Jenner et croit fermement que la seule chose nécessaire est le salut des âmes ne manquera pas, cependant, de reconnaître sa sincérité ou d'en apprécier la véritable signification.

Après tout, Jenner était si profondément impressionné par l'importance des autres choses du monde et par leur insignifiance relative qu'il trouvait même un peu difficile de comprendre pourquoi les hommes ne devraient pas voir l'action directe du Créateur et toute sa providence, même dans certains d'entre eux. les moindres détails de la vie. Il dit un jour : « Je ne suis pas étonné que les hommes me soient reconnaissants, mais je suis surpris qu'ils ne se sentent pas reconnaissants envers Dieu de faire de moi un médium du bien.

Peu d'hommes qui ont accompli autant de choses en ont ressenti aussi peu de vaine gloire que Jenner. Il n'y avait pas chez lui le moindre trait de ce qu'on appelle à juste titre la vanité. Il mérite bien une place aux côtés de personnages aussi beaux que Morgagni, Auenbrugger , Laennec et Pasteur, dont le travail a été fait pour les autres, pas pour eux-mêmes, et après tout, la définition la plus frappante d'un saint est celui qui pense d'abord aux autres et seulement ensuite à lui-même.

GALVANI, FONDATEUR DE L'ÉLECTRICITÉ ANIMALE

Le monde que je considère, c'est moi-même ; c'est le microcosme de mon propre corps sur lequel je porte mon regard ; pour l'autre, je m'en sers mais comme mon Globe, et le retourne parfois pour ma récréation. Les hommes qui regardent mon extérieur, ne parcourant que ma condition et ma fortune, se trompent sur mon altitude ; car je suis au-dessus d'Atlas sur ses épaules. La terre est un point non seulement par rapport au ciel au-dessus de nous, mais aussi à cette partie céleste et céleste en nous ; cette masse de chair qui me circonscrit ne limite pas mon esprit ; cette surface qui dit au Ciel qu'elle a une fin ne peut me persuader que j'en ai : je prends mon cercle au-dessus de trois cent soixante ; bien que le nombre de l'Arc mesure mon corps, il ne comprend pas mon esprit ; tandis que j'étudie pour découvrir en quoi je suis un microcosme, ou un petit monde, je me trouve quelque chose de plus que le grand. Il y a sûrement un morceau de Divinité en nous, quelque chose qui existait avant les éléments et qui ne doit aucun hommage au Soleil.--Sir Thos. Browne, MD

GALVANI, FONDATEUR DE L'ÉLECTRICITÉ ANIMALE.

On pense souvent, et on le dit trop souvent, que l'élan qui a donné l'essor de notre science moderne au cours de la seconde moitié du XVIIIe siècle était dû à l'esprit de la Révolution française, qui s'est fait sentir bien avant la déclaration effective des droits. de l'homme, par les Encyclopédistes français. On a l'habitude de conclure que l'esprit de liberté qui régnait a tellement infecté l'esprit de la génération montante qu'elle s'est débarrassée des chaînes des vieux modes de pensée traditionnels, a refusé d'accepter des vérités supposées sur la base de la tradition ou sur la base de la tradition. l'autorité comme auparavant, testa ses connaissances par elle-même et, par conséquent, fit de véritables progrès dans les sciences. Il y a sans doute quelque chose là-dedans, et pourtant une enquête minutieuse sur la vie des hommes à qui l'on doit surtout les débuts des sciences biologiques, montrera que non seulement ils étaient des hommes avec le plus profond respect pour l'autorité, le plus grand respect pour les anciennes modes de pensée, mais ils étaient aussi des représentants typiques de l'influence croissante de méthodes d'éducation qui sont parfois malheureusement considérées comme étant extrêmement restrictives.

Nous avons déjà étudié la vie de Morgagni, le grand père de la pathologie moderne, pour constater que c'est lui qui, dans sa génération, a le moins été affecté par aucune des tendances libérales censées avoir conduit à la liberté de l'esprit humain. et l'élargissement réussi qui en résulte de la science humaine. Nous verrons qu'il y en a eu beaucoup d'autres qui ont fait leur œuvre à la fin du XVIIIe siècle dont on peut dire la même chose, et on n'en trouve pas d'exemples plus frappants que la vie de deux grands Italiens, Volta et Galvani, à qui le monde moderne a rendu hommage en les reconnaissant comme fondateurs de l'électricité en prenant leurs noms pour exprimer d'importantes distinctions fondamentales dans la science.

Mais ce n'est pas seulement en Italie que cette adhésion des grands esprits scientifiques aux vieux enseignements orthodoxes du christianisme constitue une caractéristique notable de l'histoire des sciences du XVIIIe siècle . Partout, la même chose était vraie. Cavendish, Sir Humphrey Davy et Faraday, les grands savants anglais, à qui l'on doit tant de progrès en électricité et en physique, ressemblaient à cet égard à leurs collègues italiens. Oersted le Danois appartient à la même catégorie. En France, des noms aussi illustres que Lamarck, le grand fondateur de la biologie moderne et le premier à aborder la théorie de l'évolution ; Haüy, le père de la cristallographie ; Laplace et bien d'autres pourraient être mentionnés. La vie des hommes qui travaillaient à l'époque en médecine, telle qu'elle est décrite dans le présent volume, montrera que la même chose est également vraie dans leur cas.

Un coup d'œil sur la vie d'Aloysius Galvani illustrera à quel point l'esprit de la révolution a peu à voir avec l'essor de l'électricité et les premiers débats sur ses relations avec la vie. Il est né à Bologne le 9 septembre 1737. Un certain nombre de ses parents immédiats s'étaient distingués comme ecclésiastiques. Les premières années de la vie de Galvani furent passées en association avec des religieux et, dans sa jeunesse, il souhaitait devenir membre d'un ordre religieux dont la fonction spéciale était d'assister les mourants à leur dernière heure. Son père, cependant, était opposé à son entrée dans la religion, et Galvani se consacra donc à la médecine à l'Université de Bologne et devint enfin professeur d'anatomie dans son Alma Mater. Le professeur Galeazzi, qui était à l'époque l'un des professeurs d'anatomie les plus distingués d'Italie, était très attiré par le jeune Galvani et devint son ami et son patron pendant ses années d'étudiant. Galvani est devenu membre de la maison de Galeazzi et, finalement, tombé amoureux d'une de ses filles, a obtenu le consentement de son père pour leur mariage précoce. Le bonheur de vie qu'il s'est ainsi préparé est devenu l'un des exemples souvent cités de félicité domestique à Bologne, où s'est déroulée la vie de Galvani.

Médicis, dans son panégyrique de Galvani, que nous aurons l'occasion de citer plus d'une fois, raconte une très jolie histoire de courtisation et de mariage du médecin avec Lucia Galeazzi, que nous préférons répéter dans la simplicité naïve avec laquelle elle est racontée par le panégyriste italien.

Galvani pensait sérieusement au mariage depuis un certain temps et avait, semble-t-il (aussi étrange que cela puisse paraître chez un jeune scientifique émergent de nos jours), même prié pour obtenir un conseil en la matière. L'un de ses saints préférés était saint François de Sales, archevêque de Genève, le saint gentleman comme on l'appelle, pour le charmant caractère personnel duquel Galvani avait une très fervente admiration. Un jour, alors qu'il priait dans une des églises de Bologne devant une statue de saint François de Sales, il leva les yeux, après quelques instants d'abstraction, pour trouver le visage d'une jeune femme entre lui et l'autel. Le visage s'est avéré être celui de Lucia. Galvani y vit un signe céleste d'approbation de certains de ses désirs et demanda la main de la belle Lucie. Quiconque a vu les offrandes au sanctuaire de Saint Antoine de Padoue, non loin de Bologne, et a compris que le bon patron des choses perdues semble aussi être un sujet de recours particulier en cas de cœurs perdus chez les Italiens du Nord même aujourd'hui, ils se rendront compte que l'histoire telle qu'elle est racontée est probablement la simple vérité, sans aucune teinte de romantisme.

Galvani a commencé un travail original de haut niveau très tôt dans sa carrière médicale. Son mémoire de fin d'études sur les os, traitant spécialement de leur formation et de leur développement, a attiré beaucoup d'attention et est particulièrement remarquable par l'étendue de ses vues, car il aborde les diverses questions relatives aux os du point de vue de la physique et de la chimie ainsi que ainsi que la médecine et la chirurgie. Il suffisait d'obtenir pour son auteur le poste de maître de conférences en anatomie à l'Université de Bologne, en plus du poste de directeur de l'enseignement de l'anatomie à l'Institut des Sciences, une institution subsidiaire. Dès le début, son cours fut populaire. Galvani était un orateur facile et intéressant, et il fut l'un des premiers à introduire des démonstrations expérimentales dans ses cours.

À cette époque, la science de l'anatomie comparée commençait tout juste à attirer une large attention. John Hunter faisait à Londres un grand travail dans ce sens qui l'a placé au premier rang des contributeurs à la biologie et des collectionneurs de faits importants dans toutes les sciences alliées à l'anatomie et à la physiologie. Galvani entreprit ce travail avec enthousiasme et commença notamment l'étude des oiseaux. Ces animaux, les plus éloignés de l'homme parmi les êtres à sang chaud, présentent par le fait même de nombreux contrastes et analogies intéressants, qui fournissent d'importantes suggestions pour l'explication de problèmes difficiles de l'anatomie et de la physiologie humaines.

Ses travaux expérimentaux en anatomie comparée, aussi étranges que cela puisse paraître et apparemment inattendus, l'ont conduit dans le domaine de l'électricité à travers l'observation de certains phénomènes d'électricité animale et de l'effet du courant électrique sur les animaux.

Comme tant d'autres grandes découvertes scientifiques, ses premières et plus importantes observations de phénomènes électriques furent le résultat d'un accident. Bien entendu, il est facile de parler d'accidents dans ces cas-là. La chute de la pomme pour Newton, l'observation par Laennec des petits garçons tapant sur une bûche dans la cour du Louvre, d'où il tira l'idée de l'invention du stéthoscope, n'étaient apparemment que de simples accidents. Mais sans le génie scientifique inventif prêt à en tirer parti, ces accidents n'auraient pas été élevés au rang des incidents importants de l'histoire. Ils n'auraient rien signifié. Les phénomènes s'étaient probablement produits sous les yeux des hommes des centaines de fois auparavant, mais aucun grand esprit n'était prêt à recevoir les germes de pensée qu'ils suggéraient et à poursuivre les conclusions si manifestement indiquées. L'observation par Galvani des contractions musculaires de la grenouille sous l'influence de l'électricité peut être considérée comme l'un des heureux accidents du développement scientifique, mais c'est le génie de Galvani qui a rendu cet accident heureux.

Il y a deux histoires racontées quant à la méthode de la première observation en cette matière. Tous deux font de sa femme un facteur important dans la découverte. Selon la forme la plus populaire de l'histoire, Galvani préparait des cuisses de grenouilles comme friandise spéciale pour sa femme, qui était malade et qui aimait beaucoup cette friandise. Il tenait tellement à elle qu'il le faisait lui-même dans l'espoir qu'elle serait ainsi plus facilement tentée de les manger. Pendant qu'il s'occupait ainsi, il exposa le gros nerf des pattes postérieures des animaux et fendit en même temps la peau recouvrant les muscles. Ce faisant, il toucha simultanément la préparation nerveuse et musculaire, comme on l'appelle désormais, avec le scalpel et une petite pince, ce qui provoqua des contractions . C'est en cherchant la cause de ces secousses que l'idée de l'électricité animale lui vint.

L'autre forme du récit de sa découverte originelle n'est pas moins intéressante et est peut-être un peu plus authentique. Un soir, il était occupé dans son laboratoire à faire quelques expériences en présence de quelques amis et de sa femme. Par hasard, des grenouilles, dont les pattes postérieures avaient été dépouillées de leur peau, étaient placées sur la table, non loin d'un appareil produisant de l'électricité par friction. Ils n'étaient cependant à aucun moment en contact avec cet appareil, bien qu'ils ne soient pas très éloignés du conducteur. Pendant que l'appareil était utilisé pour produire une série d'étincelles, un laborantin, sans penser aux résultats possibles, toucha avec la pointe d'un scalpel les nerfs sciatiques d'un des animaux. Dès qu'il fit cela, tous les muscles de ce membre se mirent en mouvement convulsif. C'est l'épouse de Galvani qui a remarqué ce qui s'était passé et qui a demandé à l'assistant d'utiliser à nouveau le scalpel avec le même résultat.

Elle était elle-même une femme dotée d'une intelligence très développée, et son association avec son père et son mari lui permettait de bien connaître l'anatomie et la physiologie de l'époque. Elle réalisa que ce qui s'était passé était tout à fait hors du commun. En conséquence, elle attira l'attention de son mari sur ces phénomènes et aurait même suggéré leur lien possible avec la présence et l'action de l'appareil électrique. Mari et femme convinrent alors ensemble, au moyen d'une série d'observations, que lorsque l'appareil n'était pas utilisé, le phénomène des mouvements concluants des pattes de grenouille ne se produisait pas, malgré l'irritation causée par le scalpel. Cependant, chaque fois que l'appareil électrique fonctionnait, le phénomène en question se produisait toujours. Quelle que soit la forme de l'histoire, il est clair que Madame Galvani a joué un rôle important dans la découverte, et Galvani lui-même, loin de faire peu de cas de ce qu'elle avait accompli, était toujours heureux d'attribuer sa découverte, ou du moins l'allusion suggestive selon laquelle conduit à cela, à sa femme.

Après ces premières découvertes sur l'influence de l'électricité artificielle, rien ne semblait plus intéressant que de rechercher si l'électricité atmosphérique ordinaire, manifestée par la foudre, produirait les mêmes effets sur les mouvements musculaires. Dans cette affaire, Galvani fit preuve de beaucoup de courage et de génie inventif. Il osa placer un conducteur atmosphérique sur le point le plus élevé de sa maison et à ce conducteur il attacha un fil qui descendait jusqu'à son laboratoire. Lors d'une tempête, il suspendait sur ce circuit métallique, au moyen de leurs nerfs sciatiques , des pattes de grenouilles et d'autres animaux préparés à cet effet. Aux pieds des animaux, il attachait un autre fil suffisamment long pour descendre jusqu'au fond d'un puits, complétant ainsi un courant vers le sol.

Tous les phénomènes se sont déroulés exactement comme avec de l'électricité artificielle. Chaque fois que des éclairs jaillissaient des nuages, les membres des animaux expérimentés subissaient de violentes contractions, qui se faisaient sentir avant le bruit du tonnerre et en étaient pour ainsi dire le signal. Ces contractions ont eu lieu, bien qu'il n'y ait pas de conducteurs provenant des muscles et bien que les conducteurs nerveux n'aient pas été isolés. Les contractions musculaires étaient plus grandes en proportion de l'intensité de la foudre et de la proximité de l'orage. Les phénomènes étaient manifestes, que l'animal soit en plein air ou que, pour plus de commodité, il soit enfermé dans une chambre, ou même dans un vaisseau. Les contractions musculaires pouvaient même être remarquées malgré le fait que les nerfs étaient quelque peu séparés de leur conducteur, surtout lorsque la foudre était violente. Les étincelles jailliraient par-dessus un petit espace presque comme dans le cas de l'électricité artificielle, la contraction musculaire de l' animal étant proportionnelle à l'énergie et à la proximité des étincelles.

Il va sans dire que ces expériences sur la grenouille n'ont pas été réalisées en quelques jours ou quelques semaines. Galvani devait s'acquitter de ses fonctions de professeur d'anatomie, outre les obligations qui lui étaient imposées en tant que praticien très occupé de la médecine et de la chirurgie. A cette époque , il n'était pas aussi courant qu'aujourd'hui d'utiliser des grenouilles pour des expériences, dans l'idée d'en tirer des conclusions utiles pour les sciences biologiques en général, et en particulier pour la médecine. Il y a toujours eu le sentiment sous-jacent que de telles expériences ne sont plus ou moins du vent. Galvani a trouvé non seulement une opposition à ses vues concernant l'électricité animale telles qu'énoncées après une démonstration expérimentale, mais il a également rencontré de nombreuses moqueries en raison de la prétendue perte de temps dans des occupations dont on ne pouvait s'attendre à ce qu'elles conduisent à des résultats pratiques. C'était l'habitude parmi les scientifiques de rire quelque peu avec mépris de sa patiente persistance à étudier chaque détail de l'action électrique sur la grenouille, et l'un des scientifiques soi-disant éminents de l'époque l'a même surnommé le maître de la danse des grenouilles. Cela n'a cependant pas dissuadé Galvani de poursuivre son travail, même si certaines des choses amères ont dû s'avérer assez tranchantes et auraient pu décourager un homme plus petit, moins sûr de la valeur scientifique du travail qu'il effectuait.

Il y avait même des phases de la science physique bien distinctes de la physiologie ou de l'électricité animale, qu'il sut illustrer par ses expériences. Il a attiré particulièrement l'attention, par exemple, sur le fait que la foudre n'excite pas une seule contraction musculaire comme c'est le cas avec une étincelle d'électricité artificielle, mais qu'il y a une série de contractions musculaires se succédant rapidement en diminuant l'énergie . et correspondant quelque peu aux rapports réitérés de tonnerre. C'était l'expression de Galvani pour décrire la disparition de l'influence électrique sur le muscle. Il avait ainsi manifestement atteint un aperçu de l'oscillation semblable à un pendule avec laquelle l'équilibre électrique est rétabli après sa violente perturbation immédiatement après le coup de foudre. Il notait en outre que pour la production de contractions musculaires l'apparition absolue de la foudre n'était pas indispensable. Des contractions musculaires ont été constatées chaque fois que le ciel était couvert par un orage ou lorsque des nuages chargés d'électricité passaient au-dessus du conducteur.

Ces expériences ont été faites sur des grenouilles vivantes, ainsi que sur les pattes séparées, et dans les deux cas les résultats obtenus étaient très semblables à ceux observés lors de l'emploi de quelque forme d'électricité artificielle. Dans certaines de ces observations, Galvani anticipait des idées qui ne sont devenues une vérité actuelle dans la science électrique que plusieurs années après son époque. Dans ses observations sur les effets de la foudre, il devançait dans une certaine mesure les travaux de Franklin. Ces deux grands savants avaient cependant été anticipés par un ecclésiastique autrichien ; dont les travaux n'attirent cependant que très peu d'attention, car il n'était pas en contact avec les organismes scientifiques de l'époque. La démonstration de l'identité de l'électricité artificielle terrestre ordinaire et de la foudre était pour ainsi dire dans l'air, et de nombreux chercheurs, comme c'est habituellement le cas pour toute grande découverte, s'en sont approchés de très près et méritent au moins une partie de l'attention. crédit pour cela.

Il va sans dire que bon nombre de ces expériences avec la foudre ainsi menées par Galvani n'étaient pas sans élément de grave danger personnel. Peu de temps après, un savant russe, nommé Richman, alors qu'il répétait les expériences de Franklin avec le cerf-volant, fut frappé mort par la charge reçue de son appareil. Galvani, cependant, ne s'est consacré qu'en passant aux problèmes physiques impliqués et a toujours gardé à l'esprit les aspects physiologiques du problème de l'électricité animale ; et, en conséquence, j'ai fait une série d'observations des plus intéressantes sur la raie ou la torpille, comme on l'appelle parfois, le poisson qui donne des décharges électriques. Son idée était de démontrer que les chocs ressentis lorsqu'on touche cet animal sont en réalité dus à des étincelles électriques semblables à celles que l'on peut obtenir par des moyens artificiels. Cela n'avait jamais été déterminé, et Galvani réussit à montrer la présence d'étincelles exactement comme si l'animal était l'un des appareils par lesquels se développent les étincelles de l'électricité par friction. À cette époque, cela semblait assez surprenant. Galvani s'efforça également de démontrer que l'électricité dans la torpille électrique différait seulement en degré, mais non en qualité, de certaines manifestations électriques qu'il avait constatées dans le corps d'autres animaux, notamment la grenouille. Son idée a toujours été de montrer l'existence d'une électricité animale naturelle, au moyen de laquelle s'accomplissait une partie du mécanisme complexe de la vie. Il semble avoir eu une certaine idée de la théorie qui a été assez souvent suggérée depuis, et qui n'est pas encore entièrement réfutée, selon laquelle il existe une relation très étroite entre l'influx nerveux et le courant électrique. En cela, bien sûr, il était très en avance sur son temps et absolument incapable de faire une démonstration absolue, faute d'appareil approprié.

La qualité la plus intéressante de la carrière scientifique de Galvani est le caractère profondément expérimental de toutes ses recherches sur les phénomènes naturels. Peu d'hommes ont su aussi bien varier leurs expériences pour faire ressortir de nouveaux détails de la connaissance scientifique. Son talent expérimental était du plus haut niveau, et c'est à cela que nous devons le développement entre ses mains de la science naissante de l'électricité jusqu'au point où il devint facile de poursuivre son évolution naturelle. Les travaux de Galvani ont fourni l'impulsion nécessaire à la Volta, et c'est alors que les véritables bases de l'électricité moderne ont été posées.

Cependant, Galvani l'homme est presque plus intéressant que Galvani le scientifique. Comme le disait de lui un de ses biographes, il joignait au génie intellectuel le plus éminent un ensemble de qualités de cœur très précieuses. Totalement altruiste dans ses relations avec les autres, il était connu pour être extrêmement sympathique et avait de nombreux amis. Ses amis aussi étaient liés à lui par bien plus que de simples cerceaux d'acier, de sorte que lorsqu'ils mouraient, ils le laissaient inconsolable . S'il était très difficile de le faire participer à des réceptions sociales réunissant de nombreuses personnes, il n'était en aucun cas un reclus et aimait être en compagnie de quelques amis. Il semblait se soucier peu de la renommée que lui donnaient ses découvertes et refusait, autant que possible, de faire l'objet de félicitations et de témoignages publics.

Ses relations avec ses patients - car pendant toute sa longue carrière il continua à pratiquer , notamment la chirurgie et l'obstétrique - étaient des plus amicales. Bien que sa distinction en tant que professeur à l'université lui ait donné de nombreuses occasions de pratiquer parmi les riches, il était toujours prêt et disposé à aider les pauvres et, en fait, semblait se sentir plus à l'aise parmi les patients pauvres que dans la société des riches. et noble. Même vers la fin de sa vie, lorsque la perte de nombreux amis, et en particulier de sa femme, l'obligea à se replier beaucoup plus sur lui-même qu'auparavant, il continua à exercer ses compétences professionnelles au profit des pauvres, même s'il refusa souvent de prendre des affaires qui auraient pu s'avérer pour lui des sources de gains considérables. Au début de sa vie, alors qu'il était très occupé entre son travail professionnel et sa pratique, il a fait remarquer plus d'une fois, en refusant de prendre en charge les cas de patients riches, qu'ils avaient l'argent pour obtenir d'autres médecins, alors que les pauvres n'en avaient pas. , et il préférerait leur réserver du temps pour ses services.

Vers la fin de sa vie, Galvani ne fut pas peu perturbé par le cours des événements autour de lui et par le bouleversement de la foi dans les vieilles croyances, conséquence de la Révolution française et du mouvement philosophique qui l'avait précédée. Voyant aussi autour de lui les abus auxquels conduisaient cette prétendue liberté et cette affirmation des droits de l'homme, Galvani avait l'habitude d'exprimer : « Un peu de philosophie éloignait les hommes de Dieu, mais une grande partie les éloignait de Dieu. revenons à Lui." Il considérait cela particulièrement vrai à l'égard des hommes plus jeunes, dont le manque de sagesse dans les phases difficiles de la vie leur faisait croire que leur philosophie des choses était complète, jusqu'à ce que de tristes expériences leur aient appris la nécessité d'élever l'esprit des hommes au-dessus de toute simple religion de l'humanité. , toute simple résignation stoïque à l'inévitable, si l'on voulait faire ressortir ce qu'il y avait de meilleur en eux.

Une phase très intéressante de la vie universitaire italienne de cette époque est révélée par deux incidents importants de la carrière universitaire de Galvani. L'un de ses professeurs, pour qui il semble avoir eu beaucoup de respect et dont il accordait beaucoup d'attention aux cours, était Laura Caterina Maria Bassi, éminente professeure de philosophie à l'Université de Bologne. , vers le milieu du XVIIIe siècle. C'est sans doute à son enseignement que Galvani doit une partie de son profond conservatisme dans la spéculation philosophique, conservatisme qui lui sera d'un grand service plus tard, au milieu des principes ultraradicaux devenus à la mode juste avant et pendant la révolution française. Révolution. Madame Bassi semble avoir eu une influence positive sur lui non seulement pendant sa carrière étudiante , mais aussi plus tard dans sa vie, car elle était l'épouse d'un éminent médecin de Bologne, et Galvani était souvent en contact social avec elle pendant ses années d'études. lien avec l'université.

Comme on pouvait peut-être s'y attendre, étant donné que sa propre vie domestique heureuse lui montrait qu'une femme instruite pouvait être le centre d'une influence intellectuelle, Galvani ne semble avoir eu aucun esprit d'opposition, même à l'égard de l'éducation la plus élevée pour les femmes. Ceci est très bien illustré par la première conférence formelle de son cours d'anatomie à l'université, qui avait pour sujet les modèles pour l'enseignement de l'anatomie qui avaient été réalisés par Madame Manzolini . Au début du

XVIIIe siècle , Madame Manzolini était professeur d'anatomie à l'Université de Bologne et, pour rendre l'enseignement de ce sujet difficile plus facile et plus précis, elle modelait avec beaucoup de soin et une attention délicate à chaque détail. qu'ils imitaient de très près de véritables dissections du corps humain, un ensemble de figures de cire qui remplaçaient le corps humain à des fins de démonstration au moins au début du cours d'anatomie.

Galvani, en acceptant le travail de professeur d'anatomie, a apprécié à quel point un tel ensemble de modèles aiderait à rendre l'introduction à l'étude anatomique facile, sans pour autant nuire à son exactitude, et, en conséquence, a présenté à ses étudiants L'ensemble de modèles de Madame Manzolini dans sa toute première conférence. À l'époque, certains spécialistes de l'enseignement de l'anatomie considéraient l'utilisation de ces modèles comme une démarche plutôt efféminée. L'absence de préjugés de Galvani en la matière montre la disposition de l'homme à accepter le meilleur partout où il le trouve, sans égard aux personnes ou aux sentiments.

Il était l'un des professeurs les plus populaires que l'Université de Bologne ait jamais eu. Il n'était pas un orateur au sens ordinaire du terme, mais il était un enseignant né. La source de l'enthousiasme qu'il suscitait chez ses auditeurs était sans aucun doute son propre amour pour l'enseignement et le pouvoir que cela lui donnait d'exprimer des problèmes même complexes dans un langage simple et direct. Plus que n'importe lequel de ses prédécesseurs, il comprenait que les expériences et les démonstrations devaient constituer la véritable base de l'enseignement des sciences. En conséquence, très peu de ses conférences ont été données sans l'aide de ces matériaux pour attirer l'attention. En outre, il était connu pour être quelqu'un qui aimait répondre aux questions et était parfaitement franc sur les limites de ses connaissances chaque fois qu'il n'y avait pas de véritable réponse à donner à une question qui avait été proposée. Bien qu'il soit un découvreur original de premier ordre, il était extrêmement modeste, notamment lorsqu'il parlait des détails de ses découvertes ou des sujets qui s'y rapportaient.

La preuve la plus frappante de la conscience profonde avec laquelle il affronta les devoirs de la vie se trouve dans sa conduite après l'établissement de la République dite cis-alpine en Italie. Il s'agissait d'un gouvernement établi simplement par la force des armes, sans le consentement du peuple et une simple usurpation des droits du gouvernement précédent. Il se considérait comme tenu par ses devoirs envers l'autorité sous laquelle il avait vécu toute sa vie antérieure et à laquelle il avait juré fidélité. Lorsque l'Université de Bologne fut réorganisée sous le nouveau gouvernement, la première exigence de tous ceux qui devenaient professeurs était de prêter serment d'allégeance au nouveau gouvernement. C'est ce qu'il a refusé de faire. Ses motivations peuvent être facilement comprises, et bien que pratiquement tous les autres professeurs de l'université aient prêté serment, il ne considérait pas que cela le libérait de ses obligations de conscience en la matière.

En conséquence, il fut radié du tableau des professeurs et privé du salaire jamais très élevé qu'il avait obtenu de cette chaire. De cette somme il dépendait pratiquement pour son existence et il commença bientôt à souffrir du besoin. Bien qu'il ait été un praticien prospère de la médecine, en particulier de la chirurgie, il a toujours été très libéral et a dépensé de grosses sommes d'argent en démonstrations pour ses conférences et ses expérimentations personnelles ainsi qu'en matériel pour les musées de l'université. Il commença à souffrir d'un réel besoin et des amis durent lui venir en aide. Il refusa cependant de renoncer à ses scrupules en la matière et d'accepter le poste de professeur qui lui était encore ouvert. Finalement, au bout de deux ans, l'influence fut exercée sur le nouveau gouvernement et Galvani fut autorisé à accepter sa chaire à l'université sans prêter le serment d'allégeance. Cet hommage arriva trop tard, cependant, et peu de temps après sa réintégration dans son poste de professeur, il mourut.

Que son action dans cette affaire ait été très justement appréciée par ses contemporains et que l'influence morale de son exemple n'a pas été perdue, on peut se rendre compte des expressions utilisées par Alibert, secrétaire général de la Société médicale d'émulation, dans l'histoire. discours sur Galvani qu'il prononça devant cette société en 1801 :

"Galvani a constamment refusé de prêter le serment civil exigé par les décrets de la République cis-alpine. Qui lui reprochera d'avoir suivi la voix de sa conscience, cette voix sacrée et intérieure, qui seule prescrit les devoirs de l'homme et qui a précédé toutes les lois humaines ? Qui ne pourrait le féliciter d'avoir sacrifié avec une résignation si exemplaire tous les émoluments de sa chaire plutôt que de violer les engagements solennels pris sous la sanction religieuse ?

Dans le même panégyrique, il y a un passage très curieusement intéressant concernant l'habitude de Galvani de clôturer fréquemment ses conférences en attirant l'attention sur la complexité mais aussi sur le but des choses naturelles et sur la conclusion inévitable qu'elles doivent avoir été créées dans un but précis par un Suprême. Être doté d'intelligence. A l'époque où Alibert rédigeait ses mémoires, la mode était de considérer, du moins en France, que le christianisme appartenait au passé et que si le théisme pouvait subsister, c'était tout ce qu'on pouvait espérer pour survivre à l'effondrement du système religieux. l'émancipation de l'homme.

Il dit : « Nous avons déjà vu quel était le zèle de Galvani et son amour pour la religion qu'il professait. Nous pouvons ajouter que dans sa démonstration publique il ne terminait jamais ses cours sans exhorter ses élèves à un renouveau de leur foi en les ramenant toujours en arrière. à l'idée de la

Providence éternelle qui développe, préserve et fait circuler la vie entre tant de choses différentes. J'écris maintenant, poursuit-il, à l'âge de la raison, de la tolérance et de la lumière. Dois-je donc défendre Galvani aux yeux de la postérité pour un des plus beaux sentiments qui puissent naître de la nature de l'homme ? Non, et ils sont peu initiés au plus sain mécanisme de la philosophie qui a refusé de reconnaître les vérités établies sur des preuves si fortes et si authentiques. ***Brève haustus en philosophie annonce athéisme ducunt , longiores autem reducunt ad deum*** , de petites ébauches de philosophie conduisent à l'athéisme, mais des ébauches plus longues ramènent à Dieu »--(ce qui pourrait peut-être être mieux traduit par les lignes bien connues de Pope, « Un peu d'apprentissage (en philosophie) est une chose dangereuse ; buvez beaucoup ou ne touchez pas à la source piérienne ").

Galvani a été honoré par ses concitoyens de Bologne comme l'un de leurs plus grands citadins et par l'université comme l'un de ses fils les plus dignes. En 1804, une médaille fut frappée en son honneur, au revers de laquelle, entourant une figure du génie des sciences, étaient inscrites deux légendes : ***Mors mihi vita »*** , « La mort c'est la vie ou moi » et ***« Spiritus intus alit »***. "L'esprit travaille à l'intérieur", expressions préférées du grand scientifique de son vivant et symboles vivants de l'esprit qui l'animait. En 1814, un monument lui fut érigé dans la cour de l'Université de Bologne. Il est surmonté de son buste, réalisé par le sculpteur bolognais le plus éminent de l'époque, De Maria. Sur le piédestal se trouvent deux figures en bas-relief exécutées par le même sculpteur, qui représentent la religion et la philosophie, génies inspirateurs de la vie de Galvani.

Avant de mourir, il a demandé, comme Dante, dont l'œuvre était sa lecture préférée, à être enterré dans l'humble habit d'un membre du Tiers-Ordre de Saint-François. On dit qu'il appréciait davantage sa camaraderie avec les fils du « pauvre petit homme d'Assise » que les nombreuses bourses honorifiques de toutes sortes qui lui avaient été conférées par les sociétés scientifiques de toute l'Europe.

LAENNEC, MARTYR DE LA SCIENCE

La connaissance qu'un homme peut utiliser est la seule connaissance réelle, la seule connaissance qui porte en elle la vie et la croissance et qui se convertit en puissance pratique. Le reste pend comme de la poussière sur le cerveau ou sèche comme des gouttes de pluie sur les pierres. --Froude.

LAENNEC, MARTYR DE LA SCIENCE.

Le 13 août 1826, mourait à Quimper en Bretagne, à l'âge de quarante-cinq ans, l'un des plus grands médecins de tous les temps. Son nom, René Théodore Laennec, était destiné à être associé à jamais à l'un des progrès les plus fructueux jamais réalisés en médecine et qui a pratiquement inauguré l'ère moderne du diagnostic scientifique. A l'heure actuelle, la phase la plus intéressante du développement médical concerne la détection précoce et la prévention de la tuberculose. C'est à Laennec plus qu'à tout autre que l'on doit toutes les données qui permettent au médecin du XXe siècle de poser avec assurance le diagnostic de la tuberculose, de la traiter avec plus de confiance qu'auparavant et d'empêcher ainsi autant que possible sa propagation. .

L'histoire de la phtisie pulmonaire dans sa phase la plus moderne est centrée autour des noms de trois hommes, Laennec, Villemin et Koch. A Laennec appartiendra à jamais l'honneur d'avoir fixé définitivement le tableau clinique de la maladie, et de l'avoir séparé, par l'auscultation et ses études pathologiques, de toutes les affections semblables du poumon. Villemin montra qu'il s'agissait d'une maladie infectieuse, d'un caractère absolument spécifique, et susceptible de se transmettre par inoculation de l'homme à l'animal. C'est à Koch que le monde doit connaître la cause exacte de la maladie et, par conséquent, la méthode pratique permettant d'empêcher sa propagation. L'isolement du bacille de la tuberculose est le grand triomphe de la fin du XIXe siècle, comme la séparation de la maladie de toutes les autres par Laennec fut le triomphe du début de ce siècle. Il reste encore de la place pour un quatrième nom dans la liste, celui de celui qui découvrira un remède spécifique à la maladie. Il faut espérer que sa venue ne tardera pas longtemps.

L'estime dans laquelle Laennec était tenu par les plus éminents de ses contemporains peut être très bien appréciée à partir des opinions exprimées à son sujet et sur son travail par les observateurs cliniques irlandais et anglais les plus connus de l'époque. Le Dr William Stokes, qui fut lui-même, comme nous le verrons, l'un des plus importants contributeurs à notre connaissance clinique des maladies du cœur et des poumons au XIXe siècle, disait à propos du grand clinicien français qu'il considérait comme son maître :

" Le temps a montré que l'introduction de l'auscultation et de ses signes physiques subsidiaires a été l'un des plus grands bienfaits jamais conférés par le génie de l'homme au monde. " Une nouvelle ère en médecine a été marquée par une nouvelle science, dépendant de l'immuabilité lois des phénomènes physiques et, comme les découvertes fondées sur une telle base, simples dans leur application et faciles à comprendre – un don de la science à un fils privilégié ; celui par lequel l'oreille est transformée en œil, les recoins cachés de la maladie viscérale ouverts à la vue ; un nouveau guide pour le traitement et une nouvelle aide pour la détection, la prévention et la guérison des maladies les plus largement répandues qui affectent l'humanité.

Le Dr Addison, qui est surtout connu pour la maladie qui, depuis sa description originale, porte son nom, n'était pas moins enthousiaste en faisant l'éloge du travail de Laennec. Il a dit:

"Si je devais affirmer que Laennec a contribué plus au progrès de l'art médical que tout autre individu, soit des temps anciens, soit des temps modernes, j'avancerais probablement une proposition qui, aux yeux de beaucoup, n'est ni extravagante ni injuste. . Son œuvre, *De l'Auscultation Mediate* , restera à jamais un monument de génie, d'industrie, de modestie et de vérité. C'est un ouvrage à parcourir dont chaque page suivante ne fait qu'augmenter notre admiration pour l'homme, captiver notre attention et inspirer notre confiance. Nous sommes insensiblement conduits au chevet de ses malades ; on est surpris par l'originalité de son système ; nous pouvons difficilement nous persuader qu'un moyen aussi simple puisse accomplir tant de choses, vaincre et remettre de l'ordre dans la confusion chaotique de la pathologie thoracique ; et n'hésitez pas en fin de compte à reconnaître notre émerveillement sans réserve devant la confirmation triomphale de tout ce qu'il prétendait accomplir.

Ces hommages rendus à Laennec par des hommes qui furent ses contemporains d'outre-Manche ont cependant été plus qu'égalés par d'éminents médecins des deux côtés de l'Atlantique à la fin du XIXe et au début du XXe siècle. Même si nous pouvons hésiter à accepter les opinions de ceux qui avaient été si proches de lui au début de la nouvelle ère du diagnostic physique, il ne fait aucun doute aujourd'hui, après trois quarts de siècle, de l'influence de Laennec l'était réellement, et les hommages du XXe siècle le placent parmi les rares grands génies auxquels la médecine scientifique doit ses progrès les plus importants.

Lors de la réunion annuelle de la State Medical Society of New York tenue à Albany fin janvier 1903, le président de la société, le docteur Henry L. Elsner, de Syracuse, dans son discours annuel consacra quelques paragraphes à un panégyrique de Laennec. . Il souhaite attirer l'attention sur ce qui a été accompli pour la médecine scientifique au début du siècle dernier par un simple praticien observateur. Au cours de ses références à Laennec et à son œuvre, il dit :

"Il ne faut en aucun cas considérer comme un hasard que, parmi les plus grands progrès de la médecine réalisés au cours du siècle qui vient de se terminer, l'introduction de l'anatomie pathologique et de l'auscultation dans la pratique de la médecine au chevet du patient ait été réalisée par le même esprit clair, Laennec. C'est l'un des plus grands médecins de tous les temps. »

Il a ensuite cité l'opinion d'un éminent clinicien anglais, le professeur T. Clifford Allbutt, bien connu, notamment pour sa connaissance de l'histoire de la médecine. Le professeur Allbutt est professeur Regius de physique (un terme à peu près équivalent à notre pratique de la médecine) de l'Université de Cambridge, en Angleterre, et a été invité dans ce pays il y a quelques années en tant que représentant de la médecine anglaise pour donner les conférences Lane à San Francisco. Durant son séjour dans ce pays, il a donné une conférence à l'Université Johns Hopkins sur « La médecine au XIXe siècle », dans laquelle il a déclaré : « Laennec me donne l'impression d'être l'un des plus grands médecins de l'histoire ; celui qui mérite d'être à ses côtés. aux côtés d'Hippocrate et de Galen, de Harvey et de Sydenham. Sans les progrès de la pathologie, l'œuvre de Laennec n'aurait pas pu être réalisée ; elle fut une révélation de l'anatomie des organes internes au cours de la vie du patient.

René Théodore Hyacinthe Laennec, à qui la médecine du XXe siècle reconnaît ainsi une place parmi les plus grands découvreurs médicaux du monde, est né le 17 février 1781 à Quimper en Bretagne, cette province rocheuse du nord de la France qui a été la robuste mère nourricière de tant de purs Français celtes qui ont si puissamment influencé la pensée non seulement de leur propre pays mais du monde entier. Les noms de Bretons comme Renan et Lamennais ont une réputation universelle et la province se distinguait encore plus par ses savants.

On a publié il y a quelques années en France [Note 2] une histoire détaillée des médecins bretons. Cet ouvrage retrace la vie des médecins d'origine bretonne du XVIe au XXe siècle. Seuls ceux du XIXe siècle nous concernent, mais la liste, même pour ce seul siècle, comprend des noms aussi distingués que Broussais , dont les idées en physiologie ont dominé la médecine pendant presque toute la première moitié du XIXe siècle ; Jobert, le célèbre chirurgien français dont la réputation était mondiale ; Alphonse Guérin, un autre chirurgien distingué, dont les travaux dans la protection des plaies anticipaient à certains égards ceux de Lister ; Chassaignac , au génie inventif duquel la chirurgie doit de nouveaux moyens de prévenir les hémorragies et les infections purulentes, et qui a introduit le grand principe du drainage chirurgical ; enfin Maisonneuve, presque contemporaine, dont le nom est familier aux chirurgiens de la génération actuelle ; sans évoquer pour l'instant le sujet de ce sketch, Laennec, le plus grand de tous. Six hommes plus grands ne sont jamais venus d'une même province dans le même espace de temps limité.

[Note 2 : Les Médecins Bretons par le Dr Jules Roger. Paris, JB Baillière , 1900.]

La Bretagne, « le pays du granit couvert de chênes » comme aiment à l'appeler les Bretons, pourrait bien être fière de ses illustres fils au siècle dernier. Pris dans leur ensemble, ils constituent un exemple frappant de tout ce que le monde doit aux enfants de la campagne qui, nés loin du tumulte pressé de la vie urbaine, ne voient pas leur énergie sapée avant que le moment soit venu de les afficher. Ces médecins bretons, illustres découvreurs et travailleurs toujours fidèles, sont en même temps un généreux hommage au rayonnement de la sincérité simple et honnête de parents bien intentionnés dont la foi religieuse fut la source de vies humbles et modèles qui formèrent un saisissant exemple pour leurs descendants. Les fondations de nombreuses grandes réputations ont été posées dans les simples maisons de village, loin du tumulte et de l'excitation de la vie trépidante des grandes villes. Les Bretons ne sont qu'un exemple supplémentaire du fait que pour réussir véritablement dans la vie, la préparation la plus précieuse est le séjour à la campagne pendant l'enfance et l'adolescence. Les campagnes de Normandie, province voisine de la Bretagne, ont fourni plus que leur part des succès parisiens du siècle et ont vu les campagnards normands devenir les leaders de la pensée de la capitale.

Le père de Laennec était un homme cultivé et intelligent qui, bien qu'avocat, se consacrait davantage à la littérature qu'à ses recueils de cas. Sa poésie rappellerait celle de l'un de ses compatriotes les plus connus , Deforges - Maillard. Laennec n'avait que six ans lorsque sa mère mourut. Son père semble s'être senti trop préoccupé par son propre travail pour assumer l'éducation de son fils, et ainsi le garçon Laennec fut placé sous la tutelle de son grand-oncle, l'abbé Laennec, et vécut avec lui pendant quelques années à la maison paroissiale d' Elliant .

Un écrit relatif de Laennec après sa mort dit que le garçon eut la chance d'être ainsi lancé avec bonheur sur son chemin de vie par une main à la fois ferme et sûre. La formation qui lui était donnée à cette époque était de nature à l'initier de la meilleure façon possible aux habitudes d'application qui lui permettaient de faire de grandes découvertes dans l'au-delà. Le garçon était d'ailleurs délicat, et la maison du bon vieux recteur-oncle était pour lui un endroit excellent, à cause de ses pièces grandes et aérées et de l'état parfaitement hygiénique dans lequel elle était entretenue. L'hygiène domestique n'était pas aussi courante à cette époque qu'à notre époque et la mortalité infantile était plus élevée, mais le garçon délicat s'épanouissait dans des conditions favorables.

De plus, la maison paroissiale était située au milieu d'un beau pays. La vie parfaitement régulière et assez sérieuse du lieu était singulièrement bien adaptée pour développer progressivement et avec la progression voulue les précieuses facultés d'un esprit jeune, actif et d'une intelligence observatrice. Cette évolution s'est d'ailleurs accomplie sans aucune excitation ni inquiétude et sans aucun des violents contrastes ni des désillusions précoces de la vie citadine.

Le garçon passa quatre ou cinq ans chez son grand-oncle le curé puis alla terminer ses études chez un frère de son père, le docteur Laennec, médecin qui a laissé un nom bien mérité. A cette époque, le Dr Laennec était membre de la Faculté de médecine de l'Université de Nantes. Le garçon en pleine croissance semble avoir réussi merveilleusement bien ses études et de nombreux prix remportés à l'école montrent à quel point il s'intéressait à son travail. Pendant ce temps , il apprit l'anglais et l'allemand et devint vraiment prêt à commencer l'étude des sciences supérieures. En plus de ses études universitaires, Laennec accorda une certaine attention à son oncle dans son travail professionnel et, par une observation attentive, jeta les bases de ses études de médecine. Son caractère d'observateur plutôt que d'étudiant en livres s'est manifesté très tôt. Il se consacre à l'investigation clinique des cas à l'hôpital militaire et s'intéresse particulièrement à l'étude de l'anatomie.

En 1800, à l'âge de dix-neuf ans, il se rend à Paris. C'était typique de l'homme et de sa rigueur tout au long de sa vie que la première impulsion lorsqu'il se trouvait libre de travailler pour lui-même était d'essayer de compenser ce qu'il considérait comme des défauts dans ses études élémentaires. Il ne faut pas oublier que les dix années de la vie de Laennec, de sa dixième à sa vingtième année, se situent dans la période orageuse de la Révolution française, et que la régularité scolaire est très perturbée. Son premier soin fut alors de reprendre l'étude du latin. Il a appris à lire et à écrire la langue avec élégance et pureté . Plus tard, il donna occasionnellement ses cours cliniques, surtout en présence d'étrangers, en latin. Nous aurons l'occasion de voir avant la fin de cet article, avec quelle grâce facile il apprit à s'en servir à partir de quelques passages de la préface de son livre écrit dans cette langue.

Il ne laissa cependant pas ses études accessoires interférer avec son application à son travail professionnel. Il était un de ces rares hommes qui savaient reposer leur esprit en le tournant d'une occupation à une autre. A peine plus d'un an à Paris, Laennec obtient les deux premiers prix de médecine et de chirurgie au département de médecine de l'Université de Paris. En 1804, il rédige deux thèses de médecine, l'une en latin, l'autre en français. Le sujet des deux était Hippocrate, le grand père grec de la médecine, que Laennec admirait beaucoup et dont la méthode d'observation clinique devait prouver le succès de la carrière médicale de Laennec.

A cette époque, l'École de médecine de Paris avait deux grands professeurs rivaux. L'un d'eux était Corvisart , qui s'efforçait de maintenir les traditions d'Hippocrate et enseignait notamment la nécessité d'une observation attentive des maladies. L'autre était Pinel, célèbre de nos jours surtout pour avoir frappé les aliénés dans les asiles de Paris, mais qui était connu de ses contemporains comme un grand représentant de ce qu'on peut appeler la « médecine philosophique ». Corvisart enseignait principalement la médecine pratique au chevet ; Pinel développe principalement la théorie de la médecine par l'analyse des pathologies et de leur origine probable.

Inutile de dire que les sympathies de Laennec allaient toutes à Corvisart . Il devint l'élève préféré de ce grand maître, qui fit tant pour la médecine scientifique en introduisant la méthode des percussions, inventée près d'un demi-siècle auparavant par Auenbrugger , mais oubliée et négligée, de sorte qu'elle aurait sûrement été perdue sans le distingué La réhabilitation française de sa pratique. Corvisart était un homme d'une grande influence. Il avait attiré l'attention de Napoléon. Le grand empereur des Français avait le don de choisir des hommes dignes de la confiance qu'il voulait leur accorder. Son jugement infaillible en la matière l'a amené à choisir Corvisart comme médecin personnel à un moment où son choix rendait le plus grand service à la médecine pratique, car personne ne faisait alors de meilleur travail scientifique, et cette position quasi judiciaire a donné aux idées de Corvisart une vogue qu'elles n'auraient pas eue autrement.

de Corvisart était son encouragement sympathique au travail des autres, en particulier en ce qui concernait l'observation réelle au chevet du patient. Laennec se trouva donc immédiatement placé dans les circonstances les plus favorables pour son occupation favorite : étudier les réalités de la maladie sur le patient vivant et à l'autopsie. Pendant près de dix ans, il se consacre presque exclusivement aux soins et à l'étude des patients hospitalisés. En 1812, il fut nommé médecin à l'hôpital Beaujon de Paris. Quatre ans plus tard, il fut transféré à l'hôpital Necker, où il était destiné à mener à bien ses grandes recherches. Bientôt, à l'hôpital Necker, des étudiants du monde entier affluèrent pour assister à ses cours cliniques, afin de se tenir au courant des grandes découvertes que faisait le jeune maître. Malgré une santé assez délicate, Laennec remplit ses fonctions de médecin et de professeur avec une exactitude scrupuleuse et avec un dévouement qui devait malheureusement se révéler bientôt préjudiciable à sa santé.

Un de ses contemporains dit de lui :

"Laennec était presque un professeur idéal. Il parlait très facilement et sa leçon était toujours organisée avec une méthode logique, claire et simple. Il dédaignait absolument tous les artifices de l'oratoire. Il savait cependant donner à ses cours un charme qui leur est propre. ... C'était comme s'il avait une conversation avec ceux qui l'entendaient et ils étaient intéressés à chaque instant pendant qu'il parlait, tant ses conférences d'enseignement pratique étaient pleines.

Un autre de ses contemporains dit naïvement : « A la fin de la leçon, nous n'applaudîmes pas, parce que ce n'était pas l'usage. Rares cependant, qui l'entendirent une fois, ne se promirent pas le plaisir d'assister à d'autres de ses conférences. ".

Le travail dont dépend la renommée de Laennec et la découverte avec laquelle son nom, selon les mots de notre grand diagnosticien américain Austin Flint, l'aîné, vivra jusqu'à la fin des temps concernait la pratique de l'auscultation . Il s'agit de la méthode d'écoute des sons produits dans la poitrine lorsque l'air est inspiré et expiré en cas de santé et de maladie, ainsi que du son produit par le cœur et ses valvules en cas de santé et de maladie. Il y a près de deux siècles, en 1705, un vieil écrivain médical cité par Walshe, dans son « Traité sur les maladies du poumon et du cœur », disait d'une manière très originale mais très astucieuse : « Qui sait si l'on ne peut pas découvrir les travaux exécutés dans les divers bureaux et magasins du corps d'un homme par les sons qu'ils émettent et découvrez ainsi quel instrument ou moteur est en panne ! »

C'est exactement ce qu'a fait Laennec. Il a résolu l'énigme des sons au sein de l'atelier humain, pour poursuivre la vieille figure pittoresque, et a souligné lesquels étaient les résultats de la santé et lesquels étaient le résultat de la maladie. Non seulement cela, mais il a montré la différence entre les sons produits en cas de santé et de maladie par ces différents moteurs, les poumons et le cœur. La manière dont il fut amené à consacrer initialement son attention au sujet de l'auscultation est décrite par Laennec lui-même avec une simplicité et une franchise si charmantes qui caractérisent l'homme, sa modestie profondément chrétienne, sa sollicitude pour la moindre susceptibilité d'autrui. et de sa promptitude inventive, qu'aucun de ses biographes n'a été capable de résister à la tentation de citer ses propres mots à propos de cet incident intéressant, et c'est pourquoi nous pensons que nous devons les donner ici.

Il dit:

« En 1816, je fus consulté par une jeune personne qui souffrait des symptômes généraux d'une maladie cardiaque. Dans son cas, la percussion et l'application de la main (ce que les médecins modernes appellent palpation) ne furent d'aucune utilité en raison d'un degré d'embonpoint considérable. L'autre méthode, celle d'écouter les sons dans la poitrine par application directe de l'oreille sur la paroi thoracique, étant rendue inadmissible par l'âge et le sexe du malade, il m'est arrivé de me rappeler un fait simple et bien connu. en acoustique et j'ai pensé qu'il pourrait être utilisé à quelque utilité dans l'occasion présente. Le fait auquel je fais allusion est la grande distinction avec laquelle nous entendons le grattement d'une épingle à une extrémité d'un morceau de bois lorsque nous appliquons notre oreille à l'autre.

" Immédiatement après cette idée, j'ai roulé un cahier de papier en une sorte de cylindre et j'en ai appliqué une extrémité sur la région du cœur et l'autre sur mon oreille. Je ne fus pas peu surpris et heureux de constater que je pouvais ainsi percevoir l'action du cœur d'une manière beaucoup plus claire et distincte que je n'avais jamais pu le faire par l'application immédiate de l'oreille.

« A partir de ce moment, j'imaginai que cette circonstance pourrait fournir des moyens pour nous permettre de connaître le caractère non seulement de l'action du cœur, mais de toutes les espèces de sons produits par le mouvement de tous les viscères thoraciques, et par conséquent d'explorer les la respiration, la voix, les *râles* et peut-être même la fluctuation du liquide épanché dans la plèvre ou le péricarde. Avec cette conviction, j'ai aussitôt commencé à l'hôpital Necker une série d'observations dont j'ai pu déduire un ensemble de nouveaux signes de les maladies de la poitrine : elles sont pour la plupart certaines, simples et saillantes, et calculées peut-être pour rendre le diagnostic des maladies du poumon, du cœur et de la plèvre aussi décisif et circonstanciel que les indications fournies aux chirurgiens par le doigt. ou du son, dans les plaintes où ceux-ci sont utiles.

C'est ainsi sans prétention que Laennec annonce sa grande découverte. À la manière moderne, il n'a pas immédiatement crié « Eurêka ! et annoncer l'importance considérable de sa méthode de diagnostic. Pendant deux ans, il se consacre à l'étude patiente de l'application de sa méthode et à l'appréciation de ses possibilités et de ses limites. Puis il présente un simple mémoire à l'Académie française des sciences sur le sujet. Un comité de trois membres distingués de l'Académie, les docteurs Portal, Pelletan et Percy, ont été nommés pour enquêter sur la nouvelle découverte.

Il est plutôt intéressant de remarquer, bien qu'il soit presque inutile de le dire, que les noms de ces hommes seraient désormais absolument oubliés dans l'histoire de la médecine sans la circonstance fortuite qui en a fait les enquêteurs de Laennec. Telle est trop souvent le caractère éphémère de la réputation contemporaine. Heureusement pour le comité, ils rapportèrent favorablement les découvertes de Laennec. Il n'est pas toujours vrai que les progrès nouveaux et réellement importants en médecine soient accueillis avec l'appréciation voulue dès leur première annonce. Même Harvey a déclaré à propos de sa découverte de la circulation sanguine qu'il s'attendait à ce que personne de quelque réputation que ce soit dans sa propre génération l'accepte. Il n'est donc pas très surprenant de constater, dans l'affaire des enquêteurs de Laennec, une réserve prudente dans leur rapport, démontrant qu'ils n'étaient pas trop disposés à s'engager dans une opinion tranchée sur l'importance de la nouvelle découverte, ni dans aucune éloge irrémédiable.

L'essentiel de la découverte était censé consister dans l'utilisation du cylindre de bois que Laennec en vint à employer à la place du rouleau de papier initialement utilisé. Ce cylindre en bois, que nous connaissons désormais sous l'excellent nom inventé par Laennec lui-même, est le stéthoscope simple moderne. Cet instrument rend de grands services. Mais la partie vraiment importante de l'œuvre de Laennec n'était pas l'invention du stéthoscope, mais l'observation précise des modifications des bruits respiratoires qui pouvaient être constatées avec celui-ci dans diverses formes de maladies pulmonaires.

Laennec réussit à montrer comment chacune des diverses maladies du cœur et des poumons pouvait être reconnue les unes des autres. Avant son époque, la plupart des maladies des poumons, si elles s'accompagnaient notamment d'une tendance à la fièvre, étaient appelées fièvre pulmonaire. Il a montré la différence entre la bronchite et la pneumonie, la pneumonie et la pleurésie, et les diverses formes de tuberculose et même les affections pathologiques les plus rares du poumon, comme le cancer, ou les affections plus familières habituellement non associées à la fièvre, à l'emphysème et à certaines des maladies du poumon. formes de rétractation.

En ce qui concerne les maladies cardiaques, c'était avant la découverte de Laennec un chapitre presque scellé de la médecine pratique. On savait que les gens mouraient souvent de maladies cardiaques et, assez souvent, sans avertissement particulier. La possibilité que les maladies cardiaques puissent être séparées les unes des autres et que certaines d'entre elles puissent s'avérer relativement inoffensives, certaines susceptibles de provoquer une maladie persistante, tandis que d'autres étaient sûrement associées à la probabilité d'une interruption mortelle soudaine, était à peine imaginée. de. C'est à l'introduction de l'auscultation par Laennec que la médecine moderne doit toute sa connaissance plus précise des lésions cardiaques et de leur signification . Lui-même n'a pas résolu ici tous les mystères du son comme il l'a fait dans les poumons ; en effet, il a commis des erreurs qui le rendent plus sympathique car elles le rabaissent au niveau de notre humanité. Il a fait d'importantes découvertes en matière de maladies cardiaques, et sa méthode de diagnostic au cours de sa propre vie était, entre les mains de l'école de médecine irlandaise, de prouver la clé des problèmes de maladie qu'il n'avait pas réussi à résoudre.

Presque aussitôt, la méthode d'auscultation de Laennec attira une large attention. D'Allemagne, d'Italie, d'Angleterre, même des Etats-Unis, à l'époque où nos médecins avaient si peu de possibilités d'aller à l'étranger, étudiants en médecine et médecins allaient à Paris étudier la méthode sous la direction du maître lui-même et y apprenez de lui son admirable technique d'auscultation. Ceux qui sont venus ont constaté que l'essentiel à voir était l'observation patiente de chaque cas et l'examen admirablement complet de chaque état par Laennec. Les services au diagnostic rendus par la méthode étaient à la hauteur de l'enthousiasme qu'elle suscitait. Seule l'œuvre de Pasteur a retenu l'attention au cours du XIXe siècle. Les médecins pratiquent l'auscultation de manière tellement évidente aujourd'hui qu'il est difficile de comprendre à quel point c'était une nouveauté extrême en 1820 et à quel point elle contribuait à la confiance des praticiens dans leur diagnostic des maladies pulmonaires.

Bouilland disait avec un enthousiasme qui ne dépasse pas la vérité littérale : « Il manquait un sens à la médecine et je dirais, si j'osais, que Laennec le créateur, par une sorte de délégation divine d'un sens nouveau, a suppléé au long- Le sens qui manquait à la médecine était l'ouïe. La vue et le toucher avaient déjà été développés au service du diagnostic médical. L'ouïe était plus importante que les deux autres sens, et en la confiant à la médecine scientifique, Laennec révéla un nouveau monde de connaissances destiné à pour compléter la science émergente du diagnostic.

Henri Roger disait : « Laennec en posant son oreille sur la poitrine de son malade entendit pour la première fois dans l'histoire des maladies humaines le cri d'organes souffrants. Tout d'abord, il apprit à connaître les variations de leurs cris et les modulations expressives. des tubes porteurs d'air et des orifices du cœur qui indiquent les points où tout ne va pas bien. Il fut le premier à comprendre et à faire comprendre la signification de ce langage pathologique, jusqu'alors mal compris ou, plutôt à peine écouté. Désormais, le praticien de la médecine, doté d'un sens de plus qu'auparavant et avec son pouvoir d'investigation matériellement accru, pouvait lire par lui-même les altérations cachées dans les profondeurs de l'organisme. Son oreille s'ouvrait à l'esprit d'une manière nouveau monde dans la science médicale.

Les opinions librement exprimées d'éminents médecins allemands, anglais et américains montrent que ces éloges enthousiastes de la part de ses compatriotes français sont bien mérités par Laennec pour la méthode magnifiquement simple, mais merveilleusement féconde, qu'il a présentée au corps médical dans toute son intégralité.

Le premier emploi du stéthoscope en enroulant des feuilles de papier est en soi un signe de sa volonté d'invention. Il fabriquait ses propres stéthoscopes à la main et aimait passer son temps libre à les façonner avec soin et même richement. L'un des stéthoscopes certainement utilisés par lui et probablement fabriqués par lui-même est visible au Musée du Collège des Médecins de Philadelphie.

Après trois années d'études et de patientes investigations sur l'utilisation de l'auscultation dans le diagnostic pulmonaire et cardiaque, Laennec a écrit son livre sur le sujet. Il s'agit d'une œuvre immortelle – un véritable classique dans son traitement complet du sujet. Des milliers de livres ont été écrits sur le sujet depuis l'époque de Laennec, et pourtant aucun médecin ne pourrait faire mieux à l'heure actuelle que d'étudier les deux volumes relativement petits de Laennec pour apprendre l'art du diagnostic physique.

C'est le propre du génie de donner à l'œuvre une complétude qui lui confère une vitalité indépendante et durable. Des disciples presque innombrables suivent les traces d'un maître, et chacun pense qu'il ajoute quelque chose à la plénitude de la révélation faite par le maître. A la fin d'un siècle, la quatrième génération constate que presque rien n'a été ajouté et que seule l'œuvre du maître ressort, non seulement comme le grand fait central de la nouvelle théorie ou doctrine, mais comme l'entité vitale absolue à laquelle l'autre supposait. les découvertes ne sont que des accessoires fortuits et pas tout à fait indispensables.

Le Dr Austin Flint, l'aîné, sans doute l'un des plus grands diagnostiqueurs des maladies pulmonaires et cardiaques que nous ayons jamais eu en Amérique, a déclaré à ce sujet : « Il suffit de dire ici que, bien qu'au cours des quarante années qui se sont écoulées depuis le Après la publication des travaux de Laennec, l'application de l'exploration physique a été considérablement étendue et rendue plus complète dans nombre de ses détails, les vérités fondamentales présentées par le découvreur de l'auscultation non seulement restent comme base de la nouvelle science, mais pour une grande partie de la superstructure existante. Que l'étudiant se familiarise avec tout ce qu'on sait aujourd'hui sur ce sujet, et il lira alors les écrits de Laennec avec étonnement qu'il lui reste si peu de choses à modifier ou à ajouter.

Le dévouement sans faille de Laennec à son travail hospitalier a fini par nuire à sa santé. Il n'a jamais été robuste et les étrangers qui venaient à Paris et le voyaient pour la première fois se demandaient s'il serait capable de supporter le travail qu'il exigeait de lui-même. Ses portraits donnent une bonne impression de sa délicatesse ascétique ; ils véhiculent en outre une certaine nostalgie, le regard de quelqu'un proche de la souffrance humaine, et incapable de faire tout ce qu'il voudrait pour la soulager. Bien avant sa découverte des mystères de l'auscultation, il avait obtenu des résultats qui, sans sa découverte ultérieure, lui auraient donné un nom durable dans la littérature médicale. Le génie de Laennec lui a permis de faire une très grande découverte, mais le talent de Laennec, dont l'essentiel était une faculté inépuisable de travail infatigable, une capacité infinie de se donner du mal dans tout ce qu'il faisait, lui a permis de faire une foule de découvertes plus petites. dont l'un aurait donné une grande réputation à un homme moindre.

Les détails de sa carrière antérieure peuvent donner une idée de la quantité de travail qu'il a accompli pour se préparer aux observations qui devaient aboutir à sa découverte. Au cours des trois premières années de son séjour à l'hôpital de La Charité à Paris, il dressa un historique minutieux de près de quatre cents cas de maladie. Dès 1805, il lut un article sur les kystes hydatiques. On pensait autrefois que ces kystes étaient des tumeurs creuses formées dans les tissus eux-mêmes, à la manière d'autres tumeurs kystiques. Laennec montra de manière concluante que leur origine était entièrement due à certains vers devenus parasites chez l'homme. Les kystes, au lieu d'être des tumeurs, n'étaient en réalité qu'une étape de l'existence du ver et possédaient une organisation et une existence indépendante qui leur étaient propres. Il en a donné une description exacte et a même montré qu'il existait plusieurs types de parasites, et a décrit les différents changements que diverses formes produisaient dans les tissus humains. Cette étude des parasites hydatiques reste, jusqu'à nos jours, une contribution remarquable à la médecine.

Durant ces premières années, Laennec se consacre particulièrement à l'étude de la pathologie. Comme tous les hommes qui ont fait de grandes découvertes en médecine, il a compris que tout véritable progrès médical doit être fondé sur l'observation réelle des changements provoqués par la maladie dans les tissus, et que cette connaissance ne peut être obtenue que dans la salle d'autopsie. Pendant des années, il s'est consacré à l'étude fidèle des tissus de patients décédés de diverses formes de maladies. Il écrivit à la suite de ses travaux un traité sur la péritonite qui représentait une nette avancée par rapport à tout ce qui était connu avant son époque et qui, selon les mots de Benjamin Ward Richardson, « en tant qu'étude pathologique, était astucieusement en prévision des travaux ultérieurs de celui qui devint son plus redoutable rival, le fameux Broussais ."

Du péritoine, son attention était attirée vers le foie. Dès 1804, il écrivit une description des membranes du foie. Les modifications pathologiques du foie continuèrent à occuper son attention pendant quelque temps, et c'est à lui que nous devons le nom de cirrhose du foie, terme désignant les modifications produites par l'alcool dans cette glande. La cirrhose alcoolique est souvent appelée cirrhose du foie de Laennec, et il fut le premier à souligner l'importance des modifications de l'organe, leur étiologie et la raison des symptômes qui accompagnent habituellement cette maladie. Ce travail à lui seul aurait suffi à faire du nom de Laennec un élément permanent de la littérature médicale.

Au cours des premières années de la carrière de Laennec à Paris, la Société française d'anatomie fut fondée et Laennec en devint un membre éminent. Corvisart , qui était l'esprit moteur de la société, faisait à cette époque - les premières années du XIXe siècle - son grand enseignement à la faculté de médecine de l'Université de Paris. Il était le maître de Laennec et était au faîte de sa gloire. C'était une source constante de surprise pour ses étudiants de constater à quel point le diagnostic du maître concordait avec les découvertes post-mortem. C'est après tout le seul véritable critère de diagnostic scientifique. Il n'est pas surprenant que l'application stricte de cette méthode pratique de contrôle de la théorie médicale ait rapidement donné lieu à une série de progrès distincts de la plus haute importance dans la connaissance médicale.

Les discussions de cas étaient fréquentes et Laennec y prenait une part importante. Ses connaissances en médecine s'élargissent dans ce grand domaine de pratique et il est choisi comme l'un des contributeurs du **Dictionnaire des Sciences Médicales** . Ses articles pour cet ouvrage contenaient de nombreux sujets originaux de grande valeur et des vues suggestives d'une importance notable. Laennec fut le premier à donner une description du carcinome encéphaloïde et de certaines formes de cancer particulièrement malignes. Il a montré la distinction entre les taches pigmentées à caractère bénin et celles dues à une maladie maligne.

"Après tout, cependant", dit Benjamin Ward Richardson, "la grande réputation de Laennec doit reposer sur son seul ouvrage immortel. Il n'est pas exagéré de dire que n'importe quel homme doué d'intelligence aurait pu écrire les autres mémoires. Personne de moins que Laennec aurait pu écrire le « Traité de l'auscultation médiate et de l'usage du stéthoscope ». Le véritable étudiant en médecine, qui ne se lasse jamais, lit cet ouvrage original de Laennec une fois tous les deux ans au moins, tant qu'il pratique et s'intéresse vivement au sujet qu'il traite. œuvres de Vésale, Harvey et Bichat et, en tant que section de la littérature médicale, est tout à fait égale à n'importe quelle section d'Hippocrate. [Note de bas de page 3]

[Note 3 : Le titre complet de cet ouvrage de Laennec est « De l'auscultation médiat ou traité du diagnostic des maladies des poumons et du coeur par RTH Laennec." Sa modeste devise est   la   phrase   grecque   :

Μέγα δὲ μερός ἡγευμαί τῆς τεχνῆς εἶναι τὸ δύνασθαι σκοπεῖν.

(La partie la plus importante d'un art est de pouvoir bien observer.) Le livre a été publié à Paris par JA Brosson et JS Chandé , rue Pierre-Sarrazin, n° 9, 1819.]

Quelques citations de la préface latine de l'ouvrage permettront de montrer que Laennec appréciait la valeur de sa découverte pour le diagnostic des maladies pulmonaires, mais qu'il ne s'attendait pas à ce qu'elle soit reprise d'emblée avec enthousiasme et dans sa modestie. Il ajoute ainsi qu'il sera satisfait si cela sert à sauver un seul être humain de la souffrance et de la mort. [Note de bas de page 4]

[Note de bas de page 4 : « Je neminem hanter méthode expertum deinceps cum Baglivio dicton esse spero : O quantum difficile est diagnostiquer morbos pulmonum ."

"Nostra enim **aétas incuriosa** quoque **suorum** (les italiques sont ceux de Laennec) ; et si quid novi ab homine coaevo en

médio ponitur , risu Utah plurimum inepte cavillationibus
excipient ; plaisanter facilius HNE aspernari quam experiri ."

"Hoc mihi satis HNE quod bonis Doctisque virus nonnullis
accepter aegrotisque multis utilem , hanc méthode avant de
confier possible ; hominem unum ereptum orco dulce digne
moi atque etiam majoris opéra prétium prime avant
existentimem . "

"Je puis dire que personne qui s'est fait expert dans cette
méthode n'aura après cela l'occasion de dire avec Baglivi , Oh
! combien il est difficile de diagnostiquer une maladie des
poumons. »

« Car notre génération n'est pas curieuse de ce qui est
accompli par ses fils. Les affirmations de nouvelles
découvertes faites par les contemporains sont susceptibles,
pour la plupart, d'être accueillies par des sourires et des
remarques moqueuses. Il est toujours plus facile de
condamner que de tester par l'expérience réelle. » « Il me
suffit d'être sûr que cette méthode conviendra à quelques
hommes dignes et savants qui la rendront utile à de
nombreux patients. Je considérerai que c'est une récompense
ample, voire plus que suffisante, pour mon travail, si elle
prouve le moyen par lequel un seul être humain est arraché à
une mort prématurée. "]

Malheureusement, comme nous l'avons dit, le dévouement infatigable de
Laennec pendant près de vingt ans à l'investigation médicale fit céder sa santé.
Il est douloureux de penser qu'au milieu du succès de ses grands travaux,
alors que la valeur de son travail commençait tout juste à être correctement
appréciée et qu'il avait atteint une position qui satisferait même de hautes
ambitions, ses nerfs ont cédé. et il présentait de nombreux symptômes
mélancoliques typiques qui dérangent les neurasthéniques modernes.
Heureusement, ses habitudes de vie, toujours extrêmement sobres, et son
goût pour les sports de plein air avaient été pour lui un garde-fou. Il se retire
à la campagne et passe la plupart de son temps en plein air pendant près de
deux ans.

Il ne fallut pas longtemps pour que l'arrêt du travail intellectuel et l'indulgence
dans les sports de campagne lui redonnent la santé et l'activité. Il prévoyait
cependant que retourner à la ville et à son travail scientifique conduirait
presque sûrement à une nouvelle rupture. Un de ses biographes affirme que
c'est la grande estime qu'il avait pour sa famille et la puissante influence de

ses principes religieux qui à eux seuls eurent assez de poids pour le faire quitter sa retraite à la campagne. Après une absence de deux ans, il revient à Paris et reprend ses fonctions hospitalières.

Peu après son retour, il fut nommé médecin de la duchesse de Berri. L'une des principales objections à cette position dans l'esprit de Laennec semble avoir été la nécessité de porter occasionnellement une tenue de cour avec une épée et des insignes. D'ordinaire, il s'habillait très simplement, et on remarquait que, lorsque des hommes de beaucoup moins d'autorité et de beaucoup moins d'expérience utilisaient leur propre voiture, il prenait généralement un taxi de location. Sa position à la cour lui donnait suffisamment d'influence pour faire reconnaître à juste titre son mérite en tant qu'enseignant. À cette époque, ses cours sur l'auscultation, même s'il n'occupait pas de poste de professeur régulier, étaient bondés d'étudiants de toutes les nations. L'année suivant son retour à Paris, il fut nommé professeur de médecine au Collège de France, puis de médecine clinique à l'hôpital La Charité où il avait fait ses propres études en tant qu'étudiant en médecine.

Vers cette époque , on lui offrit un poste important de membre du Conseil royal de l'instruction publique. Il refusa cependant, car cela le priverait d'une partie du temps précieux qu'il souhaitait consacrer à l'approfondissement de sujets importants en médecine clinique et notamment à l'élaboration de sa méthode d'auscultation.

L'un des traits les plus frappants du caractère de Laennec était sa placidité absolue et son manque d'ambition personnelle. Sa vie s'est déroulée dans le calme le plus complet. Il se consacrait à son travail et accomplissait la joie suprême du devoir, semblant ne chercher aucune autre jouissance dans la vie. Ceux qui le connaissaient le mieux disaient qu'ils ne l'avaient jamais vu en colère ni même impatient. Au milieu de sa discussion avec Broussais , on aurait pu s'attendre à ce qu'il y ait parfois des accès d'impatience, car le grand protagoniste de la théorie médicale était un homme au caractère satirique, et sa discussion prétendument scientifique était entachée par quelque chose de très amer. personnalités. Malgré tous les sarcasmes de Broussais , Laennec restait absolument de marbre. Parfois, ses amis voyaient sourire certaines affirmations emphatiques de Broussais, mais Laennec continuait simplement son travail et regardait droit devant lui, convaincu que ce qu'il faisait était pour la cause de la vérité et que la vérité finirait par prévaloir .

Il était connu pour la gentillesse de son caractère et sa volonté d'aider ses amis chaque fois que cela était possible. On ne lui a jamais fait de mal à personne, et une certaine élévation tranquille d'esprit le préservait de toute vanité. L'un de ses amis bretons les plus intimes, Kergaradec , disait : « Je n'ai jamais entendu Laennec exprimer par un seul mot, ni même par la moindre insinuation, quoi que ce soit qui puisse paraître marquer de la fierté de ce qu'il a accompli ou qui puisse provoquer un auditeur. dites quelque chose pour le féliciter. » Les amis qu'il s'était fait lui étaient liés par des cerceaux d'acier. Ils n'étaient pas nombreux, car il n'avait pas de temps à perdre avec beaucoup d'amis. Il était trop dévoué à son travail et trop profondément intéressé par le grand problème dont il prévoyait la solution tant pour le bien de l'humanité, pour avoir beaucoup de temps pour autre chose que ses études et ses patients.

En ce qui concerne le caractère personnel de Laennec, son plus récent biographe, le Dr Henri Saintignon, a déclaré : [Note 5]

[Note 5 : Laennec, Sa vie et son œuvre. Par le Dr Henri Saintignon. Paris, JB Baillière et Fils, 1904.]

« J'ai montré au cours de cette vie quel était le caractère de Laennec et ses qualités intellectuelles et morales, de sorte qu'il ne me sera pas nécessaire de m'étendre longuement sur ce sujet, en concluant. Sa grande piété, qui m'a jamais abandonné dès sa plus tendre enfance, fut son principal guide tout au long de sa vie. Sans ostentation, sans aucune faiblesse, ignorant absolument le respect humain, il obéit avec la plus grande simplicité aux prescriptions de sa foi. Sans cacher ses convictions lorsqu'il Dans le premier empire , ils auraient pu se révéler une source de baisse d'estime ou de préjugés positifs, il n'en fit pas de bruit alors que, sous la Restauration, ils auraient pu se révéler un moyen d'avancement et de fortune. objectait, chez les personnes dévouées, à savoir, l'amour de faire des prosélytes. Les paroles du professeur Desgenettes auraient très bien pu s'appliquer à lui : comme il ne se croyait pas avoir mission de conduire les autres à ses opinions, il se limitait à prêcher par l'exemple. Le reproche d'être un clérical ou un propagandiste enragé, qui lui a été adressé lorsqu'il est devenu membre de la faculté de médecine, était absolument injustifié. Laennec ne s'est jamais occupé de politique ni de religion en public. Comme médecin, il se consacrait exclusivement à sa profession, recevant dans sa clinique tous ceux qui désiraient suivre son enseignement, quelles que fussent leurs opinions ou leurs croyances. »

Il ne fallut pas longtemps, cependant, pour que les nombreux travaux de Laennec à Paris commencent à se répercuter à nouveau sur sa santé. Sa pratique après son retour à la santé et son attachement à la cour sont devenus importants et lucratifs. Il est caractéristique de cet homme et de ses mœurs qu'il refusait fréquemment, faute de temps, d'aller voir des patients riches, dont il aurait reçu des honoraires importants, mais on dit qu'il n'a jamais refusé d'aller voir un pauvre. patient. Ses patients hospitalisés recevaient toujours la plus grande attention et son temps était presque entièrement à leur disposition. Peu de temps après, Laennec lui-même, qui avait tant enseigné aux médecins modernes sur le diagnostic des maladies pulmonaires, commença manifestement à souffrir lui-même d'une maladie pulmonaire. Il ne semble plus douteux aujourd'hui que l'association presque constante avec des malades tuberculeux chez un sujet surmené, naturellement enclin à l'insuffisance pondérale, et par conséquent particulièrement sensible, a conduit à la contraction de la maladie.

Après environ quatre ans à Paris, une toux sèche et dure se développe insidieusement, s'accentue peu à peu en agacement, et finit par devenir si grave qu'elle exige un retour dans sa Bretagne natale. Il perdait de la chair, était sujet à des accès de fièvre intermittents et souffrait de quelques douleurs pleurétiques et pulmonaires. Pendant quelque temps après son retour dans son air natal, il s'améliora. Il était soigné selon la méthode habituelle employée à l'époque chaque fois que la fièvre accompagnait une maladie. La vénésection constituait l'essentiel de ce qu'on appelait alors le traitement antiphlogistique. Il va sans dire qu'il ne s'est pas amélioré. Il souffrait d'une maladie épuisante et le traitement devenait en réalité un accessoire pour un épuisement encore plus grand.

enfin plus aucun doute que la fin approchait. Le vieux curé du village venait souvent lui rendre visite et lui apportait toutes les consolations de la religion. Avec sa foi chrétienne sincère et sa ferme conviction, il n'a pas été difficile à Laennec de trouver la force morale et le calme nécessaires pour s'assurer une mort facile. Enfin un jour, le 13 août, sa femme le vit ôter successivement à ses doigts les bagues qu'il portait et les poser doucement sur la table. Lorsqu'elle lui demanda pourquoi il avait agi ainsi, il répondit : "Il ne faudra pas longtemps avant que quelqu'un d'autre doive faire ce service à ma place, et je ne souhaite pas qu'il ait cette peine." Même dans la mort, il pensait aux autres plutôt qu'à lui-même, et il affrontait sereinement l'inévitable, bien préparé. Deux heures après, à cinq heures de l'après-midi, sans qu'il y ait eu à aucun moment la moindre perte de connaissance, Laennec décédait.

La lettre de son cousin Ambroise à Mériadec, le frère de Laennec, à Paris, montre à quel point sa famille avait veillé fidèlement sur lui et à quel point le sentiment de confiance chrétienne était simple.

"Mon cher Mériadec:-- Le pauvre René n'est plus. Sa vie s'est passée au milieu du travail et de la bienveillance. Alors qu'il avait toutes les vertus du vrai chrétien, et une sagesse bien au-delà de ce qui était habituellement accordé aux hommes, ils n'ont pas suffi pour lui obtenir la grâce d'une vie plus longue. D'une manière ou d'une autre, il a été ordonné que cette gloire et cet ornement de notre famille ne devaient pas rester avec nous. Quelle triste réflexion sur notre ardeur incessante dans cette vie, et sur le vanité de nos espérances, qu'un génie comme celui-là doit périr au moment où il allait recevoir le fruit de ses travaux ! Il nous laisse un nom, un nom difficile à soutenir et l'exemple de vertus qu'il ne sera pas facile d'imiter. " Espérons qu'il veillera sur nous à l'avenir comme il l'a fait dans le passé, et qu'il continuera encore à nous aider après sa mort. Bien que j'étais préparé à ce triste événement, je ne pouvais pas soupçonner à quel point le chagrin que j'éprouvais en perdant mon second maître, mon ami de première enfance, et celui que j'avais pris l'habitude de considérer comme mon frère aîné. Je dois avouer que depuis quelques années nous avons tous dû payer très cher les courts intervalles de bonheur qu'il a plu au ciel de nous accorder.

L'inhumation de Laennec a eu lieu au cimetière de Ploare . La fréquentation aux funérailles était très nombreuse. La quasi-totalité de la population des campagnes vint pleurer le bienfaiteur qu'elle aimait tant. Il s'était fait des amis même parmi les gens les plus simples de la campagne et connaissait la plupart d'entre eux par leur nom. Après son retour au pays, son apparence s'était quelque peu améliorée et les voisins avaient été très heureux de lui exprimer leurs sentiments de gratitude pour l'amélioration apparente de sa santé. Cette bonne humeur n'était sans doute pas due en grande partie au fait qu'il aimait si bien la Bretagne et les paysans des environs et qu'il se sentait toujours aussi chez lui parmi eux.

Il était doux et agréable dans ses manières, et d'un caractère calme et égal. Sa conversation était animée et pleine d'humour tranquille, et ses amis disaient souvent qu'ils ne sortaient jamais d'une conversation avec lui sans avoir appris quelque chose. Vers la fin de sa vie, lorsque sa grande réputation le fit honorer par les médecins du monde entier et que sa réputation fit de lui le lion du moment, il ne perdit rien de son affabilité naturelle et de sa bonté de cœur. Il se distinguait notamment par sa grande gentillesse et sa courtoisie envers les étrangers, et il aurait pris un soin particulier à se faire comprendre des visiteurs médicaux anglophones.

Il faut avouer qu'il était un peu moins populaire auprès de ses contemporains qui n'appartenaient pas à son cercle immédiat d'amis et d'étudiants. L'une des raisons en est son génie, qu'aucune génération ne semble prête à reconnaître chez aucun de ses membres. Une autre raison était son incompréhension persistante avec Broussais . Broussais était le théoricien médical de l'époque, et les théories médicales ont toujours été populaires, tandis que l'observation médicale a dû attendre d'être reconnue. Il y avait sans aucun doute de bons points dans les théories de Broussais que Laennec n'a pas su apprécier. C'est la seule tache sur une carrière parfaite, dans son ensemble, que ce soit en tant qu'homme ou en tant que médecin. On comprend aisément avec quelle impatience Laennec, entièrement voué à l'observation, se lancerait dans l'étude de ce qu'il considérait comme de la pure théorie, et on lui pardonne aisément son manque d'appréciation.

Benjamin Ward Richardson dit : « Ses confrères disaient souvent à propos de Laennec que, même s'il était sans rival en matière de diagnostic, il n'était pas un bon praticien ; ce qui signifie qu'il n'était pas un bon praticien, selon leurs idées de pratique. , héroïque et craintif. Pour nous, Laennec serait maintenant un praticien très héroïque ; à tel point que je doute qu'un médecin vivant puisse, pour sa vie, prendre certaines de ses prescriptions. Mais à son époque, quand on savait si peu de choses sur le grand système de guérison naturelle qu'il serait facilement hors de cause. Il suffisait amplement contre lui d'avoir une lueur de vérité quant à l'existence d'une série considérable de cas de maladies organiques, pour lesquelles la soi-disant pratique de guérison par des médicaments, des saignées et d'autres plans héroïques ne pouvait apporter aucun bien mais risquait de causer de graves dommages. Nous nous souvenons du refus de Morgagni d'autoriser l'effusion de sang dans son propre cas, alors qu'il la pratiquait lui-même sur d'autres. Comme Laennec, Morgagni semble avoir douté de l'efficacité de la saignée à une époque où malheureusement tous les médecins étaient d'accord pour dire qu'elle était le remède souverain.

Si Laennec n'était pas populaire auprès de ses contemporains immédiats , les générations suivantes ont largement compensé cette apparente négligence. Moins de vingt-cinq ans après sa mort, Austin Flint, ici en Amérique, le considérait comme l'un des cinq ou six plus grands médecins de tous les temps. Quarante ans après sa mort, le professeur Chauffard , lui-même l'un des médecins éminents du XIXe siècle, disait :

" Sans exagération, on peut qualifier d'honneur national la gloire acquise à la médecine française grâce à la grande découverte de l'auscultation. Il faut admettre que bien avant Laennec, le grand médecin, ceux à qui la science médicale devait son essor L'œuvre révolutionnaire n'appartenait pas à la France. Harvey, Haller et Morgagni avaient fait les recherches sur lesquelles se fondent la circulation du sang, la physiologie expérimentale et l'anatomie pathologique, dans d'autres pays que le nôtre. Il semblait presque que nous manquions de connaissances. Les possibilités fécondes d'initiatives audacieuses et réussies. Mais l'auscultation, telle qu'elle nous est venue parfaite des mains de Laennec, nous a donné une revanche éclatante sur les objections que les étrangers pouvaient faire à notre apathie. Cette découverte a rendu la médecine scientifique du monde notre affluent pour toujours. C'était une création immortelle, et ses effets ne manqueront jamais de se faire sentir. De plus, ce ne sera jamais simplement une réminiscence historique, car elle a bien guidé les hommes, mais elle le sera dans son actualité reste comme un auxiliaire d'aide et de diagnostic. L'auscultation ne disparaîtra qu'avec la science médicale elle-même, et avec cette étape de notre civilisation qui la guide, l'oriente et l'éclaire. »

Laennec était connu pour sa simple foi bretonne, pour son humble piété et pour son dévouement uniformément constant à l'Église catholique, dont il était un membre si fidèle. Sa charité était connue, et tandis que sa bourse était très prête à aider les nécessiteux, il n'hésitait pas à donner aux pauvres ce qui lui était bien plus précieux, et l'on peut dire aussi au monde, que l'argent : Son temps. Après sa mort, et alors seulement, l'étendue de sa charité fut connue.

Le Dr Austin Flint a dit de lui : « La vie de Laennec offre un exemple parmi tant d'autres réfutant l'erreur vulgaire selon laquelle les recherches scientifiques sont défavorables à la foi religieuse. Il a vécu et est mort en croyant fermement aux vérités du christianisme. et un homme sincèrement religieux.

De sa mort, son contemporain Bayle, qui est un de ses biographes et qui fut son ami depuis sa plus tendre enfance, dit :

« Sa mort fut celle d'un vrai chrétien, soutenu par l'espérance d'une vie meilleure, préparé par la pratique constante de la vertu ; il voyait sa fin approcher avec sang-froid et résignation. Ses principes religieux, imprégnés de ses premières connaissances, furent renforcés par la conviction de sa raison plus mûre . Il n'a pris aucune peine pour cacher ses sentiments religieux lorsqu'ils étaient désavantageux pour ses intérêts mondains, et il n'en a fait aucune démonstration lorsque leur aveu aurait pu contribuer à la faveur et à l'avancement. Dans ces quelques lignes se dessine sûrement une image de la virilité chrétienne idéale. Il y en a qui trouvent merveilleux de la trouver chez un homme de génie aussi grand que Laennec. Cela ne devrait cependant pas surprendre, car le génie peut certainement s'incliner devant son Créateur.

Peu après la mort de Pasteur, on disait avec raison que deux des plus grands savants médicaux du XIXe siècle avaient donné aux médecins de France un exemple magnifique, encourageant et réconfortant. Il va sans dire que ces deux-là étaient Laennec et Pasteur, et leur exemple ne s'adresse pas seulement à la France, mais au monde médical tout entier. Ils étaient des réponses vivantes du XIXe siècle aux partisans de la libre pensée, qui disaient que les croyances religieuses, et en particulier la foi catholique, rendent les hommes stériles dans le domaine de la pensée scientifique.

Aucune meilleure conclusion à cette esquisse de la vie de Laennec ne semble possible que la conclusion du discours du Dr Flint à ses étudiants de la Nouvelle-Orléans, déjà si souvent cité. Cela sonne comme le vrai métal d'une virilité chrétienne sincère et d'un dévouement désintéressé à une profession humanitaire :

"La carrière de l'homme distingué dont la biographie a été notre thème à cette occasion est par excellence digne d'admiration. Dans son caractère se mêlaient magnifiquement les plus belles qualités intellectuelles et morales de notre nature. Avec des capacités mentales du plus haut ordre se combinaient la simplicité, la modestie. , de pureté et de désintéressement dans une telle mesure que nous sentons qu'il était un homme qu'il fallait non moins aimer qu'admirer. Son zèle et son industrie dans les recherches scientifiques étaient basés sur l'amour de la vérité pour elle-même et le désir d'être utile à ses semblables. " C'est à ces motivations d'effort qu'une grande partie de son succès doit être attribuée. De simples capacités et connaissances intellectuelles ne sont pas qualifiées ni pour faire ni pour apprécier d'importantes découvertes scientifiques. L'esprit doit s'élever au-dessus des obstacles de l'amour-propre, de la jalousie et des objectifs égoïstes. C'est pourquoi la plupart de ceux qui ont atteint une véritable éminence dans les diverses voies de la recherche scientifique se sont distingués par l'excellence du cœur aussi bien que de l'esprit. L'exemple de Laennec est digne de notre imitation. Nous ne pouvons qu'admirer ses dons naturels supérieurs, mais nous pouvons imiter l'industrie sans laquelle son génie eût été inutile. Montrons notre respect à la mémoire de Laennec en nous efforçant de suivre humblement ses traces." ***Quod faustum vertat !***

L'ÉCOLE IRLANDAISE DE MÉDECINE

Il y a des hommes et des classes d'hommes qui se situent au-dessus du troupeau commun : le soldat, le marin et le berger ne sont pas rares ; l'artiste rarement ; plus rarement encore, le pasteur ; le médecin presque en règle générale. Il est la fleur (telle qu'elle est) de notre civilisation ; et lorsque ce stade de l'homme sera terminé et ne sera plus qu'émerveillé dans l'histoire, on pensera qu'il a aussi peu partagé que quiconque les défauts de l'époque, et qu'il a surtout montré les vertus de la race. --Robert Louis Stevenson, Préface à **Underwoods** .

Le médecin qui n'est pas aussi un érudit peut être un praticien plus ou moins prospère, mais son influence sera limitée, ses méthodes mécaniques et ses intérêts étroits. Le médecin, l'avocat et le ministre du culte ne peuvent faire qu'un travail inférieur, à moins qu'ils n'apportent à la connaissance de leurs diverses sciences la perspicacité, la large perspective et la confiance que seule une connaissance intime du meilleur de ce qui a été pensé et dit. peut conférer. Plus le spécialiste est accompli, plus le besoin de contrôle que lui confère la culture philosophique est grand.

--Mgr Spalding.

L'ÉCOLE IRLANDAISE DE MÉDECINE. [Note de bas de page 6]

Robert Graves, MD

[Note 6 : Pour une grande partie du matériel contenu dans cette série, je suis redevable à Sir Charles Cameron, l'historien du Royal College of Surgeons d'Irlande, dont la courtoisie envers moi lors d'une visite à Dublin en 1904 est l'un des précieux souvenirs. Je chérirai toujours. En même temps, Sir Christopher Nixon et Sir John Moore, pour les lettres d'introduction auxquelles je devais au professeur Osier, non seulement me donnèrent de précieuses suggestions, mais démontrèrent à quel point la nature celtique est douce à son meilleur.]

Il a toujours été généralement reconnu qu'une partie très importante de ce qu'on appelle la littérature anglaise est en réalité due au génie inné des écrivains anglophones d'origine et de famille irlandaises, dont les qualités d'esprit et de cœur celtiques ont prouvé la source de certains de leurs écrits. les développements les plus significatifs dans la langue de leur adoption. Quelle grande lacune serait créée dans la littérature anglaise si l'on en supprimait les travaux d'hommes tels que Dean Swift, Goldsmith, Burke, Sheridan et Moore ! On ne sait cependant pas si généralement que si les travaux des médecins et chirurgiens irlandais distingués du siècle dernier devaient être effacés de la littérature médicale anglaise, il resterait un vide tout aussi frappant et aussi grand. C'est en effet à ce qu'on appelle l'École de médecine de Dublin, car les écoles de médecine portent généralement le nom des villes plutôt que des pays dans lesquels elles étaient situées, que nous devons en grande partie à nos progrès modernes dans la pratique. médecine, et surtout les progrès de l'enseignement clinique des sciences médicales. Maintenant que le mouvement gaélique attire plus que jamais l'attention sur les choses irlandaises, il semble tout à fait normal que cet aspect de la vie nationale reçoive toute l'importance qu'il mérite et que les grands membres de l'École irlandaise de médecine ne soient pas sans honneur dans leur propre pays et d'autres pays anglophones.

Il existe trois grands noms dans l'histoire de la médecine irlandaise, reconnus dans le monde entier et méritant une renommée durable. Ces trois noms sont Robert James Graves, William Stokes et Dominic Corrigan. Le nom de Graves est indélébile attaché à la maladie connue sous le nom de goitre exophtalmique , qu'il a décrite et séparée des autres affections avant que quiconque n'ait réalisé son individualité. William Stokes était peut-être la meilleure autorité en matière de maladies du cœur et des poumons de son époque. Son nom sera conservé dans la désignation de la forme particulière de respiration qui se produit dans certaines conditions comateuses et a reçu le nom de respiration de Cheyne-Stokes, en l'honneur des hommes qui les premiers ont attiré l'attention sur elle. Corrigan était à son époque l'une des plus grandes autorités en matière de cœur, et particulièrement de pouls. Son nom est conservé dans le terme pouls de Corrigan, qui s'applique à une condition particulière qui se produit de manière très caractéristique dans les maladies des valvules aortiques du cœur.

La vie de ces hommes mérite d'être mieux connue, car ils ne peuvent manquer d'être une source d'inspiration pour les autres et les inciter à accomplir un travail de haut niveau en médecine - un travail qui représentera non seulement le succès et les émoluments actuels, mais aussi le progrès médical pour l'avenir. tout le temps.

Le Dr Robert Graves était le plus jeune fils du révérend Richard Graves, DD, chercheur principal du Trinity College et professeur Regius de théologie à l'Université de Dublin, et d'Elizabeth, fille de James Drought, également membre du Trinity College, dont La famille était établie depuis longtemps dans le comté de King. Son père, en hommage à son érudition distinguée, fut plus tard promu doyen d'Armagh. Il y avait deux autres fils dans la famille, Richard et Hercules. Les trois garçons passèrent au Trinity College avec de grands honneurs et y établirent en fait un palmarès inégalé depuis, car aux examens d'études de trois années successives, ils obtinrent la médaille d'or en lettres classiques et en sciences, alors les plus hautes distinctions possibles. par les étudiants de Trinity, a été conférée à l'un des frères.

Le Dr Graves a obtenu son diplôme de médecine à l'Université de Dublin en 1818. Il a ensuite étudié quelque temps à Londres, puis a passé trois ans sur le continent, à Berlin, Göttingen, Vienne et Copenhague, ainsi qu'à Paris et certaines écoles italiennes, pour finalement étudier également quelques mois à Edimbourg avant son retour à Dublin. Comme le dit très bien le Dr Stokes : « Dans cette éducation vaste et véritablement libérale, qui englobait la formation de l'école, de l'université et du monde, nous pouvons découvrir en partie les fondements de son éminence ultérieure. C'est si souvent le cas lorsqu'il loue - pour reprendre ses propres mots - "la vie d'un praticien sans pratique", mais il s'est rendu intimement informé des découvertes récentes et des modes de pensée de chaque grande école de médecine, qu'elle soit à l'étranger ou à l'étranger. chez lui, et noua des amitiés avec les plus grands physiologistes et médecins d'Europe, avec lesquels il entretint une correspondance au cours de sa vie.

Un incident intéressant dans ses voyages illustre très bien sa facilité pour l'acquisition des langues. Un jour, lors d'un voyage à pied en Autriche, il a négligé de porter son passeport et a été arrêté comme espion. Il fut jeté en prison et, pendant un certain temps, son état parut assez grave. Il a insisté sur le fait qu'il était un sujet britannique, mais ses affirmations à ce sujet ont été immédiatement répudiées par les autorités autrichiennes de la petite ville, qui ont insisté sur le fait qu'aucun Anglais ne pouvait parler allemand aussi bien que lui. Il fut maintenu en prison pendant une dizaine de jours jusqu'à ce que des informations authentiques puissent être obtenues à son sujet et, pendant ce temps, l'état de la prison était tel qu'il souffrit de nombreuses privations. Plus tard dans sa vie, cela lui donna de la sympathie pour les prisonniers d'Irlande et le conduisit à faire des suggestions pour l'amélioration de leur condition.

Comme pratiquement tous les grands médecins qui se sont révélés être des travailleurs originaux, l'intérêt de Graves ne se limitait pas à la seule médecine. Au cours de son séjour en Italie, il fit la connaissance de Turner, le célèbre peintre paysagiste anglais, et fut son compagnon dans de nombreux voyages. Graves lui-même possédait des pouvoirs artistiques considérables, comme nous le dit son ami Stokes, et ses croquis se caractérisent par une vigueur et une vérité naturelles. Cependant, sa profonde appréciation pour son compagnon et l'étendue de sa sympathie et de son admiration pour le grand peintre de la nature peuvent peut-être être mieux comprises dans certaines de ses expressions franches à propos de leur travail commun : « Je travaillais au loin », dit-il, "pendant une heure ou plus et je déposai du mieux que je pouvais chaque objet de la scène devant moi, copiant la forme et la couleur aussi fidèlement que possible à l'époque. Lorsque notre travail fut terminé et que nous comparâmes les dessins, la différence était étrange. Je vous assure qu'il n'y avait pas un seul trait dans le dessin de Turner que je pouvais voir comme la nature, pas une ligne ni un objet, et pourtant mon travail ne valait rien en comparaison du sien. Toute la gloire de la scène était là.

Après avoir erré pendant environ trois ans en Europe, Graves retourna à Dublin et occupa immédiatement une position de leader dans sa profession ainsi que dans la société. Il est revenu à une période très heureuse pour lui. En 1807, le Dr Cheyne, qui avait fait ses études à Édimbourg, fit le premier pas vers la fondation d'une nouvelle école d'observation médicale, en publiant le premier volume des Dublin Hospital Reports. Le Dr Stokes dit que la meilleure preuve de la valeur de ces rapports est qu'ils semblent avoir donné le ton aux travaux ultérieurs de l'école irlandaise qui ont hérité de leur caractère pratique et de leur véracité. Moins d'un an après le retour de Graves, il apparut comme l'un des fondateurs de la nouvelle école de médecine de Park Street et fut également élu médecin à l'hôpital Meath, où il commença à mettre en œuvre ce système d'observation et d'enseignement clinique qui a fait beaucoup pour établir la réputation durable de la Dublin School of Medicine.

Au cours des trente années suivantes, la vie de Graves sera remplie d'enseignement et de pratique de la médecine. Il était connu pour sa tendresse envers les pauvres, mais les riches en sont vite venus à apprécier son talent. Rien ne lui a jamais fait négliger ses pauvres patients. Entre-temps, il a laissé sa marque sur tous les sujets qu'il traitait en médecine. Les fièvres, les maladies nerveuses de toutes sortes, outre celle qui porte son nom, la tuberculose et d'autres formes de maladies pulmonaires, ont toutes été éclairées par son génie pratique d'une manière qui les a rendues claires aux générations successives de médecins.

En ce qui concerne les fièvres, le travail de Graves comptera pour toujours, car il a fixé leur traitement sur une base très pratique. Une infirmière qualifiée est une acquisition tout à fait moderne, mais il y a soixante-quinze ans, le Dr Graves insistait sur le fait que les services d'une infirmière dûment qualifiée en cas de fièvre grave et persistante étaient inestimables. Il a souligné la nécessité d'une gestion morale dans la fièvre, et les amis et les parents sont rarement capables de remplir cette fonction. « S'ils découvrent par hasard dans les remarques ou les questions du médecin les points faibles du cas du patient, ils parviennent généralement à le lui faire savoir d'une manière ou d'une autre. Si le patient est agité, par exemple, l'inquiétude malavisée de ses amis l' empêchera très certainement de dormir. S'il lui arrive de prendre un opiacé et qu'ils connaissent la nature de son médicament, ils l'en informeront sûrement d'une manière ou d'une autre, même si ce n'est peut-être que par un indice et par son anxiété. le sommeil combiné à leurs recherches inquiétantes empêche son bon fonctionnement.

Nous avons tendance à penser que l'aphorisme moderne selon lequel les soins infirmiers (c'est-à-dire les soins qualifiés) sont plus importants que la médecine dans le traitement de la fièvre, est le résultat d'observations de notre époque. Le Dr Graves, cependant, est profondément convaincu que l'élément le plus important du traitement est la conservation des forces du patient tout en préservant son moral, et cela peut être mieux réalisé lorsque le patient est constamment sous les soins d'une infirmière expérimentée. noter chaque symptôme et éviter toute source possible d'inquiétude et toute forme d'épuisement d'énergie.

Cependant, en ce qui concerne le traitement de la fièvre, le nom de Graves est immortel en médecine en raison de son insistance sur la doctrine selon laquelle les patients fiévreux doivent être nourris. Il y a un siècle , la présence de fièvre était censée indiquer avec certitude que le patient ne devait pas manger. Toute contribution à son alimentation était censée nourrir la fièvre plutôt que le patient. Graves a cependant souligné qu'à la fin d'une fièvre prolongée, l'état le plus grave est l'émaciation et la faiblesse du patient. Il a insisté sur le fait que, appétit ou pas d'appétit, les patients fiévreux devraient être nourris régulièrement. Le résultat fut immédiatement remarquable. Seuls les individus très robustes s'étaient rétablis avant cela ; désormais, même les patients les plus faibles avaient de bonnes chances de vivre. La mortalité due à la fièvre a chuté de façon très frappante et, à son époque , Dublin était envahie par la typhoïde et le typhus et les économies de vies produites par la nouvelle méthode de traitement étaient très considérables. Graves lui-même, voyant tout ce qu'il avait accompli grâce à sa nouvelle doctrine, déclara qu'il ne souhaitait pas de meilleure épitaphe sur sa pierre tombale que les mots : « Il nourrissait les fièvres ».

Certaines indications très particulières du Dr Graves concernant le traitement de la fièvre montrent à quel point il était prudent dans l'observation clinique. Il déconseille de donner aux patients une grande quantité de liquide, car leur soif ne peut pas être apaisée de cette façon et la quantité de liquide ingérée peut être nocive en provoquant une dépression. Il suggère donc l'emploi d'eau acidulée préparée au moyen d'un peu de gelée de groseille ou de vinaigre de framboise, administrée par petites portions et à intervalles réguliers. Il considère que l'eau à laquelle on a ajouté un peu d'amertume légère, comme la cascarilla, est bien meilleure que l'eau ordinaire. De petites quantités de cette eau apaiseront la soif morbide de la fièvre plus efficacement et pendant une période beaucoup plus longue que de grandes gorgées d'eau.

Cependant, ce qui est encore plus intéressant à notre époque moderne que l'attitude de Graves à l'égard du traitement de la fièvre est la position qu'il a adoptée à l'égard des habitudes de vie qui étaient les meilleures pour les phtisiques. A cette époque, la tuberculose pulmonaire était considérée comme une maladie inflammatoire exigeant que le patient soit la plupart du temps à la maison, soigneusement protégé du froid, et, lors de toute élévation de température, dans des pièces chaudes, sans aucun encouragement particulier à prendre de la nourriture. Graves et Stokes ont changé tout cela et ont pour l'époque complètement révolutionné les principes de traitement de cette grave maladie. Hélas! leurs travaux, malgré les bons résultats montrés dans un certain nombre de cas, n'ont pas réussi à attirer une large attention, et ce n'est que de nos jours que les principes qu'ils ont posés comme base rationnelle d'une thérapeutique efficace contre la tuberculose ont été généralement adoptés.

Graves insistait sur le fait que ses patients souffrant d'un début de tuberculose ne devaient pas être confinés à la maison, mais au contraire devraient être dehors la plupart du temps. Il a mis l'accent sur ce qu'il appelle la pratique de l'exercice, mais de telle manière qu'il s'accorde bien plus qu'on pourrait le croire avec les idées modernes sur ce sujet. Or, on insiste sur le fait que les malades tuberculeux ne doivent pas se fatiguer en faisant de l'exercice, même s'ils doivent être en plein air la plupart du temps. Graves explique l'exercice qu'il aimerait leur faire faire en disant qu'ils devraient passer chaque jour quatre ou cinq heures à rouler en calèche ou, comme il semble préférer, dans une voiture de promenade découverte. Et qu'ils devraient passer au moins autant de temps assis dehors, au calme.

En outre, l'élément le plus important du traitement, selon lui, est l'encouragement de l'appétit, comme on pouvait s'y attendre de la part de l'homme qui, le premier, a nourri les fièvres. Ses indications à ce sujet sont très explicites et il suggère diverses méthodes par lesquelles les patients peuvent être tentés de manger de plus en plus de nourriture, et il souligne que l'utilisation de céréales, de lait et d'œufs est susceptible d'être la plus utile pour aider ces patients à gagner du poids et de la force afin de pouvoir résister à la progression de la maladie. C'est là, soit dit en passant, le traitement idéal pour les phtisiques d'aujourd'hui.

D'autres opinions de Graves concernant la tuberculose sont en général étonnamment modernes. Il insiste par exemple sur le fait que les principales causes de la maladie sont la surpopulation urbaine, les longues heures de travail pénible dans les usines et l'abus d'alcool. Il pensait que la population des campagnes, bien que généralement pas mieux nourrie qu'à la ville, ne développe pas si fréquemment la maladie en raison de la possibilité de prendre l'air frais. Il accordait très peu de confiance à l'opinion selon laquelle le froid avait quelque chose à voir avec la tuberculose, bien qu'il conteste l'affirmation de Laennec selon laquelle la bronchite n'a jamais été le début de la tuberculose. Graves conseille à ses étudiants de ne pas essayer de protéger leur gorge au moyen de cache-nez, car cela ne ferait que les rendre plus sensibles au froid. Son conseil est plutôt de s'endurcir contre le froid. Pour cela, il suggère d'utiliser abondamment de l'eau sur la poitrine et la gorge, à utiliser pas trop froide pendant l'hiver, à moins d'y être habitué. Il suggère également l'utilisation de vinaigre et d'alcool comme liquides durcisseurs. Elles devraient être appliquées librement et, d'après son expérience, elles sont efficaces.

Une autre anticipation intéressante des méthodes modernes concerne l'alimentation des enfants en cas de diarrhée estivale . On pense souvent que ce n'est que ces dernières années, avec le développement de la science bactériologique, que le danger de continuer à donner du lait aux nourrissons déjà malades en été a été reconnu. Le lait est maintenant connu pour être un excellent milieu de culture pour diverses formes de bactéries, c'est-à-dire qu'il s'agit d'une substance sur laquelle les microbes se développent en abondance et qu'il est souvent utilisé en laboratoire pour élever des microbes. Cependant, le Dr Graves, sans aucune connaissance en bactériologie moderne, mais à partir de la seule observation clinique, a souligné que la seule façon d'éviter la diarrhée estivale est d'arrêter toute alimentation lactée.

« Que l'enfant, dit-il, s'abstienne de lait sous quelque forme que ce soit pendant vingt-quatre heures, parfois pendant deux ou même trois jours. Il est incroyable de constater à quel point une petite portion de lait, même à l'état le plus dilué, va entretenir cette maladie, agissant comme une espèce de poison à la surface de la muqueuse intestinale."

Ici, bien sûr, l'intuition scientifique allait bien au-delà des connaissances médicales et soulignait un grave danger et le meilleur moyen de l'éviter. Il n'y a cependant guère de sujet abordé dans les conférences cliniques du Dr Graves qui ne soit éclairé de cette manière par de précieux éclairages secondaires, dont beaucoup ont malheureusement été obscurcis par les théories médicales, et par des conclusions fondées sur celles-ci sans expérience appropriée.

Nous avons déjà dit que ses observations cliniques minutieuses l'ont amené à distinguer le type de maladie connue depuis sous le nom de maladie de Basedow d'un certain nombre d'autres formes de troubles nerveux du rythme cardiaque. Il existe au moins une autre classe de maladies habituellement considérées comme beaucoup plus modernes, le type d'affection connue sous le nom de maladie de Raynaud, ou tendance à l'arrêt spontané de la circulation dans les extrémités, et aussi l'autre type maintenant connu sous le nom de maladie de Weir Mitchell. , ou érythromélalgie, dans laquelle il y a une rougeur et une douleur diffuses dans les extrémités, exemples dont Graves a choisi dans son service hospitalier et décrit de telle manière qu'il est facile de les reconnaître même à cette distance du temps. Ses deux volumes de conférences cliniques sur la pratique de la médecine sont bien plus qu'un index de l'enseignement médical de son époque. Ils contiennent des anticipations de nombreuses supposées découvertes ultérieures, en plus d'une immense quantité d'observations très pratiques faites au chevet du patient et de précieux conseils pour le traitement, résultat de son expérience personnelle.

L'une des meilleures preuves de la grandeur du travail accompli par Graves se trouve dans l'hommage rendu à son personnage et à ce qu'il a accompli par le professeur Trousseau, qui était à l'époque le leader reconnu des cliniciens d'Europe. Il a dit:

« Depuis de nombreuses années, je parle de Graves dans mes cours cliniques ; je recommande la lecture de son ouvrage ; je supplie ceux de mes élèves qui comprennent l'anglais de le considérer comme leur bréviaire ; je dis et répète que, de tous les ouvrages pratiques publiés à notre époque, je n'en connais pas de plus utile, de plus intellectuel ; et j'ai toujours regretté que les conférences cliniques du grand praticien de Dublin n'aient pas été traduites dans notre langue.

Un peu plus tard, dans la même conférence, il dit :

« Et néanmoins, lorsqu'il inculqua la nécessité de nourrir les fièvres de longue durée, le médecin de Dublin, à lui seul, attaqua une opinion qui semblait justifiée par la pratique de tous les âges ; car une alimentation faible était alors considérée comme un remède indispensable. condition dans le traitement des fièvres. S'il n'avait rendu d'autres services que celui de renverser complètement la pratique médicale sur ce point, Graves aurait, par ce seul acte, acquis un droit irrévocable à notre gratitude.

Son hommage se termine par le passage suivant, très marquant :

« J'avoue librement que j'ai eu quelque difficulté à accepter, malgré l'autorité imposante de Graves, ce qu'il dit de l'influence de certains remèdes, tels que les mercuriels , l'essence de térébenthine, les préparations spiritueuses, le nitrate d'argent, etc. ; mais le Dublin professeur parle avec tant de conviction que j'ai osé suivre ses préceptes, et je dois dire que mes premiers essais m'ont très vite incité à adopter sans réserve ce que je n'acceptais d'abord qu'avec réticence. Il n'y a pas un jour où je ne le fais pas dans ma pratique. emploie certains des modes de traitement que Graves excelle à décrire avec la minutie du vrai praticien, et il n'y a pas un jour où je ne remercie du fond du cœur le médecin de Dublin pour les informations qu'il m'a données

. est, dans mon acception du terme, un parfait professeur de clinique. Observateur attentif, philosophe profond, artiste ingénieux, thérapeute habile , il recommande à notre admiration l'art dont il élargit le domaine et la pratique qu'il rend plus utile et plus féconde.

Après cet hommage de celui qui fut lui-même l'un des plus grands professeurs de médecine de sa génération, il sera très intéressant de constater à quel point Graves a anticipé il y a près de trois quarts de siècle les principes de l'enseignement de la médecine au chevet des patients qui sont devenus reconnue comme la seule base sûre d'une véritable formation médicale pratique. Pour lui, la seule façon pratique d'apprendre la médecine était de l'étudier au chevet du patient, et il insistait sans cesse sur le fait que si les sciences théoriques liées à la médecine étaient éminemment fascinantes, elles n'avaient que peu de valeur réelle pour apprendre à l'étudiant à résoudre des problèmes. le problème primordial du traitement des patients. Dans son discours devant la Dublin Medico-Chirurgical Society, une association d'étudiants en relation avec les hôpitaux de Dublin, il déclara en 1836 :

« De nombreuses causes contribuent à empêcher les étudiants d'atteindre ce qui devrait après tout être le grand objet de leurs désirs : la connaissance pratique. Les différentes sciences vers lesquelles vous êtes appelés à tourner successivement votre attention possèdent tant de fascinations que vous pouvez attacher à certaines une admiration indue. degré d'importance ; mais soyez assurés que, si exactes que soient vos connaissances en anatomie, saine et morbide, si habiles que vous puissiez être dans les théories et les manipulations chimiques, si approfondies que vous puissiez maîtriser les propriétés nécessaires de la botanique, si bien que vous soyez Si vous connaissez la nature et les propriétés des médicaments, sachez, dis-je, que vous avez acquis toutes ces connaissances en vain, à moins que vous n'ayez étudié avec diligence les symptômes au chevet du malade et observé les conséquences et les causes de la maladie chez les morts. En fait, quelles que soient les autres occupations que vous emploierez pendant votre après-midi, la matinée devrait toujours être consacrée avec sérieux à l'hôpital ; de ses salles toute apparence de légèreté et d'inattention doit être bannie, car vous négligez les opportunités qui s'y présentent. l'observation vous charge d'une lourde responsabilité, j'avais presque dit de la culpabilité. Ce n'est pas une chose légère que de confier la vie entre vos mains ; nous sommes tous susceptibles de commettre des erreurs, nous commettons tous des erreurs ; les règles de notre art ne sont pas toujours précises et certaines ; mais seuls sont coupables ceux qui n'ont pas profité de toutes les occasions d'acquérir des connaissances pratiques ; est doublement coupable celui qui, conscient de sa négligence, se lance dans la pratique et commence avec la décision et l'audace que seule la véritable expérience peut conférer.

À un âge relativement précoce, Graves a compris plus que la plupart des hommes que la médecine est un art et non une science, et que chaque cas individuel présente des problèmes qui doivent être étudiés par eux-mêmes et pour lesquels aucun principe général de diagnostic, de pronostic ou de thérapeutique ne sert. Il comprend qu'il n'existe pas de voie royale menant à la sagesse médicale, au sens d'un raccourci scientifique grâce auquel les manifestations des maladies et leurs indications thérapeutiques pourraient être regroupées et facilement apprises. Nous pouvons ajouter qu'aucune route de ce genre n'a été trouvée depuis. Chaque médecin doit se former par une observation patiente et répétée, et sans cette discipline et cette formation, il ne peut y avoir de réel succès. En conséquence, il dit à ses étudiants de Dublin :

« L'objet principal de la science médicale est de soulager la souffrance et de sauver la vie : il faut donc surveiller avec inquiétude l'action des remèdes et, en notant constamment les effets du traitement, apprendre à en apprécier les mérites et à l'appliquer quand cela est nécessaire. est-ce une tâche facile ; certains ont en effet vainement imaginé que la méthode de traitement ou de guérison des maladies pourrait être comprimée dans les limites de quelques brèves instructions rendues facilement déductibles de quelques principes généraux et facilement applicables dans n'importe quel cas particulier ; mais ce n'est pas le cas. " Messieurs, nous n'avons pas encore découvert de principes généraux qui pourraient nous servir de guides. Cette découverte présuppose une connaissance des lois et des relations des puissances vitales bien au-delà de ce que nous possédons actuellement : non, nous devons avancer par une méthode beaucoup plus laborieuse et beaucoup plus laborieuse. Nous devons parcourir un chemin détourné et commencer par nous rendre parfaitement maîtres d'un grand nombre de cas particuliers, aidés des observations et des écrits des hommes pratiques ; nous pourrons ensuite procéder à l'agencement de nos connaissances, à leur classification afin de les rendre plus accessibles ; l'analogie et l'induction sont ici nos seuls ou du moins nos guides les plus précieux, et elles manqueront rarement de nous instruire comment agir lorsqu'elles sont correctement consultées.

Tout en reconnaissant toutes les difficultés de la pratique médicale et l'individualisation essentielle de tous ses problèmes, le Dr Graves n'avait que peu ou pas de patience avec les sceptiques qui pensaient que la médecine ne pouvait pas faire grand-chose pour guérir de nombreux maux. Il a déclaré une fois devant la Société Médico-Chirurgicale :

"Beaucoup, en effet, cherchant à acquérir le caractère de médecins sceptiques, pensent faire preuve d'une discrimination supérieure lorsqu'ils confessent, avec une apparente candeur, que plus ils voient, moins ils ont confiance dans les ressources de la médecine. Cet aveu devrait être interprété non pas comme une réprimande de notre art, mais comme un témoignage du manque d'habileté de celui qui prétendait affirmer philosophiquement une proposition aussi fausse. Non, Dieu soit loué, nos prédécesseurs n'ont pas travaillé en vain ; l'expérience anxieuse de les siècles n'ont pas été enregistrés en vain ; notre art est en vérité sans limites en ressources et, lorsqu'il est appliqué avec habileté, il est très efficace. Il existe, en effet, certaines maladies aiguës et de nombreuses maladies chroniques qui déroutent nos pouvoirs de diagnostic et défient nos modes de diagnostic. traitement; ceux-ci ne semblent cependant pas nombreux en comparaison de la grande masse des cas susceptibles de guérison ou de soulagement. Le médecin sceptique, si aigu que puissent être ses facultés de raisonnement, et quels qu'en soient les efforts qu'il s'efforce de rendre obscurs et directs sur des sujets clairs. faits ambigus, ne pourra jamais priver le bon praticien de la joie pure et intérieure qu'il ressent lorsqu'il a conscience d'avoir arraché un patient aux mâchoires de la mort.

Sachant que telles étaient ses idées sur la pratique de la médecine, il est d'autant plus intéressant de revenir sur le système d'enseignement que Graves considérait comme le plus susceptible de produire de véritables praticiens de la médecine. Ceux qui se sont principalement préoccupés de la réforme de l'enseignement médical ici en Amérique ces dernières années ne peuvent manquer d'être frappés par la pertinence des idées de Graves sur ce sujet il y a près d'un siècle. Très jeune, il n'hésitait pas à exprimer sa dépréciation des méthodes conventionnelles et artificielles de l'enseignement médical de son époque, et il anticipait ce qu'il y avait de meilleur dans les méthodes qui sont progressivement devenues en vogue à la fin du XIXe et au début du XXe siècle. Ses opinions resteront toujours un réservoir de réflexion suggestif pour ceux qui ont à cœur la formation médicale supérieure.

Dans sa conférence d'introduction à l'ouverture du cours de médecine à l'hôpital Meath de Dublin en 1821, il déclara très clairement ce qu'il considérait comme l'objectif principal de l'étudiant en médecine :

« Les étudiants ne devraient pas s'efforcer de voir beaucoup de maladies chaque jour ; non, leur objectif devrait être constamment d'étudier quelques cas avec diligence et attention ; ils devraient cultiver avec anxiété l'habitude de faire des observations précises. Cela ne peut pas être fait d'un coup ; cette habitude peut ne doit être acquis que progressivement. Ce n'est jamais le résultat de la seule habileté ; il ne manque jamais de récompenser les travaux d'une patiente industrie. Vous devez également vous efforcer de rendre vos observations non seulement exactes mais complètes. Vous devez suivre lorsque cela est possible chaque cas à partir de son du début à la fin ; car cette dernière offre souvent la meilleure explication des symptômes antérieurs et le meilleur commentaire sur le traitement. »

Graves inculquait en principe ce que Corrigan, lui-même et Stokes allaient illustrer si minutieusement dans la pratique au cours des années suivantes. Avant la fin de la décennie au cours de laquelle ce discours fut prononcé à l'hôpital Meath, Corrigan, du petit hôpital de Jervis Street, où il n'y avait que des lits pour six patients en tout, devait faire ses grandes découvertes concernant les maladies de l'aorte et poser pour toujours les bases solides du diagnostic des affections du cœur. Il y a de nombreux passages dans ce discours de Graves qui pourraient servir d'avertissement à l'heure actuelle et à la génération actuelle concernant les méthodes d'enseignement médical qui ne comprennent pas suffisamment d'enseignement pratique. Il disait par exemple :

"La principale objection à notre méthode actuelle d'enseignement est que, si inclinant que soit l'étudiant, il n'est jamais obligé d'exercer son propre jugement pour distinguer les maladies et n'a aucune occasion d'essayer son habileté à les guérir, et par conséquent à la fin de ses études, il est peut-être bien fondé dans les sciences accessoires - est un parfait logicien médical - capable d'organiser les noms des maladies dans leurs classes, ordres et différentes subdivisions ; il peut être maître des théories les plus difficiles des physiologistes modernes ; il a peut-être entendu, vu et, s'il est membre de la société médicale, il a peut-être aussi beaucoup parlé ; mais au terme de toute cette préparation, qu'est-il lorsqu'il devient médecin à part entière ? - un praticien qui n'a jamais pratiqué !"

Ces mots ont des applications tout aussi suggestives à la plupart des phases de notre éducation moderne qu'ils l'étaient à celle de l'époque de Graves. Il existe d'autres passages qui ont à cet égard une signification si significative qu'on ne peut guère s'empêcher de citer :

« Notre méthode actuelle d'enseignement est en effet très utile et rien de mieux ne peut être imaginé pour un débutant ; mais pour l' étudiant plus avancé, elle n'est en aucun cas suffisante, et elle n'est pas non plus calculée pour lui donner l'expérience pratique, sans laquelle toutes les autres connaissances sont inutiles. en vain. Je dis que cela ne lui donne pas d'expérience, car à aucun moment il n'a été chargé de la responsabilité d'instruire un cas pour lui-même et par lui-même ; parce qu'à aucun moment il n'a été appelé à poser un diagnostic, sans l' aide de d'autres, et surtout parce qu'il n'a jamais été obligé d'agir sur la base de ce diagnostic et de prescrire la méthode de traitement. Si ceux qui ont été ainsi instruits et qui ont été nommés médecins sur des bases si minces confessaient la vérité, nous " Il faut présenter un tableau propre à susciter la consternation, sinon un sentiment plus fort. Combien de doutes et d'anxiétés distrayantes accompagnent un tel homme au chevet de son premier patient. Si la maladie est aiguë et la vie en danger imminent, et s'il recule sous ce soudain et une charge inhabituelle de responsabilités, ses capacités professionnelles ne lui accordent que peu de crédit. Si au contraire, inexpérimenté comme il est, il assume cette décision de jugement, cette énergie de pratique que seule l'expérience peut conférer, n'est-il pas probable que le résultat sera encore plus désastreux ? »

Les derniers jours de Graves ainsi que les circonstances de sa mort et de son enterrement sont racontés par le professeur Stokes, son grand ami personnel et lui-même l'un des médecins les plus éminents de son temps. Nous citons le paragraphe final de la notice biographique du professeur Stokes :

"C'est à l'automne 1852, alors qu'il avait cinquante-sept ans, que les symptômes de la maladie qui devait s'avérer fatale se manifestèrent pour la première fois. Au mois de février suivant, il commença à succomber à la maladie. Bien que parfois son Les souffrances étaient grandes, mais il eut de nombreux intervalles sans douleur. Et il montra alors toute sa gaieté et son énergie d'antan. Jusqu'à la fin, il continua à prendre plaisir à entendre parler de tout progrès de la connaissance qui tendait à améliorer la condition de l'homme. ou pour éclairer ses relations avec un état futur. A ce dernier point de vue, les découvertes de Layard l'intéressaient beaucoup, comme illustration de l'Histoire sacrée, et il lui fut ainsi permis de combler les intervalles de ses souffrances, même pour le dernier ; car ses facultés mentales n'ont jamais failli ni faibli, - une miséricorde pour laquelle il a souvent exprimé une fervente gratitude ; et ainsi il a été providentiellement mis en mesure de revoir le passé et de former un jugement calme et délibéré sur les convictions religieuses de son années antérieures. Et une fois leur véracité établie, il s'y conforma avec ce sérieux qui caractérisait toutes ses décisions. « C'est après avoir atteint cet état de patiente attente qu'un homme qui lui était cher exprima dans la prière le souhait de son rétablissement. « Ne demandez pas cela, répondit-il ; cela pourrait s'avérer une épreuve fatale.

"Son esprit étant ainsi satisfait, il fit peu de remarques sur ces sujets, sauf en réponse aux demandes des autres. Ainsi, lorsqu'il se référa à l'illustration prophétique de l'amour purificateur et rédempteur, 'Une fontaine sera ouverte pour le péché et pour l'impureté, " "Non," dit-il, "pas une fontaine, mais   un   océan."

"La veille de sa mort, il désira (une seconde fois) participer à la Sainte Communion avec sa famille. Quand quelques explications furent commencées, il répondit : « Je sais tout cela ; Je ne considère pas cela comme un charme, mais je souhaite mourir sous la bannière du Christ. Se sentant sombrer, il demanda la prière, et on lui présenta une pétition adaptée à son état ; mais il semblait aspirer à quelque chose de plus et, interrogé, répondit : « Je veux une prière que je connais, certaines des prières de ma jeunesse, certaines des prières de mon père. La litanie fut commencée, il reprit aussitôt les paroles bien connues, et lorsque la voix de l'orateur faiblissait, il les continua seule et distinctement, jusqu'à la fin du morceau : « Que tu as racheté par ton sang le plus précieux.

« Le vingt mars 1853, et sans nouvelles souffrances, il cessa de respirer.

« Son tombeau se trouve au cimetière du Mont Jérôme. Il porte l'inscription suivante dictée par lui-même :

"ROBERT JAMES GRAVES,
fils de Richard Graves, professeur de théologie, qui, après une maladie prolongée et douloureuse, est mort dans l'amour de Dieu et dans la foi de Jésus-Christ."

William Stokes.

Très étroitement associé au nom de Robert Graves dans tout ce qui a rendu l'école irlandaise de médecine influente pour le bien, vers le début du deuxième quart du XIXe siècle, est celui de William Stokes. Les travaux de Stokes sur les maladies de la poitrine et, plus tard dans sa vie, son traité sur les maladies du cœur et de l'aorte le marquent comme l'un des plus grands médecins de tous les temps. Son nom est assuré de l'immortalité en médecine, car avec celui du célèbre médecin écossais Cheyne, arrivé à Dublin à la fin de la deuxième décennie du XIXe siècle, il est associé dans le terme le plus couramment utilisé pour désigner une forme de respiration. , ayant une importance diagnostique et pronostique particulière dans certaines maladies graves, et connue sous le nom de respiration de Cheyne-Stokes. Cependant, plus intéressant encore que Stokes le médecin, comme nous le verrons, Stokes l'homme et tout ce qu'il a représenté dans sa génération à Dublin, au cours de sa longue vie.

William Stokes appartenait à une famille qui s'était longtemps distinguée à Dublin pour ses études. Bien que ses ancêtres soient originaires d'Angleterre, cinq générations ont occupé des postes plus ou moins importants dans la vie publique irlandaise et ont vécu à Dublin pendant plus de cent cinquante ans avant que Stokes ne commence à jouer un rôle important dans la médecine irlandaise. Son père, Whitley Stokes, avait été chercheur et chercheur principal au Trinity College et jouait un rôle important dans les cercles scientifiques, politiques et littéraires de la capitale irlandaise à la fin du XVIIIe et au début du XIXe siècle. Il avait été membre des United Irishmen, mais craignant que les principes révolutionnaires propagés ne provoquent qu'une rébellion inefficace, il se sépara d'eux, bien que des années plus tard, lorsque les United Irishmen furent interdits par le gouvernement anglais, il ses relations antérieures avec eux lui ont valu la suspension de la bourse. Plus tard, cependant, Whitley Stokes devint professeur Regius de pratique de la médecine au Trinity College, chaire qu'il occupa jusqu'à ce qu'il lui succède au début des années quarante du XIXe siècle par son fils, William, sujet de cette esquisse. Le caractère de cet homme peut être jugé en partie par le fait que, bien qu'il fût un médecin distingué et intéressé par toutes les branches de la science, il participa activement à la fondation des jardins botaniques du Trinity College et fut l'un des fondateurs du zoo. Garden in Phoenix Park, il est également l'auteur d'un essai primé en réponse à Age of Reason de Tom Paine, qui attirait alors tant d'attention.

Notre William Stokes était le deuxième fils de Whitley Stokes et est né à Dublin en 1804. Comme beaucoup d'autres chercheurs distingués en sciences, il n'était pas considéré comme un étudiant brillant lorsqu'il était enfant et on pouvait en fait le convaincre de s'intéresser uniquement à lui-même. très légèrement dans ce qui est habituellement considéré comme le travail fondamental absolument nécessaire en matière d'éducation. Il avait un grand amour pour la poésie et la romance, qu'il a porté avec lui toute sa vie. Les Scottish Border Ballads étaient sa lecture préférée et il passait des jours à les mémoriser. Il va sans dire que son apparente indolence et sa réticence à l'égard de tout système d'étude régulier et méthodique étaient, comme son fils, feu Sir William Stokes, le raconte dans sa biographie de son père, une source de réelle inquiétude pour ses parents et causait particulièrement à sa mère. beaucoup de pensées anxieuses. Un jour, alors qu'il lisait son auteur préféré, Sir Walter Scott, il s'endormit – pour être réveillé peu après par quelques gouttes chaudes tombant sur son visage. Il s'approcha et trouva sa mère penchée sur lui. Ce sont ses larmes qui l'avaient réveillé. Piqué de remords d'avoir été la cause de tant de chagrins chez la mère qu'il aimait tant, sa nature subit un changement immédiat et salutaire, et le garçon rêveur et indolent devint désormais l'élève ardent et enthousiaste.

Stokes a largement compensé toute négligence dans les études qu'il aurait pu avoir dans son enfance dès qu'il a commencé le cours de médecine auquel il se sentait appelé. Ici, il en est venu à être considéré comme l'un des étudiants les plus ardents et les plus minutieux.

Ses études de médecine préliminaires ont commencé à Dublin, à l'hôpital Meath. Il a appris la chimie au laboratoire du Trinity College et l'anatomie au Royal College of Surgeons. Après avoir passé ainsi plusieurs années , il se rendit à Glasgow, où pendant deux ans encore il s'occupa principalement de chimie dans le laboratoire du professeur Thompson. Comme la plupart des jeunes Irlandais de son époque, il se rendit ensuite à Édimbourg afin de compléter ses études en médecine clinique et, si possible, d'obtenir son diplôme de médecine dans cette célèbre institution. C'est à Édimbourg, sous l' influence magnétique de ce grand professeur, Allison, que Stokes commença à développer les rares pouvoirs d'observation originaux qui le placèrent très tôt au premier rang des meilleurs médecins de l'époque.

Il est intéressant de noter qu'avant de quitter Édimbourg, il publia son premier ouvrage médical, un traité sur l'utilisation du stéthoscope, qui fut sans aucun doute le moyen d'amener cet instrument - et avec lui le fructueux système de diagnostic physique de Laennec au moyen de l' auscultation . --à l'avis général de la profession médicale anglophone. Même après tout ce qui a été écrit sur le sujet, cela reste un petit livre très précieux. Il était dédié au célèbre Cullen, qui avait déjà publié une série de cas illustrés par l'utilisation du stéthoscope, et à qui Stokes devait probablement l'idée de la nécessité d'un petit traité formel sur le sujet. Il est typique de la lente adoption des nouveautés médicales, même lorsqu'elles sont d'une grande importance, que plus de dix ans après, des médecins anciens, quoique distingués, se moquaient souvent de Stokes pour avoir passé autant de temps à étudier des cas avec le stéthoscope, car à leur avis ce n'était guère plus qu'un jouet. Cela n'a pas été fait dans un esprit amer et critique, mais avec la complaisance et la condescendance les plus amicales . Stokes, cependant, intensément pratique à sa manière, comprit la valeur de l'instrument et, grâce à son enseignement, il commença bientôt à être utilisé plus généralement ; introduisant ainsi dans les milieux médicaux anglophones cette connaissance exacte des maladies de la poitrine qui ne peut être obtenue qu'au moyen de ce petit instrument et des méthodes d'auscultation qui lui sont associées.

Immédiatement après avoir obtenu son diplôme, Stokes s'installe dans sa ville natale pour pratiquer . En 1826, alors que Stokes n'avait que vingt-deux ans, Dublin fut frappée par une de ces épidémies de typhus si fréquentes dans la première moitié du XIXe siècle et qui consistaient évidemment, au moins dans une large mesure, à ce que nous maintenant appelée fièvre typhoïde, mais mêlée à de nombreux cas du véritable et redoutable typhus. La mortalité dans de telles épidémies, comme nous avons des raisons de le savoir d'après les statistiques ici à New York, était toujours supérieure à vingt-cinq pour cent et atteignait souvent bien au-dessus de cinquante pour cent. Le mode de contagion était inconnu, mais il était très bien entendu que ceux qui étaient en contact avec les patients étaient susceptibles de contracter la maladie. Parmi les classes les plus pauvres de Dublin, la fièvre faisait rage avec virulence, mais le jeune Stokes se consacrait aux soins des patients dans une mesure qui mettait gravement à rude épreuve ses capacités physiques d'endurance. Il se consacre surtout aux classes les plus pauvres. Il n'a pas contracté la fièvre au plus fort de l'épidémie en 1826, mais il l'a contracté en 1827, lorsqu'elle est réapparue, mais heureusement il a souffert sous une forme bénigne.

Peu de temps après, une épidémie d'une autre maladie, le choléra asiatique, dont le danger a été presque entièrement écarté grâce aux progrès de la médecine scientifique dans les temps modernes, s'est produite. Cela s'est manifesté à Dublin, lorsque Stokes avait environ vingt-cinq ans. C'est lui qui a reconnu le premier cas de la maladie et a lancé le signal d'alarme qui a probablement sauvé de nombreuses vies en attirant l'attention sur le danger qui ne faisait que commencer. Une fois de plus, il se consacra aux soins des patients et, comme pour le typhus, rédigea un récit de ses expériences, qui est en soi un document médical précieux qui montre les capacités d'observation du jeune médecin.

Stokes se consacrait au travail des pauvres, et son profond intérêt pour leur bien-être le conduisait à sacrifier beaucoup de temps pour organiser des œuvres caritatives médicales en faveur de ses malheureux compatriotes au cours des tristes années de cette terrible cinquième décennie du XIXe siècle. Son intérêt pour cette question d'organisation l'a également amené à réaliser tout ce que l'hygiène publique et un assainissement public efficace pouvaient accomplir. Il reconnaissait également tout ce qui serait accompli dans ce sens si les hommes recevaient une formation appropriée pour en faire des spécialistes dans ces domaines. C'est donc à Stokes, presque plus qu'à tout autre homme, que l'on doit le développement de l'assainissement public en tant que science particulière et son organisation destinée à garantir correctement l'hygiène publique.

Ses efforts, en particulier à l'égard des médecins d'Irlande, qui ont si noblement sacrifié, souvent aux dépens d'autres pratiques, leur temps, leur santé et souvent même leur vie, pour aider leurs compatriotes frappés, constituent l'un des meilleurs monuments à sa tendre sympathie et à sa bonté d'homme. Son témoignage devant la commission parlementaire était à cette époque de la plus haute valeur pour assurer la reconnaissance de leurs services.

En 1843, lorsque le Medical Charities Bill fut présenté, Stokes et Cusack s'unirent dans les efforts visant à procurer à ces hommes dévoués une amélioration des conditions dans lesquelles ils travaillaient. Ils se rendirent à Londres pour témoigner à ce sujet devant la Chambre des communes. Ces deux amis avaient dû déplorer la perte de plusieurs de leurs élèves les plus chers et les plus prometteurs, qui, après une courte expérience de pratique à la campagne, étaient tombés victimes de fièvre contractée dans l'exercice de leurs fonctions. Ils plaidèrent qu'en toute justice, la rémunération des soins aux hôpitaux et dispensaires pour fièvres devrait être fixée à un taux libéral, et que des dispositions devraient être prises pour les veuves et les enfants des messieurs qui avaient perdu la vie dans le service public. Ils rassemblèrent des statistiques qui prouvèrent que, pendant une période de vingt-cinq ans, la mortalité des médecins irlandais était de vingt-quatre pour cent, alors que dans la plupart des cas, la cause du décès était le typhus. Ils ont montré que, sous l'autorité de l'inspecteur général Marshall, la mortalité relative des officiers combattants dans l'armée était inférieure à la moitié de celle-ci, s'élevant à seulement dix et quart pour cent. Il n'est pas étonnant que William Stokes dise, en réponse à la question du président concernant l'existence d'un risque particulier pour le médecin en Irlande : « Un si grand nombre de mes élèves ont été isolés à cause du typhus, au point de rendre Je me sens très mal à l'aise lorsque l'un d'entre eux s'installe dans un dispensaire en Irlande. Je considère cela presque comme un départ au combat. Il observe encore : « Les médecins irlandais se trouvent dans une situation très différente et bien plus grave que celle de leurs frères de Grande-Bretagne. . . . . Le médecin irlandais est souvent exposé à la contagion dans sa force la plus concentrée lorsqu'il sous l'influence du froid, de l'humidité, de la fatigue et de la faim, alors qu'il travaille parmi les pauvres, passant de masure en masure dans des régions sauvages et peu peuplées mais vastes. Il doit souvent chevaucher pendant de nombreuses heures dans les pires temps, et à nuit, endurant une grande fatigue, alors qu'il était lui-même en proie à des souffrances mentales aussi bien que physiques ; car si l'on ajoute à un tel travail l'influence néfaste que la connaissance du danger doit avoir sur le système d'un homme se sentant frappé par la maladie sous laquelle il a vu tant de personnes sombrer, et torturé par l'idée de laisser une jeune famille sans pourvoir, on comprend comment il se fait que le pays soit si souvent privé par la mort d'un si grand nombre de ses serviteurs les plus instruits et les plus dévoués.

La phase la plus intéressante du travail purement médical de Stokes au cours de la première partie de sa carrière est peut-être son traitement du sujet de la consommation. A moins de trente-trois ans, il écrivit un traité sur le diagnostic et le traitement des maladies de la poitrine. Sa familiarité avec les travaux de Graves et d' Auenbrugger lui a donné la maîtrise de toutes les méthodes modernes de diagnostic physique, de sorte qu'il a pu étudier la tuberculose avec le meilleur avantage possible et avec le moins de chances possible d'un jugement trop favorable à l'égard de sa guérison. . Malgré l'exactitude de ses connaissances, il insistait sur le fait que la maladie était curable et que l'important était de la reconnaître le plus tôt possible, afin que le patient puisse avoir les meilleures chances de vivre.

A cette époque, la plupart des médecins considéraient la tuberculose comme une maladie héréditaire, sans aucune idée qu'elle puisse être contagieuse. L'acceptation de l'hérédité semblait imprimer le sceau d'une fatalité inévitable sur la tête des victimes de la maladie. Annoncer la guérison de la tuberculose était alors aller à l'encontre de toutes les traditions médicales de l'époque, et ce faisant, Stokes devait avoir à l'appui de son enseignement de nombreuses observations de patients guéris, même s'ils étaient assurés qu'ils souffraient de cette maladie soi-disant mortelle. Nous savons que Stokes avait certainement raison dans son jugement sur cette question, et nous réalisons également que sa méthode de traitement, qui comprenait une alimentation abondante et de longues heures quotidiennes à l'air libre, constituait les meilleurs éléments du traitement moderne de la tuberculose.

L'une des anticipations les plus frappantes de ce que l'on peut considérer comme assez moderne en médecine est peut-être la description par le Dr Stokes des méthodes par lesquelles il considère que certaines formes de faiblesse cardiaque, en particulier celles liées à une maladie graisseuse naissante, devraient être traitées. Ses orientations sont presque exactement celles qui ont fait connaître les noms des frères Schott dans le monde entier au cours des vingt-cinq dernières années. Avoir anticipé nos conceptions modernes concernant la tuberculose, sa guérison et les meilleures méthodes de traitement montre à quel point Stokes avait étudié minutieusement ses cas de consommation. Que le même homme ait pu également mettre au point les détails du traitement de la faiblesse cardiaque est un triomphe qui indique mieux que toute autre chose peut-être le génie du médecin, non seulement dans l'observation des maladies, mais surtout dans cette partie plus importante. de la médecine - la bonne application des principes thérapeutiques.

Stokes observe : « Dans l'état actuel de nos connaissances, l'adoption des principes suivants dans la gestion d'un cas de maladie graisseuse naissante semble justifiable :

"Nous devons entraîner le patient graduellement mais régulièrement à abandonner toutes habitudes luxueuses. Il doit adopter des heures matinales et suivre un système d'exercices musculaires gradués; et il arrivera souvent qu'après de la persévérance dans ce système, le patient sera permettre de faire avec plaisir et avantage une quantité d'exercice qui était au début totalement impossible en raison de la difficulté de respiration qui suivait l'effort. Le traitement par l'exercice musculaire est évidemment plus approprié chez les personnes plus jeunes que chez les personnes plus âgées. Les lésions cardiaques sont souvent enlevées par un cours de gymnastique réglementé ou par des exercices pédestres, même dans les pays montagneux, comme la Suisse, ou les Highlands d'Écosse ou d'Irlande. On peut souvent observer chez de telles personnes l'apparition de ce qu'on appelle communément 'obtenir le second souffle;' c'est-à-dire que pendant la première période de la journée, le patient souffre de dyspnée et de palpitations à un degré extrême, mais en persévérant, sans surmenage, ou après un court repos, il peut terminer sa journée de travail et même gravir de hautes montagnes avec facilité. Cependant, chez les personnes avancées dans la vie, comme on l'a remarqué, les complications fréquentes liées aux maladies athéromateuses de l'aorte et aux affections du foie et des poumons doivent nous inciter à être plus prudents dans la recommandation du traitement actuellement spécifié.

Si une preuve de la capacité de Stokes en tant qu'observateur et enseignant était nécessaire, elle se trouverait facilement dans sa description originale de la forme de trouble respiratoire connue depuis sous le nom de respiration de Cheyne-Stokes. Le passage est en outre un modèle de description succincte et complète qui mériterait bien de figurer dans le livre banal des médecins qui écrivent, car beaucoup d'entre eux ont besoin d'imiter sa concision et sa clarté. On le retrouve dans son livre ***Maladies du cœur et de l'aorte*** , p 336.

« Forme de détresse respiratoire, propre à cette affection (dégénérescence graisseuse du cœur), consistant en une période d'apnée apparemment parfaite , suivie d'inspirations faibles et courtes, qui augmentent graduellement en force et en profondeur jusqu'à ce que l'acte respiratoire soit porté jusqu'au hauteur la plus élevée dont il semble capable, lorsque les respirations, poursuivant une échelle descendante, diminuent régulièrement jusqu'au début d'une autre période d'apnée . Au plus fort du paroxysme, le murmure vésiculaire devient intensément puéril.

Il est curieusement intéressant de constater qu'un sujet de discussion favori dans les sociétés médicales irlandaises il y a près de cinquante ans était un sujet qui revient encore fréquemment sur le tapis lors des réunions des sociétés médicales. Dans l'un de ses discours publics, le Dr Stokes a déploré le fait que la médecine n'avait pas la place qui lui revient dans l'estime du peuple et n'était pas en mesure d'affirmer sa dignité en tant que profession dans sa sphère propre. Il a également discuté des remèdes à cet état de choses, et comme il était un homme aux vues éminemment larges, d'une très grande expérience et d'un jugement sain et conservateur, il vaut la peine d'y réfléchir au début du XXe siècle, pour les conséquences pratiques . les problèmes de la vie professionnelle qu'il expose sont toujours d'actualité. C'est pour cette raison qu'il a semblé utile de donner une citation assez longue qui représenterait adéquatement ses conclusions en la matière.

"Est-ce par l'agitation publique et les remontrances adressées à des oreilles sourdes ou involontaires qu'il faut corriger ces abus médicaux ? Est-ce par l'exigence d'une législation de classe ? ou est-ce, par les efforts de tous, pour placer la médecine dans la hiérarchie" des sciences, à l'avant-garde du progrès humain, en éliminant toute influence susceptible de l'abaisser, en développant chaque jour davantage le principe professionnel, tandis que nous favorisons tout ce qui touche à son caractère moral, littéraire et scientifique ? notre règle d'action, alors commence la véritable réforme de toutes ces choses qui nous irritent et nous irritent. Alors la médecine aura le poids qui lui revient dans les conseils du pays. Il n'y a pas de voie royale pour atteindre cet accomplissement. D'une part, le l'éducation libérale du public doit progresser, et l'introduction des sciences physiques dans les cours d'art des universités doit donner le coup de grâce à l'empirisme ; et, d'autre part, l'éducation personnelle doit étendre ses fondations, et nous devons faire confiance à l'empirisme. moins à la formation particulière qu'à la formation générale de l'esprit. Lorsque la médecine est en mesure d'imposer le respect, soyez sûr que sa récompense sera proportionnellement augmentée et son statut élevé. Dans l'histoire du genre humain, trois objets de la sollicitude de l'homme peuvent être indiqués : premièrement, son état futur ; ensuite, ses intérêts mondains ; et enfin, sa santé. Ainsi les professions qui traitent de ces considérations ont été placées relativement : d'abord, celle de divinité ; ensuite, celui de la loi ou du gouvernement ; et comme l'homme aime l'or plus que la vie, cette dernière est la médecine. Mais, avec le progrès de la société, un équilibre plus juste s'obtiendra, à condition que nous travaillions dans la bonne direction et que nous nous rendions dignes de prendre part à son gouvernement, et non par des programmes d'éducation coercitifs ; non pas par des examens surchargés de connaissances spécialisées, qui sont presque sans valeur en comparaison d'un vaste entraînement mental ; mais en veillant à la culture morale et religieuse et au progrès intellectuel général de l'étudiant.

Il est donc à craindre que le Dr Stokes ait très peu de sympathie pour la tendance spécialisée de l'enseignement médical moderne. Il est certain que ce n'est pas ainsi que se sont développés les géants médicaux d'autrefois ; mais les temps ont changé ; peut-être devrions-nous changer avec eux, mais il faut toujours garder à l'esprit le danger du changement afin d'éviter, si possible, ses conséquences les plus graves dès le premier avertissement.

Même si Stokes ressentait profondément pour le peuple irlandais et pour les tristes conditions dans lesquelles il travaillait, malheureusement, comme beaucoup d'autres Irlandais instruits, il avait très peu de sympathie active dans aucun des mouvements de secours. C'était un homme au début de la vie moyenne lorsque l'agitation d'O'Connell a commencé, mais il n'a pris aucune part au mouvement. Plus tard, alors que son ami personnel, Isaac Butt, était engagé dans son grand travail politique pour l'Irlande, Stokes essaya de l'en dissuader, estimant que l'éveil du peuple à la réalisation de ses droits ne faisait que conduire à une fixation plus étroite de ses intérêts. Chaînes. Un meilleur jugement a prévalu et maintenant pratiquement toutes les classes sont unies dans le mouvement gaélique, ce qui rend plus difficile la compréhension de la position de Stokes, mais il s'agit d'un cas de sympathie plutôt que de blâme. Son cœur était touché, mais sa tête ne voyait pas une issue heureuse pour ses compatriotes, et c'est pourquoi il préférait les faire endurer avec patience plutôt que de souffrir davantage de maux par des mesures coercitives.

Le Dr Stokes réalisa cependant toute l'iniquité de l'union des parlements irlandais et anglais, et une de ses histoires préférées fut racontée à propos d'un des membres du Parlement irlandais qui s'est vendu à l'Angleterre. Ce membre, se trouvant inaperçu dans la distribution des récompenses après le passage de l'Union, bien que dix-huit de ses confrères fussent élevés à la pairie, se rendit chez le secrétaire d'État et se plaignit d'un ton offensé d'avoir été négligé. Le secrétaire répondit de la manière la plus douce : « Le gouvernement, monsieur, est très soucieux de faire tout ce qu'il peut pour aider ceux qui l'ont soutenu. Quel est l'objet de votre ambition ?

« Faites-moi l'égal du reste des canailles », fut la prompte réponse de ce législateur consciencieux.

Stokes avait l'habitude d'ajouter : « L'histoire ne dit pas si sa demande tout à fait raisonnable a été accordée. »

Au milieu de la sympathie de Stokes pour ses compatriotes, il y avait toujours un contre-courant de sentiment réactionnaire, comme s'il craignait que l'enthousiasme celtique pour la réforme dépasse les bornes et entraîne à sa suite des maux, pires encore que les bienfaits que cela pourrait entraîner. La lettre suivante à un ami, qui représente une phase de ce sentiment de la part d'un Irlandais sincère, semble mériter d'être reproduite, car elle suggère des réflexions sur le mouvement actuel qui mettent en garde contre les dangers possibles de l'esprit commercial qui doit être à éviter à tout prix, si les

Irlandais veulent conserver l'influence que leur idéalisme leur a toujours donnée, quelle que soit la partie du monde où ils se trouvent :

"27 octobre 1836.-- Vous serez désolé d'apprendre que je suis allé depuis deux jours au Connemara, pour voir le pauvre Macnamara. Il est mourant. Oh, quelle tragédie ce sera ! Nous l'attendons en ville cette semaine. Je n'ai jamais vu le glorieux Lough Corrib aussi beau. J'ai été diverti par Miss Blake ; elle est un spécimen parfait de la vieille aristocratie irlandaise. Grande, distinguée, élégamment formée, avec des cheveux noirs et un teint délicieusement clair ; elle avait l'air, comme elle se tenait dans sa salle tapissée, une dame romantique : sa jeunesse, ses vêtements de deuil, sa tête classique et les symboles de sa religion bien-aimée, tout se combinait pour former un tableau difficile à oublier. Le château, gris et usé, se dresse sur une plate-forme verte au-dessus de la rivière claire et rapide à travers laquelle les eaux entières du Lough Mask et du Lough Corrib se précipitent vers la mer. Cela renverse la comparaison de Byron, "Tout vert et sauvagement frais sans", etc., etc. Vous direz que je suis mais en vérité, un peu de temps détruira ces anciens châteaux, leurs habitants nobles et honorables, ainsi que les sentiments que leur communion crée, et alors « l' utilité » régnera, et le « bon sens », se moquant du passé et du passé. beau, construira des usines avec les vestiges de l'histoire, gagnera de l'argent et mourra. »

L'intérêt du Dr Stokes pour les questions historiques irlandaises peut être mieux jugé par le fait que vers la fin de sa vie, alors qu'il était extrêmement occupé par sa pratique et son travail médical de toutes sortes, il a pris le temps d'écrire la vie de son ami. , George Petrie, l'éminent antiquaire irlandais. Ceux qui s'intéressent aux antiquités irlandaises se souviendront que l'œuvre de Petrie méritait éminemment cet hommage et que la vie de Stokes est digne du mérite de Petrie. Margaret, la fille du Dr Stokes, suite à l'association avec Petrie et à l'intérêt de son père pour les antiquités irlandaises, est devenue une étudiante approfondie du même sujet et a écrit un petit volume, Early Christian Art in Ireland, qui est devenu le manuel **standard**. sur ce sujet pour ceux qui souhaitent des informations sûres et précises, mais qui ne sont pas spécialisés dans les antiquités.

Le 17 mars 1874, en reconnaissance de son intérêt pour les antiquités irlandaises, Stokes fut nommé à la présidence de la Royal Irish Academy. "C'était un nouveau départ pour les membres de cette société", dit le biographe de Stokes, "qui est principalement représentative de la littérature et de la science abstraite, de choisir un médecin comme chef, mais on sentait que le moment était maintenant venu où la médecine avait obtenu, grâce aux travaux de Stokes et d'autres, une telle position dans l'estime des hommes littéraires et scientifiques que l'élection du professeur Regius de cet art au Trinity College (à la présidence de la Royal Irish Academy) serait bien accueillie par la majorité." Il est certain qu'aucun membre de la profession médicale n'aurait pu être trouvé plus méritant cet hommage en raison de tout ce qu'il avait fait pour la médecine irlandaise, et en plus de son intérêt large, sympathique et libéral pour les antiquités irlandaises, il le préparait éminemment à cette position honorable.

Lorsque la mort de Stokes fut annoncée au début de janvier 1878, le monde médical pensait avoir perdu l'un de ses hommes les plus représentatifs. Quelques années avant sa mort, de nombreux honneurs avaient été décernés, tous involontairement, à ce digne protagoniste de la médecine irlandaise. Il avait été nommé membre de l'ordre prussien du mérite et membre honoraire de nombreuses sociétés scientifiques du continent. Il avait reçu la rare distinction du diplôme de LL.D. de Cambridge et avait été également honoré par de nombreuses autres universités. Peut-être que l'honneur que Stokes lui-même aurait le plus apprécié est venu après sa mort, lorsque les gens de la campagne qui avaient appris à le connaître et à l'aimer ont demandé à être autorisés à transporter sa dépouille de Carrig Breac à l'église de St. Fintan - le "herbeux". tombeau du cimetière", où il devait être déposé à côté de sa femme et de ses enfants bien-aimés. Ils le déposèrent dans le même tombeau et sous la même pierre avec celle qui fut la compagne bien-aimée de sa vie, et sur la tombe de laquelle il avait gravé ces mots :

"Quand l'oreille l'entendit, alors elle la bénit ;

Quand l'œil la voyait , il se réjouissait ;

Quand les pauvres et les souffrants sont venus vers elle

Ils ont été réconfortés. »

Il est certain qu'une union comme la leur n'était pas destinée à exister mais à être éphémère.

La belle affection domestique de Stokes n'était qu'un autre indice de l'un des types d'hommes les plus joliment arrondis qui aient jamais vécu. Le côté affectif de son être, profondément tendre, profondément sympathique, toujours soucieux des autres en premier et humainement dévoué aux pauvres et aux démunis par-dessus tout, était typique du meilleur côté du caractère irlandais. Pour cela, plus encore que pour tout ce qu'il a fait pour la médecine pratique (et pourtant l'absence de ses travaux constituerait une lacune importante dans le progrès médical du XIXe siècle), la race peut bien être fière de lui. Son exemple est toujours vivant et anime ses confrères professionnels, dont l'un (Sir John Moore) a dit de lui : « Ceux qui ont vu le Dr Stokes au chevet des malades savent à quel point son attitude envers le malade était douce, raffinée et bienveillante. Au milieu de toute l'ardeur de l'observation clinique et de la recherche, il n'a jamais oublié un seul instant le patient qui se trouvait devant lui - aucun mot irréfléchi sorti de ses lèvres, aucune action brutale ou méchante n'a jamais ébranlé la confiance calme que reposaient en lui ceux qui recherchaient son talent et soins. Dans de nombreuses conférences éloquentes prononcées à l'hôpital Meath, il a inculqué ces leçons chrétiennes de charité et de prévenance ; et ainsi , par précepte et par exemple, il s'est efforcé d'enseigner les devoirs d'un médecin véritable et craignant Dieu.

Dominique Corrigan.

Le troisième du grand trio des fondateurs de l'École irlandaise de médecine est Sir Dominic John Corrigan, dont le nom sera à jamais associé à la forme de pouls qui se produit dans les maladies cardiaques aortiques. C'était son mérite suprême d'avoir été le premier à décrire dans tous ses détails ce type de maladie cardiaque, et l'éminent clinicien français Trousseau déclara que l'insuffisance aortique devait être appelée maladie de Corrigan. À cette époque, Trousseau était considéré à juste titre comme l'esprit leader parmi les cliniciens d'Europe. Il ne se lassait jamais de recommander à ses étudiants les observations cliniques pointues de Corrigan et insistait sur le fait que c'était un travail de ce genre qui assurait de réels progrès en médecine. La suggestion de Trousseau quant à la nomenclature n'a pas été adoptée dans son intégralité, mais le pouls de Corrigan est bien connu dans tout le monde médical, et il ne fait aucun doute maintenant qu'il continuera pendant de nombreuses générations à conférer un honneur mérité à l'homme qui, le premier, en a apprécié pleinement Il n'était pas le premier à le reconnaître – et en fait, il pouvait difficilement passer inaperçu – mais il montrait quelles conclusions diagnostiques on pouvait en tirer.

La carrière de Corrigan devrait être un exemple stimulant pour le jeune médecin qui vient d'entreprendre ce véritable travail postuniversitaire en médecine qui vient après avoir obtenu son diplôme, terminé peut-être son travail à l'hôpital et commencé sa pratique. Corrigan n'avait que vingt-sept ans lorsqu'il commença la série d'observations sur laquelle fut fondé son article sur les cardiopathies aortiques, publié alors qu'il avait environ trente ans. En ce qui concerne les réalisations de la jeunesse, Corrigan n'est pas le seul parmi ses éminents contemporains irlandais. Stokes, on s'en souvient, a écrit son petit livre sur le stéthoscope alors qu'il n'avait que vingt et un ans et avait fait des observations très importantes sur les maladies de la poitrine avant d'avoir atteint l'âge de trente ans. Graves avait montré très clairement la solidité de son intelligence avant l'âge de vingt-cinq ans et avait décrit les cas de maladie nerveuse qui ont depuis été appelées d'après son nom, la maladie de Basedow, avant que sa quatrième décennie n'ait duré plus de un an ou deux. En fait, ces jeunes hommes ont accompli tellement de choses grâce à leur observation attentive et à leur dépendance à l'égard de leurs propres ressources que l'écrivain médical des temps modernes est tenté de se demander si peut-être cette qualité la plus précieuse de l'esprit humain chez le jeune adulte, son originalité, n'est pas obscurci par la quantité d'informations qu'il est censé absorber avant d'être tenté de réfléchir par lui-même.

Il y a un autre aspect remarquable de la réussite de Corrigan, dans la reconnaissance et la description de cette forme de maladie cardiaque. À l'époque, il était médecin dans un hôpital qui ne pouvait accueillir que six patients. Cette nomination au petit hôpital de Jervis Street à Dublin n'avait été obtenue qu'après concours, et Corrigan dut payer pour avoir le privilège d'être médecin traitant. Il ne pouvait pas se permettre de le faire à l'époque, et il résolut donc, comme il le dit à un ami, de faire en sorte que toutes les occasions qu'il avait d'étudier les patients comptent autant que possible. Il ne visitait pas son hôpital simplement pour voir des patients, mais pour étudier attentivement les cas. Son succès n'est qu'un autre exemple de la nécessité de voir beaucoup, et pas beaucoup de choses, si l'on veut qu'il y ait un réel progrès. De nos jours, les médecins ne considèrent guère avoir une expérience hospitalière que s'ils sont médecins traitants de plusieurs hôpitaux, voyant au moins une centaine de patients par semaine. Le résultat est que les patients ne reçoivent pas les soins qualifiés qu'ils devraient et que les progrès de la médecine souffrent du gaspillage d'opportunités d'observations cliniques alors qu'un médecin traitant occupé se précipite dans un service et que le médecin résident n'a que le temps pour le travail de routine qui permet lui de rester juste assez au courant de l'avancement de ses affaires pour satisfaire le chef pressé.

Avant de publier son article classique sur la ***perméabilité permanente des valvules aortiques*** , sur lequel repose sa réputation de merveilleux observateur clinique en médecine, Corrigan avait attiré l'attention sur certaines erreurs dans la classification des souffles cardiaques faite par Laennec à Paris. A cette époque, Laennec était considéré comme la meilleure autorité en Europe en matière de maladies du thorax. En ce qui concerne les maladies pulmonaires, il méritait bien sa réputation. Le monde médical lui doit tout ce qu'il sait sur les maladies de la poitrine, dans la mesure où celles-ci peuvent être détectées au moyen de l'oreille. Son jeune contemporain irlandais put cependant montrer que, dans les maladies du cœur, certaines des idées acquises au cours de longues années d'étude des poumons conduisaient Laennec à de fausses conclusions sur la signification des souffles du cœur. Même le génie ne parvient pas à bien faire plus d'une chose, et surtout lorsqu'il s'agit de faire un deuxième pas dans l'inconnu. Alors que l'on aurait pu penser que l'éminent Français était le seul à pouvoir achever le travail qu'il avait si bien commencé sur le cœur, et que l'on aurait pu s'attendre à ce que son expérience avec les poumons l'aide à reconnaître l'importance du souffle cardiaque, cela n'a pas été le cas. s'avère être le cas. Le privilège de résoudre le mystère des maladies cardiaques devait être laissé à ses contemporains irlandais, dont l'un des plus brillants dans ce domaine était Corrigan.

Quiconque souhaite voir à quel point les études ultérieures ont peu ajouté à nos connaissances sur les maladies aortiques devrait lire l'article original de Corrigan sur ce sujet. Il décrit toutes les formes variées d'affections de la valvule aortique, avec leurs diverses manifestations cliniques. Son article est illustré d'un ensemble de planches qui auraient encore de la valeur à des fins démonstratives et qui servent à montrer combien ses études pathologiques ont été minutieuses. Il a illustré expérimentalement ses idées sur la façon dont les murmures et les frissons se produisent au moyen d'un appareil constitué de tubes en caoutchouc à travers lesquels l'eau pourrait s'écouler sous pression et de calibre variable . Certaines de ses conclusions, tirées d'observations expérimentales, ne résisteront pas à l'épreuve de nos connaissances modernes, mais elles sont très suggestives. La meilleure idée de la valeur clinique des observations de Corrigan peut être donnée par une citation de son article original, dans lequel il discute de la question intéressante et difficile de la relation entre l'anévrisme de l'aorte et l'insuffisance de la valvule aortique. Il a dit:

« Les deux maladies, l'anévrisme de l'aorte et l'insuffisance des valvules, peuvent cependant être combinées. L'anévrisme de l'aorte ascendante peut, en s'étendant jusqu'à l'embouchure de ce vaisseau, le dilater de telle sorte que les valvules ne puissent se rencontrer, et il y a alors une combinaison des deux maladies : il y a un anévrisme et il y a une perméabilité permanente de l'orifice aortique. Les premiers cas que j'ai observés présentant des signes d'insuffisance des valvules aortiques étaient des cas où les valvules étaient rendues inutiles en de cette manière, à savoir par l'embouchure de l'aorte participant à la dilatation de l'anévrisme. Ces cas m'ont induit en erreur, car, rencontrant les signes de perméabilité permanente de l'orifice aortique en liaison avec l'anévrisme, j'ai attribué à tort à l'anévrisme les signes qui résulte de la perméabilité permanente. L'anévrisme de l'aorte ne produit pas à lui seul les signes résultant de la perméabilité permanente de l'embouchure de l'aorte. Il ne peut les produire que de la manière déjà décrite, en impliquant dans la dilatation l'embouchure de l'aorte. ; et c'est pourquoi, lorsqu'en conjonction avec une tumeur anévrismale de l'artère innominée ou de l'aorte, on trouve des pulsations visibles, ***des bruits de soufflet*** et ***des frémissements*** dans l'aorte ascendante et dans les troncs qui en résultent, nous pouvons être certains qu'en plus de l'anévrisme, il y a un défaut dans les valvules aortiques, ou que l'anévrisme s'est étendu vers le bas, impliquant l'embouchure de l'aorte. En revanche, si ces signes sont absents, les valvules sont saines et la bouche de l'aorte n'est pas incluse dans la maladie. L'opportunité d'effectuer l'opération de M. Wardrop ou même l'opération courante pour un anévrisme au niveau du cou pourrait dépendre des informations ainsi obtenues sur l'état des valvules aortiques. Effectuer cette opération soit dans un cas où la dilatation anévrismale était si étendue qu'elle impliquait l'embouchure de l'aorte, soit dans un cas où les valvules aortiques étaient malades, ne ferait que jeter le traitement chirurgical de la maladie dans un discrédit immérité. »

Une autre contribution très distincte de Corrigan à la médecine de son temps était son insistance sur la distinction qui existe entre la typhoïde et le typhus. C'est l'un des aspects les plus intéressants de son petit livre sur la **nature et le traitement de la fièvre** . Dans l'état actuel de nos connaissances, il semble difficile de comprendre que ces deux fièvres aient été si longtemps confondues, mais en réalité, ce n'est qu'au milieu du XIXe siècle que la distinction entre elles a été reconnue même par les observateurs les plus pointus. . Sur ce point, les Français et les Américains devançaient la plupart des autres pays du monde, même si l'enseignement de Corrigan en la matière avait été correct pendant de nombreuses années avant que d'autres dans les îles britanniques n'arrivent à la véritable position.

C'est son travail auprès des pauvres en particulier qui a permis à Corrigan de reconnaître les différences entre ces deux maladies. Il en est venu à avoir l'un des plus grands cabinets dont un praticien de Dublin, ou d'ailleurs de n'importe quelle ville du monde, ait jamais bénéficié, si l'on peut appeler cela du plaisir. Son bureau était rempli de patients qui occupaient tout son temps s'il le leur permettait. Afin de s'assurer des opportunités pour ses autres travaux, pour ses conférences, pour ses visites à l'hôpital et pour ses investigations pathologiques, il disposait d'une entrée arrière de sa maison par laquelle il pouvait sortir furtivement - même si de nombreux patients l'attendaient. --quand il sentit qu'il était temps pour lui de remplir un autre engagement.

Plus tard dans sa vie, après son retour du Parlement lorsqu'il reprit sa pratique, il ne fallut que très peu de temps avant que le même état de choses ne se reproduise . Il semblait presque que tous les Irlandais et Irlandaises malades voulaient avoir l'opinion du Dr Corrigan. Il avait également un vaste cabinet de consultants, même s'il était connu pour être un homme très différent du type ordinaire de consultant médical. Comme le disait l'un de ses plus jeunes collègues, « il n'a jamais eu l'air suprême d'un consultant ». Il avait toujours des manières simples et faciles, était toujours sympathique et prêt à écouter ce qui s'était développé et avait été découvert dans le cas avant de le consulter, et n'avait rien de cette dédain qui était censé caractériser le véritable consultant de haut niveau. médecin des îles britanniques il y a un demi-siècle.

Quelques années après son essai sur les cardiopathies aortiques, Corrigan publia un article sur la pneumonie chronique ou, comme il l'appelait, la cirrhose des poumons. Les succès de Corrigan en médecine dépendaient principalement du fait qu'il étudiait avec le plus grand soin l'anatomie pathologique des cas mortels. Il a constaté que, dans certains cas de pneumonie chronique, le processus semble très différent de celui de la tuberculose. Les observations faites post mortem ont montré que ses observations cliniques étaient justifiées par les différences observées au niveau de l'organe. En conséquence , il a formulé ses opinions sur le sujet. Il attire particulièrement l'attention sur le fait que ce qu'il a trouvé correspond très étroitement au processus pathologique qui avait été observé par Laennec dans le foie et auquel le médecin pathologiste français avait donné le nom de cirrhose. Il semblerait que la pathologie de l'époque était si grossière que Corrigan devait sûrement commettre de graves erreurs dans le récit de ce qu'il avait vu. Vingt ans plus tard, Virchow révolutionnera la pathologie en publiant sa « Pathologie cellulaire ». Cependant, malgré les progrès réalisés depuis son époque, la description par Corrigan de l'état des poumons qu'il a noté et du processus pathologique observé est si vraie que même aujourd'hui, cet article reste d'une grande valeur en médecine et représente le début d'une approche correcte. idées sur le sujet.

Après la mort de Corrigan en 1881, le London **Lancet** déclarait : « À la lumière de la pathologie récente, les spéculations de Corrigan sur la cirrhose des poumons sont plus méritoires que jamais et continuent d'être considérées comme étant dans l'ensemble. Elles ont anticipé de quarante ans une grande partie de la pathologie actuelle. ". Inutile de dire que seul un génie d'un très haut niveau est ainsi capable de s'élever au-dessus des limites de l'environnement et, malgré la connaissance défectueuse de son époque, d'observer correctement et de tirer des conclusions appropriées, bien que tous les principes habituellement acceptés semblent pour être sûr de le détourner de la vérité. Les principales lésions de la pneumonie chronique, après avoir fait l'objet de nombreuses controverses, avec des conclusions tantôt d'une manière, tantôt d'une autre dans l'intervalle, sont à l'heure actuelle reconnues comme étant essentiellement dues aux processus pathologiques signalés à l'origine par Corrigan.

L'homme qui s'est ainsi fait une place permanente dans l'histoire de la médecine était le fils d'un pauvre commerçant d'un des quartiers périphériques de Dublin. Ses premières études ont été faites au Maynooth College, qui disposait à l'époque d'un département de formation des jeunes aux vocations laïques, bien qu'il soit depuis devenu une institution exclusivement cléricale. Il va sans dire qu'il acquit une excellente connaissance des classiques, dont il fit abondamment usage plus tard dans sa vie, et dont il fut toujours très fier. Le médecin en service à Maynooth à son époque l'aimait beaucoup, et c'est le résultat de sa suggestion que Corrigan a fait de la médecine sa profession. Pendant un certain temps, il fut sous la tutelle de ce docteur O'Kelley, qui semble avoir été un homme très intelligent et un observateur clinique plutôt minutieux. La plupart de ses études de médecine ont été effectuées à Dublin et il a exercé à l'hôpital Sir Patrick Dun. Cependant, c'était la mode à cette époque pour les étudiants irlandais en médecine de terminer leurs études médicales à Édimbourg, chaque fois que cela était possible, et Corrigan y passa plusieurs années et obtint son diplôme de docteur en médecine en 1825.

Il avait attiré une attention considérable à Édimbourg pour ses pouvoirs d'observation aigus et avait été nommé au dispensaire de Meath Street peu après son retour. Après avoir servi ici, il a été nommé à l'hôpital de Jervis Street. Il dut cependant payer pour avoir le privilège d'être médecin traitant ici, et cela, dit-il, le rendit plus prudent dans ses efforts pour tirer tous les avantages possibles de son service.

Après la publication de l'article sur « La perméabilité permanente de la bouche de l'aorte » ou « l'insuffisance des valvules aortiques », il fut immédiatement reconnu comme l'un des meilleurs cliniciens de la ville. Cet article parut en avril 1832 dans l' ***Edinburgh Medical and Surgical Journal*** , à une époque où, comme on l'a dit, son auteur n'avait pas encore trente ans. Dès qu'il commença son travail à l'hôpital de Jervis Street, il donna un cours de conférences, et comme il était un excellent orateur et un bon démonstrateur, il attira aussitôt une classe nombreuse. En 1834, il rejoignit la Hargrave's School, à Digges Street, Dublin, en tant que chargé de cours sur la pratique de la médecine, et continua à occuper ce poste pendant plus de dix ans. Son succès en tant que chargé de cours a attiré de nombreux étudiants des autres facultés de médecine. La classe de Corrigan était souvent trois fois plus nombreuse que celle des autres professeurs de médecine de la ville. Il n'était pas rare qu'en raison de sa popularité, les cours de médecine soient deux, voire trois fois plus nombreux que les cours de chirurgie et d'anatomie du même établissement. C'était très inhabituel, car Dublin était célèbre pour son enseignement anatomique et il y avait souvent cinq fois plus d'élèves inscrits dans les cours d'anatomie que dans les cours de médecine.

Il ne fallut pas longtemps avant que les honneurs commencent à être comblés par Corrigan. Vers l'âge de quarante ans, le diplôme du London College of Surgeons lui fut conféré et, comme selon les statuts de l'institution, le diplôme ne peut être conféré qu'après examen, l'examen de Corrigan consista en la lecture du thèse, « Inadéquation des valvules aortiques », devant le corps professoral et les autres membres du collège. En 1849, l'Université de Dublin lui décerna le diplôme de médecine ***honoris causa*** .

Il n'y a eu qu'un seul revers dans la carrière médicale de Corrigan à Dublin. Lorsqu'il a été proposé pour la première fois comme membre honoraire du Collège irlandais des médecins, il a été rejeté. La raison était totalement indépendante des questions médicales. Corrigan était le membre le plus actif du Conseil irlandais de la santé, chargé des cas de famine en Irlande, au cours des années terribles entre 1845 et 1850. Ce conseil proposait d'accorder environ cinq shillings par jour aux médecins qui seraient envoyés au pays pour traiter les cas de fièvre de famine. On comprend aisément que cette rémunération ait été jugée insuffisante et que la décision du Conseil en la matière ait soulevé une tempête de protestations. Graves a écrit très amèrement à ce sujet et a blâmé Corrigan pour tout rôle qu'il aurait pu y jouer. Le résultat fut que pendant un certain temps, le Dr Corrigan fut le médecin le plus détesté de la profession médicale de Dublin.

Cependant, Corrigan compensa rapidement tout manque de tact qu'il aurait pu faire dans cette affaire et, en 1855, il obtint la licence du collège. Deux ans plus tard, il est élu Fellow. Deux ans plus tard, il fut élu président du Collège et eut l'honneur sans précédent d'être réélu quatre années de suite. Le collège a en outre compensé son offense en faisant réaliser une statue du Dr Corrigan, par le célèbre sculpteur irlandais Foley, pour sa salle alors qu'il était encore en vie.

Son propre dévouement au cours des années de famine était bien connu. Après avoir obtenu presque toutes les distinctions que ses confrères médecins pouvaient lui conférer, il fut créé baronnet. Il était entendu que cette distinction visait principalement à récompenser ses services pendant la famine, mais aussi pour le temps qu'il avait si généreusement consacré à l'amélioration de l'éducation nationale en Irlande, en qualité de commissaire à l'éducation.

Peu de temps après sa création comme baronnet, Sir Dominic s'est présenté, à Dublin, pour un siège au Parlement dans l'intérêt des libéraux. Au début , il n'a pas réussi. En 1869, cependant, il fut réélu comme membre du gouvernement et siégea au Parlement pendant cinq ans. Comme il était un orateur très éloquent, on pensait qu'il produirait une impression très nette au Parlement. Son type d'éloquence, cependant, ne se révéla pas avoir une influence particulière dans la froide Chambre des communes britannique, bien que Sir Dominic ait toujours été considéré comme l'un des hommes sur lesquels il fallait compter chaque fois qu'il était question d'une législation affectant les intérêts irlandais.

Il fut défait pour sa réélection en 1874, mais c'est plutôt à son honneur qu'autrement, car il avait été approché par les vignerons de Dublin, alors tout-puissants dans la politique municipale, et lui avait offert l'adhésion, à condition qu'il accepterait de ne pas soutenir activement le projet de loi sur la clôture du dimanche , qui devait être présenté lors de la prochaine session du Parlement. Sir Dominic refusa catégoriquement de considérer un tel accord comme conforme à son honneur législatif, et le résultat fut la fin de sa carrière parlementaire.

Ses années au Parlement ne l'ont cependant pas séparé de ses intérêts ni en médecine ni en science générale. Il a continué à s'intéresser particulièrement à la zoologie et a apporté des contributions libérales au jardin zoologique de Dublin. Sa résidence à Dalkey , dont le terrain s'étendait jusqu'à une côte rocheuse, lui permettait d'obtenir de nombreux spécimens pour son aquarium, et ceux-ci étaient souvent transférés aux jardins zoologiques de Dublin, dont il était l'un des collectionneurs les plus actifs. C'était sa coutume au cours de sa carrière parlementaire, bien qu'il ait plus de soixante-dix ans, de quitter Londres le vendredi soir et d'arriver à Dublin vers huit heures le samedi matin. De la gare, il se rendit directement au Jardin Zoologique et participa à l'agréable petit-déjeuner que le Conseil des Officiers de la Société Zoologique, accompagné de quelques invités, y prenait chaque samedi matin. Il était réputé pour son humour et sa présence à ces petits déjeuners était toujours appréciée, car malgré son âge avancé, il était sûr d'ajouter au plaisir de l'occasion.

Ses amis craignaient que sa carrière parlementaire ne nuise sérieusement à sa santé à l'époque de sa vie, et leurs craintes n'étaient pas sans fondement. Il souffrait gravement de la goutte, qui laissait des traces sur ses pieds et lui rendait la marche très difficile pendant un certain temps, et le mutilait pour toute sa vie. Bien qu'ayant travaillé très dur toute sa vie et qui, à l'âge de soixante-dix ans, s'était pratiquement lancé dans une autre carrière, celle de la politique, Sir Dominic vécut jusqu'à près de quatre-vingts ans ; illustrant ainsi le vieil aphorisme selon lequel « ce n'est pas le travail, mais le souci qui tue », et fournissant un autre exemple du fait que les grands hommes sont également grands par leur vitalité surabondante et sont capables de passer leur vie dans les travaux les plus durs, mais , sauf accident, vivent jusqu'à un âge au-delà même de celui qui est considéré comme la durée moyenne de l'existence humaine.

Peu d'hommes ont eu une vie plus heureuse que Corrigan, si la haute estime de ses contemporains peut jamais conférer le bonheur. Il n'y avait aucun honneur dans le don de ses confrères professionnels de Dublin ou des organismes scientifiques auxquels il s'intéressait qui ne lui ait été conféré. Il a été président de la Royal Zoological Society, président de la Dublin Pathological Society, dont il a été l'un des fondateurs, et le premier président de la Dublin Pharmaceutical Society. Alors qu'il n'avait pas encore cinquante ans, il fut nommé médecin ordinaire de la reine d'Irlande et possédait un record inégalé de cinq élections à la présidence du King and Queen's College of Physicians de Dublin - plus que suffisant pour compenser le un sérieux revers dans sa carrière médicale, son exclusion du collège quelques années auparavant. Les sociétés médicales étrangères l'invitèrent à devenir membre honoraire et les universités étrangères lui décernèrent de nombreux diplômes.

Il est alors facile de comprendre que sa mort a été suivie d'hommages des plus nobles à son travail professionnel, à sa position en tant que membre influent de la communauté et en tant qu'homme de la plus haute intelligence et d'un patriotisme profondément conservateur. Le London ***Lancet*** a déclaré dans sa nécrologie : « Avec la mort de Sir Dominic Corrigan, la profession médicale perd l'un de ses membres les plus éminents, l'Université d'Édimbourg un de ses diplômés les plus illustres et la race irlandaise un de ses plus beaux spécimens. Parfait Irlandais, Sir Dominic était tout aussi chez lui à Londres, et bien que catholique sincère en religion, il avait trop d'humour et trop d'humanité dans sa constitution pour être un bigot. Ce serait bien pour l'Irlande si tous ses hommes publics faisaient preuve de autant de modération, de sens et de bonne humeur dont Sir Dominic faisait habituellement preuve lorsqu'il s'agissait de questions difficiles et délicates.

À peu près à la même époque, le ***British Medical Journal*** déclarait, après avoir attiré l'attention sur les contemporains distingués avec lesquels Corrigan avait été associé, qu'il était « ***haud » minimus inter magnos*** - non le moindre parmi les grands. " " En effet, " ajouta son biographe, " dans l'originalité de la conception qui, confirmée par une observation ultérieure et indépendante, est le véritable test du génie, dans une appréciation correcte de l'opération. des lois naturelles, dans la production et la modification des phénomènes de maladie, dans une rare aptitude à tester ses hypothèses par l'expérience réelle, et dans une exposition énergique de celles-ci, il n'avait probablement pas d'égal parmi ses contemporains.

Malgré tous ses honneurs et son influence politique, y compris ses associations avec les plus hauts fonctionnaires anglais en Irlande, Sir Dominic Corrigan était resté un catholique constant et fidèle. Éduqué à Maynooth lorsqu'il était enfant, il était fier de rester médecin du collège pendant plusieurs des années les plus chargées de sa vie, alors qu'il devait souvent trouver très difficile de consacrer du temps à l'accomplissement des tâches liées à ce poste. Il fut médecin consultant jusqu'à la fin de sa vie. Il n'est même pas encore, après un quart de siècle, oublié des pauvres de Dublin, qui se souviennent de son aide bienveillante dans l'affliction et de son aide généreuse souvent apportée d'une manière qui serait arrangée avec un soin étudié afin de ne pas blesser les délicates susceptibilités irlandaises. .

L'École irlandaise de médecine compte à Graves, Stokes et Corrigan un plus grand groupe de contemporains qu'il n'en a été donné à aucune autre nation à un moment donné. Si nous devions éliminer de la médecine du XIXe siècle toute l'inspiration tirée de leurs travaux, l'histoire du progrès médical perdrait beaucoup de valeur. Ces hommes étaient profondément imprégnés de l' aspect professionnel de leur travail de médecins et n'étaient, dans aucun sens du terme, des gagne-pain. Une autre étape très intéressante de leur carrière est qu'aucun d'entre eux ne s'est occupé exclusivement d'études de médecine. Tous avaient des passe-temps suivis fidèlement et avec succès, ainsi que la médecine, et tous étaient profondément intéressés par l'amélioration de la profession médicale, en particulier par la garantie des droits de ses membres et par la sauvegarde des pauvres malades de l'exploitation des charlatans et des charlatans. Tous ont donné de leur temps, leur bien le plus précieux, pour les intérêts politiques et sociaux de leurs semblables, et ont estimé qu'en agissant ainsi, ils ne faisaient qu'accomplir leur devoir en aidant leur génération à résoudre le problème qui se posait immédiatement à elle. .

JOHANN MÜLLER, PÈRE DE LA MÉDECINE ALLEMANDE

Je dis donc que l'influence personnelle de l'enseignant peut en quelque sorte se passer d'un système académique, mais que ce système ne peut en aucune manière se passer de l'influence personnelle. Avec l'influence il y a la vie, sans elle il n'y en a pas ; si l'influence est privée de la place qui lui revient, elle ne sera pas éliminée par ces moyens, elle n'éclatera que de manière irrégulière et dangereuse. Un système académique sans l'influence personnelle des enseignants sur les élèves est un hiver arctique ; cela créera une université de fonte, figée dans la glace et pétrifiée, et rien d'autre. --Newman, *Idée d'une université* .

JOHANN MÜLLER, PÈRE DE LA MÉDECINE ALLEMANDE

L'Allemagne a fini par occuper une place si importante dans la médecine progressiste au cours du dernier demi-siècle qu'il est plutôt difficile de concevoir une époque où la race teutonique n'était pas à la tête et à l'avant-garde du progrès médical moderne. Le leadership qui existait en Italie depuis plus de cinq siècles n'est passé à l'Allemagne qu'au début du XIXe siècle. Le premier grand leader de la pensée médicale allemande fut Johann Müller, et c'est au merveilleux groupe d'étudiants qui s'est réuni autour de lui que la médecine allemande doit l'initiative qui l'a propulsée progressivement à la place de premier plan qu'elle occupe encore dans le monde de la médecine. Les grandes institutions d'enseignement qui sont apparues depuis en Allemagne n'existaient pas avec leur organisation systématique moderne lorsque Müller a commencé son œuvre. C'est la merveilleuse influence de l'homme en tant qu'enseignant, et non les aides scientifiques fournies par les méthodes institutionnelles, qui a donné naissance à la grande génération d'enseignants qui a immédiatement suivi les traces de Müller. Nulle part plus que dans la vie de Müller on ne peut reconnaître avec une certitude absolue que le système et l'institution comptent peu dans l'éducation, comparés à l'homme et à ses méthodes.

Le fil conducteur de la carrière de Müller, plus encore que ce qu'il a fait pour la biologie et pour toutes les sciences biologiques liées à la médecine, est le merveilleux conservatisme de pensée qui caractérise ses conclusions scientifiques, alors qu'en même temps il commençait à appliquer les méthodes expérimentales . à la médecine comme ils n'avaient jamais été appliqués auparavant. À une époque où les physiologistes, en raison des récentes découvertes de Woehler sur la possibilité de fabriquer artificiellement de l'urée, auraient facilement pu être amenés à penser que la vie comptait pour peu dans le schéma de l'univers, Müller continuait d'enseigner de manière cohérente que l'énergie vitale pouvait forces chimiques ou physiques directes, mais ne doivent pas être confondues avec elles. Il semblait que dans le développement de la chimie des composés carbonés, qui sont tous le résultat de l'action de la vie, il fallait s'attendre à ce que les vues matérialistes prédominent. Müller insistait cependant sur le fait que la vie reste toujours le principe directeur qui régit et coordonne toutes les forces physiques et chimiques en jeu au sein des organismes vivants ; et que le principe vital est entièrement indépendant de ces forces si étroitement attachées à la matière.

Tous les disciples de Müller, et ils étaient les biologistes représentatifs en Allemagne au XIXe siècle, ont suivi de près ses traces dans ce domaine, et il en est résulté un conservatisme de pensée en biologie en Allemagne, d'autant plus surprenant quand on se rend compte à quel point les Allemands Dans leurs systèmes, les philosophes ont souligné la nécessité d'une indépendance absolue par rapport à tous les systèmes de spéculation philosophique antérieurs. Il est donc bien plus intéressant de rechercher quelle a été la méthode d'éducation qui a fait de Johann Müller un penseur si conservateur, sans nuire à son génie pour les observations expérimentales. Les influences qui furent à l'œuvre dans ses premières années furent évidemment celles qui firent de lui par la suite un rempart contre les tendances matérialistes en biologie, sans pour autant altérer son originalité. Sa première éducation a été obtenue sous des influences qui sont généralement considérées comme nettement nuisibles à l'indépendance de pensée, et pourtant elles semblent l'avoir aidé à accomplir sa destinée de grand penseur et chercheur. Müller est sans aucun doute l'un des plus grands hommes de la science moderne et le fondateur reconnu du système et des méthodes de recherche qui ont donné à la médecine allemande son importance et son prestige actuels.

Ces dernières années, de nombreux hommages ont été rendus à Müller, car en tant que professeur de Virchow, on considérait qu'une partie des éloges pour le travail réalisé par Virchow devait naturellement se refléter dans l'homme à qui le grand pathologiste allemand reconnaissait devoir une grande partie de son inspiration. et sa formation aux méthodes d'enquête. La mort de Virchow a également très naturellement rappelé ce qui avait été accompli dans la médecine allemande au XIXe siècle, et Johann Müller doit en grande partie être considéré comme responsable, au moins indirectement, puisque c'est à lui que tant de grands scientifiques allemands doivent leur première formation. Tous ces hommes n'hésitèrent pas à attribuer les progrès de la médecine allemande aux méthodes introduites par Müller. Au début du XXe siècle, l'hommage suivant qui lui a été rendu lors d'une récente réunion de la Société médicale de l'État de New York par Dr CAL Read, de Cincinnati, ancien président de l'American Medical Association. Au milieu de son panégyrique de Virchow, le Dr Read a décrit en détail la faculté de médecine de Berlin à l'époque où Virchow commençait son travail d'étudiant dans cette université. Il a dit:

« Dans la faculté se trouvaient Dieffenbach, le plus grand chirurgien de son époque ; Schoenlein, le grand médecin venu de Zurich la même année pour rejoindre, non seulement le corps enseignant, mais aussi pour agir comme conseiller rapporteur pour le ministère et servir comme médecin ordinaire du roi ; Froriep , qui était responsable de l'Institut pathologique ; Caspar, qui était également conseiller médical, avec un siège à la députation spéciale pour les affaires médicales du ministère ; mais au-dessus d'eux tous se trouvait le Figure intellectuelle de Johann Müller, professeur de physiologie. C'était un génie original et audacieux, en fait engagé à trier le blé de la vérité démontrée de l'ivraie dominante de l'opinion égoïste qui séparait la science physique de la philosophie spéculative. Poussé par l'inspiration qu'il avait dérivé tour à tour de Bichat et de l'école française, le professeur de physiologie était occupé à retester en laboratoire des vérités précédemment élaborées par Haller, Whytt, Spalanzani , Cullen, Prochaska, John Hunter, les Bells, Magendie, Berzelius et Bichat lui-même.

C'est l'hommage rendu à Johann Müller, près de cinquante ans après sa mort. Celle de Virchow, lors de ses obsèques à Berlin, est encore plus enthousiaste. Virchow, alors âgé de trente-sept ans, au faîte de ses pouvoirs, était déjà reconnu comme le plus grand des pathologistes vivants, tout juste rappelé à Berlin pour devenir professeur de pathologie à l'université qu'il avait quittée plus ou moins en disgrâce à cause de son opinions politiques, ne pouvait pas en dire trop sur l'enseignant qu'il respectait et honorait tant et dont il estimait qu'il avait tant inspiré sa propre carrière.

Il a dit:

"Mes faibles pouvoirs ont été invoqués pour honorer ce grand homme que nous tous, représentants de la grande famille médicale, enseignants et enseignants, praticiens et chercheurs, déplorons mutuellement et dont le souvenir est encore si vivant avec nous. Ni les soucis du jour ni les travaux du La nuit peut effacer de notre esprit le chagrin que nous ressentons pour sa perte. Si la volonté faisait l'acte, avec quelle joie entreprendreais-je la tâche désespérée de l'appréciation appropriée. Rares sont ceux qui ont eu le privilège, comme moi, d'avoir ce grand maître à leurs côtés dans chaque étape de mon développement. C'est sa main qui a guidé mes premiers pas en tant qu'étudiant en médecine. Ses paroles ont proclamé mon doctorat et de cet endroit, d'où maintenant son image froide nous regarde, ses yeux bienveillants rayonnaient chaleureusement sur moi, tandis que je délivrais ma première conférence publique en tant que Privat-Docent sous son doyen. Et, quelques années plus tard, je fus celui parmi le grand nombre de ses élèves qui, de son propre choix, fut choisi pour siéger à ses côtés dans le cercle étroit de   la   faculté.   "

Mais comment une seule langue peut-elle louer adéquatement un homme qui a présidé à tout le domaine de la science de la vie naturelle ; ou comment une langue peut-elle décrire l'esprit maître, qui a étendu les limites de son grand royaume jusqu'à ce qu'il devienne trop grand pour son propre gouvernement indivis ? Est-il possible d'esquisser en quelques minutes l'histoire d'un conquérant qui, au cours de campagnes incessantes, à travers plus d'une génération, n'a utilisé chaque nouvelle victoire que comme un point de vue sur lequel il pouvait poser le pied et guetter hardiment de nouveaux triomphes   ?   ?

"Telle est pourtant la tâche à laquelle nous sommes appelés. Nous devons rechercher ce qui a élevé Müller à une place si élevée dans l'estime de ses contemporains ; par quelle magie l'envie est-elle devenue muette devant lui, et par quel mystérieux signifie-t-il qu'il a réussi à s'enchaîner le cœur des débutants et à les garder captifs pendant de longues années ? Certains ont dit, non sans raison, qu'il y avait quelque chose de surnaturel chez Müller, que toute son apparence portait l'empreinte d'un caractère inhabituel. ... Que cette influence dominante ne dépendait pas entièrement de ses extraordinaires dotations originales est certain, d'après ce que nous savons de l'histoire de sa grandeur mentale.

L'hommage de Virchow ne pourrait être plus enthousiaste ni plus ample. Son appréciation a été la norme pour tous les autres avis médicaux de cet homme. La façon dont Müller est honoré à l'heure actuelle en Allemagne peut être mieux appréciée par le nombre de fois où son nom est mentionné avec respect et souvent avec éloge dans les débats des sociétés médicales allemandes. Il ne se passe pratiquement pas de réunion sans que Johann Müller soit cité à plusieurs reprises comme le fondateur de la méthode scientifique en médecine qui a donné à l'Allemagne sa position actuelle à l'avant-garde du progrès scientifique médical. C'est une expression courante, dite à moitié en plaisantant il est vrai, mais sûrement à moitié sérieusement, que les activités d'aucune société médicale ne seraient vraiment couronnées de succès dans les limites de la patrie allemande si elles n'étaient sanctifiées par une invocation du grand nom de Johann Müller, le vénéré patron de la médecine allemande moderne. Il ne s'agit pas ici d'un mot d'esprit exagéré, à la manière américaine, mais d'une expression germanique sincère des sentiments qui occupent les esprits médicaux allemands à l'égard de l'homme qui a fondé l'école de médecine moderne la plus progressiste et, ce faisant, a fait honneur à son pays natal.

Johann Müller est né à Coblentz, le 14 juillet 1801. Environ six mois auparavant, l'empereur d'Autriche par le traité de Lunéville , signé le 9 février 1801, cédait à la République française toutes les possessions autrichiennes de la rive gauche du Rhin. . Les électeurs de Trèves, qui étaient archevêques et princes régnants et qui résidaient depuis des siècles à Coblentz, par ce traité disparurent à jamais de la liste des souverains allemands. A la naissance de Johann Müller, les préfets français des départements du Rhin et de la Moselle s'installèrent dans la vieille ville qui était, depuis le début de la Révolution française, le lieu d'habitation favori de la noblesse française chassée de ses foyers par la peur. de persécution.

Le père de Müller était cordonnier et vivait dans une petite maison dans la rue des Jésuites, ainsi appelée parce que les pères y avaient une école depuis de nombreuses années. Johann n'était cependant pas destiné à recevoir son éducation chez les Jésuites, car l'ordre avait été supprimé près de trente ans avant sa naissance et ne s'était rétabli en Rhénanie que de nombreuses années après. La situation de la famille Müller n'était pas de nature à encourager l'espoir d'une éducation approfondie, même si son père semble avoir pris tous les moyens possibles pour assurer à son fils autant de formation scolaire que possible. La mort prématurée de son père promettait de priver Müller de tous les avantages qui auraient pu découler des sacrifices familiaux, mais sa mère était l'une de ces femmes merveilleuses qui réussissent d'une manière ou d'une autre à bien élever leur famille et à offrir une éducation à leurs enfants malgré des circonstances fâcheuses.

Johann était l'aîné de cinq enfants et de deux sœurs. Il était lui-même très fier du fait que, s'il avait emprunté à son père une silhouette large, forte et saine et une tenue digne, il possédait l'habileté de sa mère à mettre les choses en ordre, sa constance dans l'entreprise et sa faculté infatigable de travail acharné. . Après la mort de son père, l'énergie et le bon sens de sa mère lui permirent de poursuivre, au moyen d'assistants, l'entreprise établie par l'aîné Müller, et comme Coblentz était le centre d'une région constamment envahie par les soldats pendant les guerres napoléoniennes, la cordonnerie le commerce était rentable.

Johann semble avoir appris le métier, mais sa mère réussit à lui permettre de commencer sérieusement ses études à l'âge de onze ou douze ans. À cette époque, Joseph Görres , qui fut plus tard le grand leader de la pensée catholique en Allemagne et qui a donné son nom à la célèbre Görres Gesellschaft qui représente tant de choses dans la vie et le progrès catholique allemand, était professeur à la Sekunden Schule, ou école secondaire. école, à Coblentz, et avait récemment publié des traités de philosophie naturelle avec une référence particulière à la physiologie. Müller entra dans cette école en 1810 et Görres ne démissionna de son poste de professeur qu'en 1814, date à laquelle, en raison de la publication d'un ouvrage politique, il fut obligé de fuir le pays. On ne sait pas quelle influence Görres exerça sur le jeune Müller, mais une partie au moins de son précieux amour pour les sciences naturelles, qui même à l'époque où il était étudiant le conduisit à la constitution de collections naturelles de toutes sortes, semble avoir été imprégnée sous l'influence de l'influence de Görres sur le jeune Müller. influence du philosophe physiologiste. Le contact des orbites des deux hommes, destinés, plus que n'importe lequel de leurs concitoyens de Coblentz, à influencer l'avenir de l'Allemagne, doit toujours rester une considération intéressante dans la vie de l'un et de l'autre.

Comme on pouvait s'y attendre, les parents de Johann vivaient dans l'ancienne Rhénanie catholique, dans la capitale de la principauté spirituelle de Treves, membres fidèles de l'Église catholique romaine. Très tôt, Johann conçut le souhait de devenir prêtre. Sa mère, ravie de l'idée de son fils, était prête à faire tous les sacrifices possibles pour assurer son éducation. C'est donc avec l'intention d'éduquer au sacerdoce que Johann entra à la Sekunden

Schule, un ancien collège des jésuites, dans lequel la tradition et les méthodes d'éducation jésuites survivaient encore, et dans lequel certains des anciens élèves jésuites semblent encore ont occupé des postes même à l'époque où Müller était étudiant (1810 à 1817).

Il semble probable que Müller connaissait si bien les langues anciennes en raison des traditions d'enseignement jésuite qui perduraient à l'école de Coblentz, et peut-être aussi en raison de la présence de certains des anciens maîtres et professeurs formés par eux. Il fit ses propres traductions de Platon et d'Aristote, et consulta ce dernier surtout toujours dans l'original et voua toute sa vie un respect pour l'œuvre du grand naturaliste philosophique grec, le latin qu'il utilisait si bien qu'il le parlait volontiers et le pratiquait dans les débats de l' époque . L'Université de Bonn lui rendit la langue encore plus familière. On disait qu'il écrivait mieux le latin que l'allemand. Après la chute de Napoléon, le gouvernement prussien entreprit la réorganisation des écoles dans cette partie de la Rhénanie et Müller s'intéressa davantage aux études scientifiques. A cette époque , il se consacre aux mathématiques, qu'il étudie auprès de l'ancien élève de Pestalozzi, le professeur Leutzinger, à qui Müller, dans l'esquisse de sa vie préfixée à sa thèse universitaire, exprime le sentiment qu'il a une dette particulière de gratitude.

Durant ses années d'école, Müller devint, comme nous l'avons dit, un collectionneur d'objets naturels. Il s'intéressa un temps particulièrement aux papillons et collectionna toutes les espèces du pays alentour. Il avait une curieuse aversion pour les araignées qui lui resta toute sa vie. Il parvint cependant à surmonter ce problème et fit d'importantes études sur les yeux de cet insecte et sur ses expressions changeantes sous l'influence de la peur ou lorsqu'il était sur le point de tomber sur sa proie.

Ses sentiments à l'égard de l'insecte sont un indice d'une certaine qualité d'esprit féminine qui s'est manifestée plus tard dans sa vie par son aversion pour la vivisection. Il ne pouvait pas arriver à la conclusion que les animaux devaient être sacrifiés au milieu d'horribles souffrances, à moins qu'il n'y ait un point scientifique très précis à déterminer et à moins que toutes les précautions ne soient prises pour éviter d'infliger des souffrances inutiles. Même alors, il préférait que d'autres fassent ce travail et saisit plus d'une fois l'occasion de souligner l'erreur des observations physiologiques fondées sur l'expérimentation animale dans des circonstances aussi anormales, et insista sur le fait que très souvent les résultats donnaient des conclusions uniquement par analogie et non par une stricte rigueur. logique de similarité animale ou lien physiologique absolu.

Dans une esquisse de la vie de Müller, par le professeur Brücke, de Vienne, lui-même l'un des physiologistes les plus distingués du XIXe siècle, à qui l'Université de Vienne a rendu hommage d'un buste et d'une tablette en marbre dans sa cour, le grand physiologiste autrichien résume très bien les raisons de la renommée de Müller. L'hommage du professeur Brücke peut être trouvé dans le ***Medical Times and Gazette*** de Londres, 17 juillet 1858. « Si nous nous demandons, dit-il, dans quelles circonstances Müller, indépendamment de sa haute dotation intellectuelle, de son gigantesque pouvoir d'action, son travail, l'énergie et la massivité de son caractère, sa constitution physique active et vigoureuse, doivent la position dominante qu'il occupait incontestablement parmi les hommes de science de nos jours, nous devons admettre que cela était dû avant tout à l'étendue et à la profondeur de ses capacités. fondations sur lesquelles sa culture intellectuelle avait été construite. Le professeur Brücke s'étend ensuite sur la diversité des intérêts scientifiques qui ont occupé les premières années de Müller et sur la minutie avec laquelle il a accompli tout ce qu'il entreprenait.

Une réflexion très curieuse sur nos méthodes modernes d'éducation, et en particulier sur la tendance à la spécialisation et à la formation de spécialistes dès leurs premières années, se trouve dans le récit de Brücke sur l'étendue et la variété des études de Müller dans tous les domaines. Loin de considérer que ces divers intérêts intellectuels ont entravé le développement de son génie, il semble considérer qu'ils ont plutôt contribué à l'évolution de cette largeur d'esprit caractéristique du grand génie. Il dit:

"Au cours de ses années d'école, l'attention de Müller était dirigée vers des sujets d'étude bien au-delà du simple programme de médecine, car nous le voyons assister aux conférences de professeurs célèbres sur la poésie et la rhétorique, sur la langue et la littérature allemandes, sur Shakespeare et Dante." En fait , Brücke semble avoir compris que personne n'est aussi peu susceptible de faire des découvertes scientifiques que celui dont l'esprit a été dirigé sans détour dans les limites étroites d'une spécialité scientifique. Constamment entraîné à voir uniquement ce qui relève de la sphère de cet intérêt à courte vue, l'esprit ne s'élève jamais vers une vision au-delà de l'horizon du déjà connu.

La vieille formation classique, censée être si inutile à notre époque concrète et pratique, a formé l'esprit des hommes qui nous ont donné toutes les grandes découvertes scientifiques. L'évolution de la puissance intellectuelle consécutive à l'étude sérieuse de nombreuses choses s'est avérée une aide plutôt qu'un obstacle aux futurs travaux originaux. Aucun de ces grands chercheurs scientifiques n'avait au départ la moindre idée du travail qu'il allait accomplir. Il semble presque un hasard que leurs recherches aient été menées selon certaines lignes qui ont conduit à des découvertes importantes. Ce dont ils avaient besoin n'était pas une formation spéciale, mais ce développement mental qui les plaçait à un niveau de pensée élevé au-dessus de ce qui était déjà connu, pour rechercher le progrès scientifique.

Müller a continué pendant de nombreuses années à envisager de devenir prêtre. Cependant, vers l'âge de seize ans, il commença à s'intéresser profondément à l'œuvre de Goethe et fut particulièrement attiré par les études scientifiques du grand poète. Vers cette époque , il s'intéressa à la collection de plantes et d'animaux et se lança sérieusement dans l'étude de la physiologie. L'œuvre de Lavater était, à cette époque, encore suffisamment récente pour que sa nouveauté ne se dissipe guère, du moins pour les jeunes étudiants. À l'âge de dix-huit ans, Müller se rendit à Bonn et, au moment de commencer sa carrière universitaire, il hésita s'il devait ou non étudier la théologie. Son goût naturel pour l'étude de la nature l'a cependant finalement amené à se décider en faveur d'une carrière scientifique et il a commencé à étudier la médecine.

Il entreprit ses études de médecine avec le plus grand enthousiasme. Sous la direction particulière de Mayer, qui en plus d'être son professeur était un ami personnel, il s'appliqua avec zèle à l'étude de l'anatomie. L'une de ses expressions souvent répétées au cours de ses premières années d'études, mais que Müller a pris le plus grand soin de corriger et de nier plus tard dans sa vie pour en faire une impression durable, était la fameuse « Ce qui ne peut être démontré au scalpel n'existe pas. " Le professeur de physiologie de l'époque à Bonn était le célèbre Fredrich Nasse, surtout connu pour le merveilleux attrait de ses leçons et sa capacité à susciter l'enthousiasme chez les autres, et il n'est pas surprenant que Müller, naturellement si enthousiaste pour les études scientifiques, ait il prit goût à l'étude et ne le perdit plus.

Au cours de la deuxième année d'études de médecine de Müller, l'Université de Bonn a annoncé son premier prix, qui devait être décerné pour une étude sur le thème de la respiration chez le fœtus . Bien que Müller n'en soit qu'à sa première année d'étudiant en médecine, il s'attaque à ce sujet difficile et consacre tout son temps libre à organiser des expériences visant à démontrer et à étudier les points douteux. Il reçut le prix, et Virchow, sûrement bon juge en la matière, dit que ce travail de ses années d'étudiant se distingue aussi bien par l'étendue de son savoir que par le nombre et l'audace des expériences détaillées. Au moment d'obtenir son diplôme, le jeune médecin, âgé de vingt et un ans, était déjà un homme marqué. À partir de ce moment, tout ce qu'il faisait attirait l'attention et avait un public prêt.

Depuis cette époque, l'esprit de Müller était constamment occupé à organiser des expériences visant à démontrer des principes naturels. On peut comprendre jusqu'où il a poussé cette habitude d'expérimenter à partir de certaines des habitudes de contrôle de ses muscles qu'il avait acquises par une pratique continue et une attention intense. Il maîtrisait parfaitement les muscles de ses oreilles et avait souvent l'habitude d'amuser ses camarades par leurs mouvements. Les parties musculaires antérieure et postérieure de ce muscle occipito -frontal étaient capables de mouvoir facilement son cuir chevelu et de produire de curieux troubles dans ses cheveux. De nombreuses personnes ont acquis ces habitudes de contrôle musculaire. Les autres acquisitions de Müller sont cependant beaucoup plus rares. Il pouvait, à volonté, contracter ou dilater ses pupilles, après avoir assuré le contrôle de son iris par un entraînement devant un miroir, et il pouvait utiliser les petits muscles qui relient les os de l'oreille, le marteau, l'enclume et l'étrier, de manière à faire ils produisent un clic audible à volonté.

Ses habitudes d'expérimentation l'ont au moins placé une fois dans une position plutôt ridicule. Alors qu'il effectuait son service militaire, il arriva un jour qu'au moment où le commandement « Ordre aux armes » était donné, Müller s'amusait à insérer un doigt après l'autre dans la bouche de son fusil à feu. Finalement, son majeur se retrouva bien coincé dans l'arme. Lorsque l'ordre fut donné, Müller ne put retirer son doigt. Sa situation a immédiatement attiré l'attention et il a reçu l'ordre de se rendre au front pour être réprimandé par le major, au grand amusement de ses camarades, qui ont ri de bon cœur de sa situation ridicule . Il fut renvoyé dans ses quartiers en disgrâce et le chirurgien du régiment n'eut pas peu de mal à libérer le doigt épaissement enflé.

Alors que tout semblait ainsi promettre une vie d'expérimentation, l'imagination de Müller avait une forte emprise sur lui et il s'adonnait pendant quelque temps à certaines questions théoriques mystiques et à des problèmes d'introspection qui, pour un temps, menaçaient de l'éloigner de son véritable vocation de physiologiste expérimental. Heureusement pour Müller, comme nous le verrons, même s'il pensait à l'époque à un grave malheur, ces incursions dans une psychologie trop introspective furent suivies de troubles nerveux, ce que l'on pourrait appeler aujourd'hui neurasthénie, et il fut par conséquent ramené à l'étude. de nature extérieure.

Juste après la promotion de Müller au doctorat en médecine, les universités rhénanes passèrent à nouveau sous l'autorité du gouvernement prussien et Berlin devint la Mecque des étudiants, qui la considéraient en quelque sorte comme l'université mère. Après avoir obtenu son diplôme à Bonn, Müller fut attiré par Berlin et fut particulièrement influencé par Rudolphi, qui reconnut ses talents et lui donna des opportunités spéciales pour des recherches originales. La bibliothèque privée de Rudolphi et sa collection furent mises aux commandes de ce jeune ouvrier original, qui avait déjà prouvé son pouvoir d'investigation et sa capacité à suivre un sujet jusqu'à ses conclusions ultimes, même si celles-ci n'étaient pas encore extrinsèquement connues. À Berlin également, Müller subit l'influence du jeune Meckel, qu'il apprend à beaucoup respecter. Après la mort de Meckel, les ***Archives de physiologie***

, précédemment éditées par Meckel, tombèrent entre les mains de Müller, qui les poursuivit avec succès pendant de nombreuses années.

Au départ de Müller de Berlin , Rudolphi lui présenta un microscope anglais, en témoignage de l'appréciation du vieux professeur pour les travaux du jeune homme sous son observation. Comme les ressources financières de Müller étaient très limitées, ce devait être un cadeau particulièrement acceptable, car il lui permettait de poursuivre ses recherches enembryologie, et celles-ci ne tardèrent pas à porter leurs fruits. À Bonn, où Müller revint, il s'établit comme professeur privé à l'université et vécut pendant plusieurs années en enseignant avec l'argent que sa mère pouvait lui donner, et même en exerçant la médecine.

Bonn, à cette époque, comptait peut-être 30 000 habitants et comptait environ dix-huit praticiens réguliers de la médecine. Il est donc facile de comprendre que la pratique de Müller n'a pas sensiblement accru ses ressources pécuniaires. Il ne tarda pas à abandonner complètement la pratique de la médecine, entraîné par la triste mort d'un ami qui, alors qu'il était sous sa garde, souffrit d'une perforation des intestins, suivie d'une péritonite. Malgré l' état plutôt précaire de ses finances, Müller épousa à l'âge de vingt-six ans Anna Zeiler, la fille d'un propriétaire terrien de Rhénanie, non loin de Bonn. Il lui avait auparavant dédié un poème dans lequel il lui promettait, au lieu d'avantages plus matériels comme un contrat de mariage, un nom immortel. Le jeune homme semble avoir ressenti un peu du génie qui était en lui, mais d'autres aussi, et leurs présages n'ont pas toujours été confirmés par la problématique. Peu de temps avant et après son mariage, il s'adonna si dur à ses enquêtes de toutes sortes qu'au bout de quelques mois, il s'effondra. Le gouvernement lui accorda un congé et pendant plusieurs mois il erra avec son épouse le long du Rhin, dans ce qui a été décrit par un biographe comme un « shay à un cheval », et revint à son travail renouvelé d'esprit et de corps.

En fait, la dépression de Müller était ce qu'on appellerait à l'heure actuelle une crise neurasthénique, provoquée par le surmenage et une trop grande introspection. Il avait expérimenté sur lui-même de nombreuses manières apparemment inoffensives, mais avec des méthodes qui causaient souvent de sérieux problèmes. Ce n'était pas une chose inhabituelle pour lui de jeûner, afin de constater l'effet physiologique sur son esprit et ses sens du manque de nutrition adéquate. Il restait souvent éveillé des heures la nuit dans l'obscurité, expérimentant sur lui-même et notant les phénomènes induits, surtout à ses yeux, par l'absence totale de lumière. Il se consacra également à l'investigation des curiosités de la seconde vue ; ces rappels intéressants de choses vues il y a longtemps, mais sans produire beaucoup d'impression, et qui reviennent à des moments inattendus, pour nous faire croire que nous revoyons alors qu'en réalité nous ne nous souvenons qu'inconsciemment. Il exerçait beaucoup la faculté de faire apparaître dans sa vision des objets présentant toutes les particularités physiques de la vue réelle. Son maître en cela était Goethe, qui avait beaucoup écrit sur ce sujet en traitant des phénomènes de vision, et qui était capable lui-même de rappeler à son imagination avec une grande vivacité les nombreuses nuances de couleurs des objets avec la satisfaction sensorielle de la vision réelle. Müller n'avait cette puissance imaginative que pour les rouges.

Il n'est pas étonnant qu'un jeune homme, occupé trop exclusivement à ce genre d'investigations, ait quelque peu altéré son équilibre nerveux et fait apparaître des symptômes, par ailleurs sans importance, comme l'indice d'une maladie grave. Pendant un certain temps , Müller désespéra de pouvoir redevenir lui-même. Cependant, lorsqu'il eut recouvré la santé, il comprit quelle avait été la cause essentielle de son état nerveux ; aussi ne revint-il jamais à ses observations introspectives, considérant leurs résultats comme une sorte de série d'illusions.

Après cela, Müller se consacra pendant dix ans strictement à ses recherches physiologiques. La meilleure connaissance de ce que Müller a accompli pour la médecine scientifique au cours de ces premières années peut être obtenue dans la synthèse par Virchow des découvertes de cette période faites peu après la mort de son grand professeur.

Virchow dit :

"C'est Müller qui introduisit à la connaissance des physiologistes et des médecins la doctrine des actions réflexes, déjà indiquée par Prochaska et découverte simultanément par Marshall Hall et lui-même. Juste avant cela, Müller réussit à montrer un moyen simple d'effectuer des expériences sur les racines antérieures et postérieures du nerf spinal, corroborant l'enseignement de Bell sur leurs diverses fonctions. Il eut ainsi le privilège d'établir pour tous les temps deux des plus grandes découvertes pratiques de la physiologie du système nerveux.

"A côté des nerfs, le sang devint le sujet de ses recherches et non seulement il naturalisa dans la médecine allemande la connaissance précise de la fibrine et des globules sanguins, que Hewson avait cultivée avec tant de fécondité dans la littérature anglaise, mais il réussit aussi par de simples expériences. pour démontrer la composition particulière du fluide vital. Le discernement des bonnes méthodes d'investigation était toujours ouvert à son intellect clair et cultivé, et il savait bien qu'il y avait des cas dans lesquels le scalpel et les expériences ne pouvaient pas déterminer une question, et où le La vérité ne pouvait être obtenue qu'au moyen d'agents chimiques et d'instruments physiques. C'est ainsi qu'il découvrit la substance gélatineuse particulière trouvée dans le cartilage, appelée chondrine ; ainsi il prouva l'existence de cœurs lymphatiques chez les amphibiens, et ainsi qu'il détermina non seulement les organes mais toutes les lois qui interviennent dans la production de la voix humaine.

"Les recherches spéciales de l'époque de Bonn sont celles de la structure minutieuse et de l'anatomie des glandes. Elles mirent fin à la controverse qui avait existé si longtemps entre les partisans de Malpighi et de Ruysch, au sujet des extrémités sacculées des follicules glandulaires, et obtinrent pour nous une connaissance correcte de ces organes importants dans tout le règne animal. Son œuvre la plus importante est peut-être celle des conduits de Müller, les structures (qui portent son nom) qui constituent une partie si importante du système génito-urinaire de l' embryon . ".

Presque tout cela avait été accompli avant qu'il ait trente-deux ans. À l'automne 1832, Rudolphi, professeur de physiologie à Berlin, mourut. Comme le dit Virchow, les candidats surgissaient de tous côtés, et certains, les moins qualifiés, se considéraient comme les mieux adaptés pour le poste. Müller a pris une mesure inhabituelle qui illustre sa décision, même si dans toute autre cela aurait semblé une preuve de vanité . Il déclara, dans une lettre ouverte déposée devant le ministre de Prusse, que ses affirmations étaient supérieures à celles de tout autre physiologiste vivant, à l'exception de John Frederick Meckel. L'impression produite sur le ministre par cette lettre fut si forte qu'il nomma immédiatement Müller au fauteuil vacant.

Peu de temps après sa nomination à la chaire de physiologie de l'Université de Berlin, Müller a achevé le célèbre « Manuel de physiologie », qui a établi sa réputation. Le livre est parfois présenté comme une physiologie expérimentale, mais ce n'est pas exact. Müller n'était pas plus qu'un simple expérimentateur que Haller, et lui-même détestait profondément la tendance que la physiologie expérimentale avait prise en France, notamment sous l'influence de Magendie. Une partie de l'aversion de Müller pour la physiologie expérimentale était d'ordre esthétique. Il ne pouvait pas supporter l'idée d'infliger autant de douleur que beaucoup de ses collègues infligeaient sans y penser. Dans son panégyrique de Rudolphi, Müller dit : « Rudolphi considérait les expériences physiologiques comme n'ayant aucun rapport avec l'exactitude anatomique, et il n'est pas étonnant que cet homme admirable, qui avait exprimé à chaque occasion son horreur de la vivisection, ait pris une position hostile contre toutes hypothèses et conclusions insuffisamment établies sur des expériences physiologiques. Müller ajoute : « Nous n'aurions pas pu ne pas partager sa juste indignation si nous avions vu combien de physiologistes s'efforçaient de réduire la physiologie à une science expérimentale par la dissection vivante et les agonies d'innombrables animaux, entreprises sans plan précis et donnant lieu à souvent que des résultats insignifiants et imparfaits. »

Müller partageait les vues de Rudolphi concernant la vivisection. L'incertitude des conclusions, la quantité de souffrances infligées et le caractère indéfini des conditions de l'expérience, de sorte que les conclusions ne pouvaient avoir un très grand poids, ni une précision particulière de l'information, l'ont amené à envisager de telles expériences, à moins qu'elles ne soient menées avec beaucoup de soin. par des enquêteurs qualifiés, comme étant en grande partie une perte de temps et une infliction de douleurs inutiles et un égarement du progrès physiologique en raison de l'incertitude impliquée.

Les qualités du « Manuel de physiologie » de Müller, qui lui ont donné sa plus grande valeur, sont l'examen approfondi de toute la littérature physiologique du monde qu'il contient, et le plus grand nombre d'observations originales qu'il détaille comme base de l'ouvrage. principes énoncés. Müller lui-même a dit dans la préface de son "Manuel" : "Je n'ai guère besoin de remarquer que c'est le devoir d'un savant de se familiariser avec les progrès de la science chez toutes les nations ; et cela est maintenant possible et, de plus, Une école médicale purement allemande, française ou anglaise est une barbarie, et en Allemagne nous considérerions l'idée d'un système anglais ou français isolé d'histoire naturelle, de physiologie ou de médecine tout aussi barbare que l'idée d'un système isolé d'histoire naturelle, de physiologie ou de médecine. notion de médecine ou de physiologie prussienne, bavaroise ou autrichienne.

La valeur de ce livre en tant que pierre angulaire de la médecine allemande moderne peut être mieux jugée par l'opinion de Virchow à son sujet. Il dit dans son panégyrique de Müller :

« Il y a deux qualités dans son « Manuel de physiologie » qui ont particulièrement rehaussé mon estimation de sa valeur : sa méthode strictement philosophique et l'exhaustivité des faits . Depuis l'époque de Haller, personne n'a maîtrisé aussi complètement toute la littérature sur la physiologie. l'histoire naturelle ou recueilli dans toutes les directions tant d'expériences originales, et personne n'a été en même temps familier avec la pratique médicale, ainsi qu'avec les provinces les plus reculées de la zoologie. On a bien dit que tandis que Haller souvent, dans des questions douteuses, épousant un camp qui devait finalement être forcé de succomber, Müller avait toujours la chance (si l'on peut appeler cette chance qui était précédée par tant d'activité intelligente), tôt ou tard, de discerner l'opinion qui était finalement sûre de la victoire. " Il était merveilleusement préparé à la fonction de critique par ses connaissances approfondies. Il savait comment distinguer le sain du malsain, l'essentiel ou le réel de l'adventice ou de l'accidentel. Et, en examinant toute la série de formes - souvent très différentes - parmi lesquels un plan bien déterminé de la nature semblait se réaliser, il connaissait les changements qui modifiaient souvent considérablement l'arrangement et la composition des substances à l'intérieur de ces formes. Chez Müller, en tant que physiologiste, ce n'est pas le génie du découvreur ni le caractère révolutionnaire de ses observations que nous admirons, mais plutôt l'exactitude méthodique de l'investigation dans le calcul du jugement, la tranquillité confiante et la parfaite consommation de ses connaissances. "

En un mot, Müller devait le succès de sa carrière à l'équilibre parfait de son intellect et à l'admirable faculté critique qui le guidait sur le chemin épineux de la connaissance à une époque où il y avait si peu de repères de réelle signification scientifique pour montrer au chercheur ce que le cours et les progrès probables de la science réelle doivent être. C'est pour cette raison que, comme l'a dit Virchow, la réforme des conceptions plus récentes s'est incarnée en lui et, malgré la retraite presque monastique du savant, l'influence de la méthode introduite par Müller ne s'est pas limitée à la physiologie, mais s'est poursuivie. s'étendre au-delà de cette science dans des cercles toujours plus larges dans le domaine de toutes les sciences biologiques.

Virchow conclut : « Müller a vaincu le mysticisme et les fantasmes dans le règne organique et il était très nettement opposé à toute tendance dangereuse, qu'elle soit poursuivie sous prétexte de physiologie ou de croyance, ou simplement en accord avec des conjectures. Müller n'a pas découvert, mais il a fermement établi la méthode exacte d'investigation des sciences naturelles : c'est pourquoi il n'a pas fondé une école au sens de dogmes, car il n'en a enseigné aucune, mais seulement dans le sens de méthodes. L'école des sciences naturelles que Müller a créée ne connaissait aucune communauté de doctrine, mais seulement de faits et plus encore de méthodes. »

Il ne s'est cependant pas limité dans ses études à la physiologie et à la pathologie, ni même à l'anatomie et à l'embryologie de l'homme. Après 1840, il se consacre à l'étude des invertébrés et étudie les étoiles de mer et les pentacrinites. Alors qu'il travaillait sur les invertébrés, il découvrit que les restes fossiles d'animaux n'avaient pas été soigneusement explorés. C'est pourquoi il se consacra pendant un certain temps à la paléontologie. Même si son salaire de professeur était suffisant pour subvenir à ses propres besoins, il n'était pas ce qu'on pourrait appeler généreux à l'heure actuelle, mais Müller devint si dévoué à sa science qu'il paya certains ouvriers pour qu'ils recherchent pour lui des restes fossiles. dans les carrières de l'Eifel. Il s'intéressa également profondément à la vie en mer et consacra ses vacances à un travail particulièrement dur, étudiant les conditions de vie des organismes marins. Il est passé d'une classe de vie à une autre. Des oursins et étoiles de mer aux infusoires et polycystines , dont il fut lui-même le premier à reconnaître et à décrire les variétés.

Müller fut l'un des premiers à souligner que certains animaux inférieurs pouvaient propager des générations similaires et différentes , c'est-à-dire se reproduire par générations alternées. Il a étudié et démontré en particulier les métamorphoses des échinodermes , et sa vision large et son observation attentive dans ce nouveau et surprenant domaine scientifique ont éclairci beaucoup de choses qui étaient auparavant mystérieuses.

En paléontologie, Müller a travaillé avec notre propre Agassiz, alors jeune homme, ou peut-être faudrait-il plutôt dire qu'Agassiz a travaillé avec Müller. Un article, pour la compilation duquel ils firent ensemble une série d'observations, parut à Neufchâtel, en 1834. C'était une note sur les vertèbres des chiens-poissons vivants et fossiles. À cette époque, Müller s'intéressait aux poissons fossiles de toutes sortes et écrivit plusieurs articles au cours des années suivantes sur ce sujet. Vers la fin de la vie de Müller , il étudia particulièrement les polycystines , certaines radiolaires , et certains des nombreux spécimens chambrés, fossiles et vivants, qui attiraient beaucoup d'attention à cette époque. En effet, il s'est rendu la veille de sa mort au musée zoologique du professeur Peters à Berlin, afin de se procurer des polythalamacées .

L'attitude de Müller à l'égard des parasites comme causes de maladies, lorsque l'on a commencé à les découvrir, montre à quel point Müller était ouvert au progrès scientifique et prêt à encourager le travail des autres. Après la découverte du parasite du favus par le professeur Schoenlien , Müller s'y est intéressé, a confirmé les observations de Schoenlein et a ajouté quelque chose à notre connaissance. C'est également vers cette époque qu'il découvrit le psorosperme comme parasite des animaux et peut-être de l'homme, et il lui accorda une attention considérable. Son œuvre fut ensuite considérablement élargie par l'un de ses élèves, Lieberkühn, dont les recherches sur ces minuscules organismes attirèrent l'attention du monde médical.

Il n'est pas surprenant que bon nombre des enquêtes qui rendirent ensuite célèbre Virchow aient été initiées par son grand professeur Müller. C'est Müller dont l'étude des tumeurs a amené Virchow à se consacrer à ce sujet et à nous livrer le meilleur ouvrage pathologique qui ait jamais été écrit sur ce sujet. Virchow lui-même constate avec regret que Müller s'est détourné de la pathologie et n'a jamais terminé l'ouvrage promis qui devait contenir sa théorie sur l'origine des tumeurs. Un autre travail dans lequel Virchow a suivi les traces de Müller était le développement de la craniométrie et, en général, les recherches scientifiques sur les crânes. Müller s'était beaucoup intéressé aux crânes microcéphales et Virchow l'a aidé dans ses investigations. Bien des années après, Virchow établit la science de la craniologie dans le département d'anthropologie et réussit à jeter beaucoup de lumière sur les origines des races par ses découvertes dans ce domaine.

Après la découverte par Schoenlien du parasite du favus, Müller s'intéressa à la parasitologie des êtres humains et, avec Retzius , le célèbre anatomiste suédois, étudia certaines moisissures présentes dans les voies respiratoires des oiseaux. Ils ont réussi à démontrer que ces excroissances végétales parasitaires étaient une forme d'Aspergillus. Leurs études sur la chouette blanche ont particulièrement attiré l'attention générale sur la possibilité que de telles moisissures apparaissent comme parasites des animaux. Plus tard, Virchow montra que ces mêmes moisissures se rencontrent occasionnellement dans les voies respiratoires des hommes. Virchow les a trouvés dans trois corps à l'autopsie, tous étant des individus délabrés, dont deux sujets âgés, et tous souffrant de bronchite chronique. Habituellement, lorsque les parasites étaient découverts, il y avait une tendance nette à une très faible vitalité résistive dans les tissus, allant parfois même jusqu'au début d'une gangrène pulmonaire. En passant en revue le sujet, Virchow [Note 7] a déclaré que la lumière jetée sur le sujet par les investigations de Müller et Retzius lui était de la plus grande aide possible pour lui permettre d'identifier le parasite lorsqu'il le trouvait chez des sujets humains.

Archives de Virchow , Bd. ix.]

Le nombre de faits positifs que Müller a mis en lumière dans les domaines scientifiques les plus divers est presque incalculable, et pourtant il est étonnant de constater combien rarement la moindre erreur, voire la moindre observation incomplète, peut être trouvée dans son œuvre. D'un autre côté, il est arrivé à maintes reprises que, alors que l'exactitude de ses observations paraissait au début douteuse aux yeux d'autres enquêteurs, elles ont fini par être reconnues comme représentant la vérité. En règle générale, il revoyait chaque série d'observations trois fois. Au cours de la deuxième série, il a écrit à leur sujet. Il répétait toujours les expériences sur lesquelles étaient fondées ses observations pendant que ses documents parcouraient la presse. Ses manuscrits étaient une masse de corrections ; malgré cela, ses épreuves étaient le désespoir des imprimeurs.

Müller n'a accompli tout cela qu'avec la gestion la plus soigneuse de son temps. Il savait profiter même des fins d'heures et des brefs intervalles que d'autres gaspillent sans y penser. Il appelait ces courtes périodes entre les tâches « la poussière d'or du temps » et disait qu'il ne voulait pas en perdre une parcelle. Dans le quart d'heure qui sépare deux cours, il n'était pas rare de le voir reprendre une dissection à laquelle il était occupé, ou continuer son travail en esquissant les observations qu'il avait faites la veille.

Certaines excursions dans la pathologie, qui n'était après tout qu'un aspect secondaire de son œuvre et à laquelle il n'accordait que très peu d'attention sérieuse, permettent de constater à quel point le travail de Müller était minutieux dans tout ce à quoi il se consacrait. L'assistant de Müller au Musée de Berlin et l'un de ses élèves préférés , Schwann, ont réalisé une série de ce que Virchow appelle des recherches approfondies et magnifiques sur les structures cellulaires des tissus animaux, dont dépend si essentiellement le progrès de la pathologie. Müller a suivi ces découvertes et, pour citer encore une fois Virchow, il était en cette matière l'autorité des autorités ; car le monde médical lui doit pratiquement toute sa connaissance des tumeurs. Müller a été le premier à démontrer l'harmonie qui existait entre le développement pathologique et embryonnaire des tumeurs.

Cette observation physiologique est de la plus haute importance. Elle est apparue à une époque où les tumeurs étaient considérées comme n'ayant rien de physiologique, mais comme étant entièrement des manifestations de processus morbides étrangers à toutes les fonctions naturelles du corps. L'observation de Müller sur l'identité du développement pathologique et embryonnaire des tumeurs est en réalité la clé de toute la doctrine des formations morbides. Virchow nous assure que les travaux de Müller ont donné la plus forte impulsion à l'emploi du microscope dans les investigations pathologiques. Ce fut sans aucun doute sa contribution la plus importante à la médecine scientifique. Il posa ainsi les bases de l'explication des tumeurs, travail que son grand élève était destiné à poursuivre. Certains travaux de Müller allant dans ce sens, son étude des enchondromes par exemple, Virchow avoue avoir fait partie de l'inspiration qui a conduit à son propre travail ultérieur. Müller était cependant occupé par trop de choses pour se consacrer à l'étude de la pathologie de la manière qui aurait été nécessaire pour faire de grandes découvertes scientifiques. Il promit qu'il s'emploierait un jour à faire une classification des tumeurs, et que le principe d'une telle classification ne serait fondé ni sur la finesse de leur structure ni sur leur composition chimique, mais que leur nature physiologique et leur tendance à se développer devaient être étudiées. pris en compte. Cependant, à sa mort, il ne laissa rien d'inachevé derrière lui, à l'exception de la conclusion tant attendue de son livre sur les tumeurs.

L'œuvre la plus importante de Müller en physiologie et son influence la plus considérable sur les sciences biologiques, qui commençaient à peine leur développement moderne, provenaient de son affirmation de la force vitale comme une chose entièrement différente et absolument indépendante des forces physiques ou chimiques. qu'il dirige et utilise. Pour Müller, la force vitale était la cause ultime et le maître suprême des phénomènes vitaux, de sorte que toutes les énergies d'un organisme suivent un plan défini. C'était pour lui l'explication complète de toutes les manifestations physiques de la vie. Elle disparaît dans la mort sans produire aucun effet correspondant. Sans rien perdre d'elle-même, elle remet en multiplication ou en reproduction une force égale à elle-même au nouvel être qui naît d'elle. Cette force vitale ainsi transmise n'a pas nécessairement besoin de se manifester immédiatement, mais peut rester en sommeil pendant une longue période pour être éveillée aux manifestations de la vie par le concours de conditions appropriées dans son environnement.

En un mot, Müller a pleinement apprécié le mystère de la vie, a affronté le problème directement, l'a exposé en termes sans équivoque et a ainsi empêché la science naissante de la biologie de s'égarer dans des spéculations qui étaient assez séduisantes à l'époque, mais qui se serait révélée vaine et aurait fait perdre du temps et de l'énergie à enquêter. L'influence de Müller sur ses étudiants fut suffisante en ce domaine pour apposer le sceau du vitalisme, comme on l'appelle, sur la plupart des travaux biologiques effectués en Allemagne vers le milieu du siècle, et c'est une récurrence de ses observations et de ses méthodes qui a dirigé la réaction aux théories vitalistes qui ont caractérisé les dernières années du XIXe siècle.

En ce qui concerne l'importance de l'œuvre de Müller, le professeur Du Bois-Reymond, lui-même élève de Müller, déclare dans son discours commémoratif prononcé devant l'Académie royale des sciences de Berlin en 1859 [Note 8] : « Il a été objecté par ceux qui insistent sur la grandeur de la réputation de Müller, selon laquelle il n'a fait lui-même aucune découverte qui puisse être considérée comme de premier ordre. La renommée de Müller est assez grande pour que nous puissions admettre qu'il y a quelque chose de vrai dans cette objection. Il a accompli davantage dans le développement des idées Le fait qu'il n'ait pas fait de grandes découvertes est plutôt dû au fait qu'il est arrivé à une époque où les grandes découvertes ne traînaient plus en vrac comme elles l'avaient été au siècle précédent. , attendant d'être fait, pour ainsi dire ; et ce qu'il a accompli avait plus de valeur qu'une ou deux découvertes simples de première importance. Il a rendu les idées originales d'autres hommes si claires qu'elles ont été immédiatement acceptées par tous les corps médicaux et scientifiques. monde. De cette manière, il favorisa le progrès de la médecine mieux que n'importe quel dévouement, aussi réussi soit-il, à un seul aspect n'aurait pu le faire.

[Note 8 : Gedächtnissrede auf Johannes Müller, von Emil Du
Bois-Reymond, Berlin, Buckdruckerei der Königlichen
Akademie der Wissenschaften (Dummler), 1860.]

"Müller a commis des erreurs, mais alors qui n'a jamais commis d'erreurs face à la nature ? En règle générale, cependant, il a mis le doigt sur la tête. Il y a de nombreuses pensées suggestives de sa part que les enquêteurs des temps ultérieurs ont prouvées Il a suggéré, par exemple, qu'il doit nécessairement y avoir une connexion entre les corps ganglionnaires et les tiges nerveuses. Il a également suggéré qu'il doit y avoir un système nerveux spécial pour le tractus intestinal. Des découvertes ultérieures en physiologie ont établi les deux ces pensées et ont montré que Müller était tellement entré dans l'esprit de la nature et ses processus qu'il était capable de penser ses pensées. Il ne fait aucun doute qu'il y a des suggestions dans ses écrits, en particulier dans ceux des dernières années de sa vie, qui donnera une série de justifications triomphales du même genre.

Le jugement final de Du Bois-Reymond est particulièrement intéressant, car il tente de montrer la place comparative qu'occuperont trois grands hommes dans les sciences biologiques d'il y a un siècle :

"Haller et Müller doivent être considérés comme des géants d'autrefois, mais lorsque les générations futures les compareront à Cuvier , ils occuperont un peu la position qu'occupent Galilée et Newton par rapport à La Place et Gauss, ou Lavoisier par rapport à Berzelius. Le premier de ces hommes ont eu l'occasion de faire de grandes choses alors qu'il était encore possible de les faire, et n'ont laissé à leurs successeurs que la possibilité de développer leur pensée. [Note de bas de page 9]

[Note 9 : On peut se faire une idée de l'estime dans laquelle Müller était tenu par ses contemporains, allemands et étrangers, à partir du nombre d'organismes scientifiques dont il était membre. Il était associé dans pratiquement tous les organismes scientifiques sérieux d'Allemagne. Il fut en outre membre étranger des académies scientifiques de Stockholm, Munich, Bruxelles, Amsterdam ; les sociétés scientifiques de Göttingen, Londres, Edimbourg, Copenhague ; membre honoraire étranger de l'Académie des sciences de Vienne; membre correspondant des Académies de Saint-Pétersbourg, Turin, Bologne, Paris et Messine ; de la Société pour la Science d'Upsala, de la Société Naturaliste Mecklembourgeoise de Rostock, de l' Institut Senkenberg de Francfort-sur-le-Main, de l'Académie des Sciences Naturelles de Philadelphie, de la Société du Muséum d'Histoire Naturelle de Strasbourg, de la Association des naturalistes des Indes orientales néerlandaises ; membre de la Société Hollandaise des Sciences, Haarlem ; de la Société naturaliste de Friebourg en Breisgau, Halle, Dantzig et Mayence ; de la Société Philosophique Américaine de Philadelphie, de la Société de Biologie de Paris ; membre honoraire de la Cambridge Philosophical Society, de l'Union des sciences naturelles de Hambourg et de l' Association des sciences naturelles de la Rhénanie prussienne et de la Westphalie, de l'Académie américaine des arts et des sciences de Boston, de la Société ethnologique de Londres, de la Microscopique Association de Giessan , membre de la Société pour la Science et la Médecine d'Heidelburg, de la Société des Naturalistes de Dresde ; membre correspondant de l'Association scientifique et médicale d'Erlangen et de Moscou ; membre de l'Académie de médecine de Paris ; membre honoraire de l'Académie de médecine de Prague et de Dorpat, des Académies médico-chirurgicales de Wilna et de

Saint-Pétersbourg, de la Medical Society of Guy's Hospital de Londres, de la Medical Society of Edinburgh et de la Hunterian Society of the même ville, et des Sociétés Médico-Chirurgicales de Londres et de Zurich, des Sociétés Médicales de Budapest, de Lisbonne, d'Alger et de Constantinople ; membre correspondant de l'Académie Médico-Chirurgicale de Turin et de la Société Médicale de Vienne.

Même cette longue liste n'inclut pas toutes ses diverses adhésions honoraires et actives à des sociétés scientifiques et médicales. Il fut en outre lauréat, c'est-à-dire lauréat de la Faculté de médecine de l'Université de Bonn, du Prix Sömmering de l' Institution Senkenberg , de la Médaille Copley de la Royal Society de Londres, du Culver Prize Monthyon. de la même institution, ainsi que lauréat de l'Académie des Sciences de Vienne pour la Physiologie Expérimentale. Il avait été honoré par le roi de Prusse par l'attribution du titre de chevalier de l'Ordre de l'Aigle rouge, par le roi de Suède par l'Ordre royal suédois de l'Étoile du Nord, par le roi de Bavière par l'Ordre royal bavarois Maximilien, et par le roi de Sardaigne par un titre de chevalier dans l'Ordre des SS. Maurice et Lazare.]

C'est en tant qu'enseignant que Müller a fait son meilleur travail. Il n'était pas par nature un bon parleur et ne disait jamais grand-chose, mais il était très direct ; et, comme il parlait à partir de la connaissance la plus large et la plus progressive possible du sujet, ses conférences étaient toujours intéressantes pour les étudiants sérieux. Il semble y avoir un accord plus ou moins général sur le fait que pour la masse de ses étudiants, il était inintéressant parce qu'il était probablement au-dessus de leurs têtes. Cependant, pour les membres talentueux de sa classe, il était un professeur idéal – toujours suggestif, toujours précis et éminemment complet. Du Bois-Reymond dit qu'il ne s'est jamais trompé, ne s'est jamais répété et ne s'est jamais contredit.

Il était capable d'illustrer ses cours par des croquis au tableau de manière à permettre aux étudiants de suivre chaque étape d' un processus de développement embryonnaire, même complexe. Il pouvait retracer, étape par étape, à la craie, chaque étape de l'évolution de l'organisme et la présenter clairement à ses élèves. Pour un cercle restreint des meilleurs hommes de sa classe, il devint un ami personnel, dont l'inspiration les conduisit aux recherches originales les plus approfondies. Parmi ses étudiants se trouvaient certains des hommes qui ont fait connaître la médecine et la science allemandes dans le monde entier au cours des cinquante dernières années.

Les principaux d'entre eux peuvent être cités Virchow, Helmholtz, Du Bois-Reymond, Schwann, Lieberkuhn , le découvreur des follicules dans les intestins ; Max Schultze, dont les travaux en histologie et en physiologie sont bien connus ; Claparède , Remak, Guido, Wagener, Lachmann et Reichert.

Ce qu'il exigeait avant tout de ses étudiants, c'était qu'ils apprennent à s'aider eux-mêmes. Il leur assignait des tâches, leur faisait des suggestions, dirigeait leur travail, corrigeait leurs erreurs, mais il voulait qu'ils travaillent par eux-mêmes. Sa présence même était une inspiration. Virchow et Du Bois-Reymond parlent tous deux du pouvoir de son œil. Du Bois-Reymond dit qu'il y avait en lui une magie presque démoniaque, et que les étudiants le regardaient comme les soldats du premier Napoléon lorsque les paroles du grand Empereur étaient à leurs oreilles : « Soldats, l'Empereur a les yeux sur vous. ". Du Bois-Reymond ajoute que, consciemment ou inconsciemment, chaque élève ressentait l'influence gagnante de sa grande personnalité. Avec tout cela, il savait se délier, surtout avec ses étudiants préférés, et de nombreuses blagues de sa part se répandaient dans le laboratoire, même pendant les heures de travail. Il n'était pas du genre à s'en tenir à sa dignité, et Virchow raconte que même à presque cinquante ans, il était connu pour courir avec un élève dans le couloir d'une porte de classe à l'autre. Il commença à patiner à l'âge de quarante-cinq ans, et bien qu'il n'ait pas beaucoup d'amis et qu'il se consacre trop entièrement à son travail pour faire de nombreuses connaissances, c'était toujours une source de plaisir pour les jeunes hommes d'être autorisés à s'associer avec lui. et beaucoup recherchaient avec impatience ce privilège.

L'impressionnante figure que Müller a faite dans son rôle de professeur peut être mieux comprise, peut-être, dans une note ajoutée au panégyrique de Virchow au cours de son passage dans la presse, dans laquelle l'élève raconte ses impressions sur le maître :

"Je dois avouer que Müller, dans ses cours et dans ses manières, me faisait penser à un prêtre catholique, ce qui pourrait s'expliquer par les impressions de sa petite enfance. Lorsqu'en tant que doyen de la Faculté, il montait sur la cathédra supérieure , **vêtu** de ses robes officielles, et prononçait le formulaire latin de la proclamation des docteurs en médecine, avec des mots courts, entrecoupés et contractés ; lorsqu'il commençait ses conférences ordinaires par des syllabes presque murmurées ; ou, lorsqu'il discutait avec une ferveur religieuse de l'un des sujets les plus abstrus . les questions de physiologie, son ton et ses manières, ses gestes et son regard, tout trahissait la formation traditionnelle du prêtre catholique.

Virchow ajoute : « Müller lui-même était ce qu'il appelait l'un de ses plus grands prédécesseurs : perpétuellement un prêtre de la nature. La religion qu'il servait attachait ses élèves à lui pour ainsi dire par un lien sacré ; ses

paroles et ses gestes complétaient le sentiment de vénération avec lequel
chacun le regardait.

Dans la vie récemment publiée de von Helmholtz, le grand physicien
allemand, son biographe montre très clairement à quel point Helmholtz
pensait à Müller, l'un des premiers enseignants. [Note 10] Helmholtz, Brücke
et Du Bois-Reymond étaient des amis personnels chaleureux (des copains
d'université que nous les appellerions en Amérique), et tous de fervents
admirateurs de leur plus grand maître, qui leur montra, comme le dit
Helmholtz, « comment les pensées surgissent dans le cerveau des penseurs
indépendants. Un demi-siècle plus tard, dans ses souvenirs de l'époque, il
déclarait : « Celui qui est entré en contact avec un ou plusieurs hommes de
premier rang voit son niveau intellectuel mental s'élargir à jamais, et un tel
contact est la chose la plus intéressante. que la vie peut contenir.
Curieusement, l'une des choses les plus intéressantes dans les souvenirs de
Helmholtz est que, bien que la pauvreté de ses parents lui ait conseillé de
terminer ses études de médecine le plus tôt possible, Müller l'a persuadé de
suivre une année supplémentaire de médecine avant aller pour son diplôme.
C'était principalement dans le but de faire terminer à son élève un essai de
physiologie sur lequel il était occupé. Müller lui propose à cet effet de mettre
à disposition son propre laboratoire et tous ses instruments. Son jugement
était justifié par le merveilleux travail de Helmholtz sur la conservation de
l'énergie réalisé quelques années après l'obtention de son diplôme.

[Note 10 : Herman von Helmholtz, von Leo Koenigsberger .
Bd. 2, Brunswick, Friedrich Viewig et Sohn, 1902-3]

La mort de Müller fut soudaine, mais pas totalement inattendue. Il était
malade depuis plusieurs mois et avait décidé d'abandonner son poste de
chargé de cours. Il avait fait l'essentiel de ses préparatifs pour régler ses
affaires et avait même fait venir chez lui son fils, qui exerçait la médecine à
Cologne. Il s'était spécialement engagé à consulter son médecin un certain
matin, et s'étant couché de bonne humeur, se sentant même mieux qu'il ne
l'avait été depuis longtemps, il fut retrouvé mort le matin même. Quelque
temps auparavant, il avait fait son testament interdisant une autopsie, et ainsi
la cause exacte du décès ne sera jamais connue, bien qu'il soit assez facile de
supposer qu'il était dû à l'apoplexie, comme l'artériosclérose, c'est-à-dire la
dégénérescence des artères. était visible chez Müller depuis quelques années,
et son artère temporale en particulier était devenue dure et tortueuse.

Müller fut enterré avec tous les rites de l'Église, et comme en Allemagne les
autorités ecclésiastiques sont très strictes en cette matière, il ne fait aucun
doute que le grand physiologiste avait été un fidèle catholique. Il était connu
pour sa participation édifiante à la messe tous les dimanches de l'année. Bien
des années plus tard, au début des années soixante-dix, au milieu du

Kulturkampf, un monument lui fut érigé dans sa Coblentz natale, et l'occasion de son inauguration fut saisie par la Rhénanie catholique pour une célébration en l'honneur de son grand savant.

Pendant un certain temps, dans sa jeunesse, Müller ne semble pas avoir été totalement épargné par les tendances matérialistes si répandues dans la science de l'époque. Ses premières recherches anatomiques semblent avoir quelque peu obscurci sa foi dans les choses spirituelles. Une des expressions qu'on lui attribue avant sa vingt-cinquième année est que rien n'existe dans l'être humain qui ne puisse être découvert par le scalpel. Mais Müller ne tarda pas à répudier cette expression et à reprendre conscience de l'importance de l'immatériel. Une autre expression qui lui est attribuée, "Nemo psychologus , nisi physiologus ", "Nul ne peut être psychologue s'il n'est physiologiste", a été souvent répétée comme si Müller l'entendait dans un sens entièrement matérialiste. En fait, cependant, il vise seulement à véhiculer l'idée que personne ne peut vraiment épuiser la science de la psychologie à moins de connaître la physiologie du cerveau, l'organe que l'esprit utilise dans ses fonctions dans cette vie. L'expression est en réalité le fondement de la psychologie physiologique moderne, qui n'est en aucun cas nécessairement de tendance matérialiste, et est devenue un sujet d'étude favori même chez ceux qui apprécient pleinement l'importance du côté immatériel de la psychologie.

Müller ne semble jamais s'être aussi éloigné de l'Église que cet autre grand physiologiste de la génération suivante en France, Claude Bernard, qui s'est laissé submerger pendant de nombreuses années par la vague du matérialisme si susceptible de paraître irrésistible à un scientifique engagé dans les recherches physiologiques. Mais même Claude Bernard revint à l'Église avant la fin et, sous la direction du grand dominicain Père Didon, comprit que la seule paix au milieu du mystérieux problème de la vie et de la question de l'au-delà est se trouve dans une foi soumise aux doctrines du christianisme.

Il y a de nombreuses années, lorsque Virchow a pris sur lui de prononcer des mots durs en public à l'égard des universitaires catholiques et d'avancer l'influence entravante de l'Église sur le développement intellectuel comme raison pour ne pas permettre aux catholiques d'avoir un quelconque poids en matière d'éducation, l'organe des catholiques d'Allemagne, ***Germania*** , lui rappela que son propre professeur, le grand Johann Müller, père reconnu de la médecine allemande moderne et fondateur de la méthode scientifique féconde à laquelle sont dues tant de découvertes dans les sciences biologiques et médicales, avait été élevé et éduqué dans une religion catholique, avait vécu toutes les années de son érudition productive et de ses recherches fructueuses dans son sein, et était mort en tant que fils reconnu de la grande mère Église.

Müller est certainement l'un des grands noms de la science du XIXe siècle. Lorsque bien d'autres qui semblent aujourd'hui tout aussi bien, ou peut-être même mieux connus, auront été perdus, le sien perdurera, car ses recherches originales représentent l'étape primordiale du grand mouvement qui a rendu possible les progrès de la médecine au XIXe siècle. Il était honoré par ses contemporains, vénéré par les hommes de science qui lui succédèrent ; il a été enchâssé dans une niche pour lui-même par la postérité, et son nom restera comme celui de l'un des grands génies à la faculté inventive duquel le monde doit certains de ces pas à travers les frontières vers l'inconnu jusqu'ici qui semblent si évidents une fois accomplis. mais il faut un esprit maître pour faire et signifier tant de choses pour le progrès humain.

THEODORE SCHWANN, PÈRE DE LA DOCTRINE CELLULAIRE

Mon message s'adresse principalement à vous, étudiants en médecine, car votre avenir est indissolublement lié aux idéaux que vous nourrissez actuellement. Le choix est ouvert, les chemins sont clairs devant vous. Recherchez toujours vos propres intérêts, faites d'une vocation élevée et sacrée une affaire sordide, considérez vos semblables comme autant d'outils de commerce, et, si le désir de votre cœur est la richesse, ils peuvent être les vôtres ; mais vous aurez troqué le droit d'aînesse d'un noble héritage, calomnié le titre bien mérité d'Ami de l'Homme du médecin et falsifié les meilleures traditions d'une guilde ancienne et honorable. D'un autre côté, j'ai essayé d'indiquer certains des idéaux que vous pouvez raisonnablement chérir. Aussi paradoxales qu'elles soient par rapport aux conditions ordinaires dans lesquelles vous travaillez, elles auront, si elles sont encouragées, une influence ennoblissante, même si ce n'est qu'à vous de dire avec Rabbi Ben Ezra : « Ce à quoi j'aspirais et ce que j'ai été. non, cela me réconforte. Et bien que cette voie n'apporte pas nécessairement une position ou une renommée, suivie avec constance elle donnera en tout cas à votre jeunesse un zèle exaltant et une gaieté qui vous permettra de surmonter tous les obstacles, à votre maturité un jugement serein des hommes et des choses, et cette large charité sans laquelle tout le reste n'est rien - pour votre vieillesse cette plus grande des bénédictions, la tranquillité d'esprit, une réalisation, peut-être, de la prière de Socrate pour la beauté de l'âme intérieure et pour l'unité de l'extérieur et du l'homme intérieur; peut-être de la promesse de saint Bernard : « Pax sine crime , pax sine turbine, pax sine rixa ».

--Osler, ***enseignant et étudiant, Aequanimitas*** .

THEODORE SCHWANN, PÈRE DE LA DOCTRINE CELLULAIRE.

L'un des traits curieux de l'histoire est que la véritable valeur de l'accomplissement humain est presque inversement proportionnelle à la popularité qu'il obtient au sein de la génération au cours de laquelle il est produit. Une œuvre d'une qualité suprême est rarement appréciée à sa juste valeur par les contemporains. Ce principe est apparemment vrai dans tous les domaines de l'activité humaine. En littérature et en art, c'est un lieu commun. Mais aussi, aussi surprenant que cela puisse paraître, dans la science et dans l'amélioration sociale, la règle tient une place prépondérante. C'est presque toujours le signe d'un mérite passager lorsqu'une œuvre obtient les applaudissements de sa propre génération. Les théories brillantes sont souvent immédiatement saluées par un accueil universel, tandis que les observations révolutionnaires qui constituent de véritables grandes découvertes ont tendance à être négligées. La découverte vraiment nouvelle est si nouvelle que les hommes ne peuvent pas l'apprécier d'emblée. C'est tellement différent de leur mode de pensée ordinaire qu'ils ne peuvent pas le situer correctement. Sa signification complète leur fait défaut.

Cela a été vrai pour la biologie du XIXe siècle de manière presque plus frappante que pour tout autre domaine de la connaissance. Nos nombreuses voies de publicité, au lieu d'annoncer les grandes observations aussitôt qu'elles ont été faites, afin de permettre à d'autres de continuer le travail que le maître de l'esprit a commencé, n'ont que trop constamment été remplies de nouvelles opinions, de nouvelles théories, prenant hypothèses, toutes attirant une attention qu'elles ne méritaient pas. Des hommes comme Théodore Schwann, le père de la doctrine cellulaire, ne sont pas susceptibles d'être aussi connus pour avoir suggéré une théorie frappante . Même les grands biologistes, comme Darwin lui-même, sont connus plutôt pour leurs théories peu substantielles que pour leurs ajouts substantiels aux connaissances biologiques grâce à une observation patiente et une pénétration géniale dans les secrets de la nature. C'est peut-être un avertissement pour le médecin moderne qui se rend compte de cet état de choses, de ne pas prendre les théories populaires, même dans sa propre branche de la biologie, comme la monnaie de vérité actuelle. Les théories passent, mais les observations perdurent. La nouvelle méthode d'Auenbrugger consistant à taper sur la poitrine afin d'obtenir ses différents sons semblait encore plus enfantine que l'acceptation par Galvani de la position de maître de danse d'une grenouille, mais leurs observations ainsi faites perpétuaient les germes d'une vérité éternelle.

Bien que le nom et la vie de Théodore Schwann soient peu connus du grand public, son œuvre est très appréciée par ceux qui ont fait des études spéciales en biologie, et peu d'hommes dans le progrès de cette science sont considérés comme détenant une aussi haute importance. place comme celle qui lui est assignée. L'étude de la vie de Schwann servira à montrer non seulement qu'il mérite éminemment cet honneur qui lui est revenu, mais elle mettra également en évidence le fait que sa carrière mérite d'être mieux connue du public, car elle illustre très bien l'histoire typique de Schwann. le mode de vie dans lequel les grands scientifiques sont formés et les méthodes d'investigation par lesquelles de grandes découvertes sont faites.

Parmi les hommes qui ont fait la biologie du XIXe siècle, il y en a trois dont les noms ressortent avec une importance particulière. Ils ne sont pas connus pour leurs écrits controversés sur des points controversés, mais pour leurs travaux novateurs et originaux de la plus haute importance scientifique. Leurs découvertes préserveront leurs souvenirs pour la postérité longtemps après que les noms de nombreux de ceux à qui l'éclat d'une publicité controversée a donné un éclat éphémère pour leur propre génération auront été oubliés. Il s'agit de : Théodore Schwann, l'anatomiste, à qui la biologie moderne doit sa fondation par l'établissement de la théorie cellulaire ; Claude Bernard, le physiologiste, à qui l'on doit les grandes idées biologiques d'inhibition nerveuse et de sécrétion glandulaire interne ; enfin Louis Pasteur, le chimiste-bactériologiste, à qui l'on doit la réfutation de la doctrine abiologique annihilatrice de la génération spontanée, et les découvertes qui ont révolutionné la médecine moderne et promettent d'accomplir une révolution aussi grande dans les manufactures et les industries modernes.

On a souvent dit que l'Église catholique était opposée au progrès scientifique. On a particulièrement insisté sur le fait qu'en ce qui concerne la science biologique, l'attitude de l'Église a été nettement décourageante. Récemment, on a affirmé avec certitude qu'aucun penseur scientifique original ne pouvait continuer sa profession de foi. Or, il se trouve que ces trois hommes sont nés au sein de l'Église catholique et ont été éduqués depuis leur plus tendre enfance jusqu'à leur maturité sous ses soins vigilants. Schwann et Pasteur restèrent au milieu de leurs grands triomphes scientifiques ses fidèles fils. Pendant des années, Bernard s'est retiré de toutes ses anciennes associations religieuses et est devenu indifférent au côté spirituel de la vie, mais avant la fin, il est revenu aux genoux de la Mère dont la garde d'accueil comptait tant pour lui au début de sa vie.

Théodore Schwann, le premier à formuler la doctrine cellulaire, à promulguer l'enseignement selon lequel tous les tissus vivants, qu'ils soient végétaux ou animaux, sont composés d'un certain nombre d'éléments minuscules qui en toutes circonstances sont biologiquement équivalents, est le père de la biologie moderne. Les cellules avaient déjà été vues et reconnues comme telles, mais c'est lui qui a été le premier à souligner leur signification. Sa théorie cellulaire est désormais devenue la doctrine cellulaire , l'enseignement de toutes les écoles de biologie. La généralisation qui constitue la base de la doctrine est le résultat de certaines des observations les plus précises et les plus minutieuses jamais faites. Le travail a été réalisé lorsque les aides mécaniques à l'analyse des tissus étaient dans l'état le plus primitif. Le microscope venait d'être introduit dans les travaux généraux de laboratoire. Le microtome, l'instrument par lequel les tissus sont coupés en coupes minces propres à l'examen microscopique, et auquel nous devons presque plus qu'au microscope lui-même notre connaissance détaillée de la constitution intime des tissus, était encore inimaginable. Malgré ces inconvénients, l'œuvre de Schwann a été réalisée avec une exhaustivité qui laisse très peu à désirer. Il a publié, alors qu'il n'avait pas encore trente ans, le récit de ses recherches comparatives sur la constitution cellulaire des plantes et des animaux, et il y a très peu de choses à ajouter, même de nos jours, pour rendre sa démonstration scientifique plus claire qu'elle ne l'était. C'était typique de cet homme que, sans se soucier des controverses sur les détails de son œuvre, il devait continuer calmement à l'achever, puis à le donner au monde dans toute sa plénitude convaincante. Le même trait ressort en ce qui concerne d'autres sujets. C'était l'un des grands esprits scientifiques du siècle, toujours plongé dans un calme philosophique adapté aux problèmes importants qu'il avait en main. Sa vie est idéale dans son dévouement total à la science et à l'enseignement de la science, alors qu'aucun devoir qui pourrait la compléter et la rendre humainement complète pour lui-même ou pour les autres n'a été méprisé ou négligé.

Théodore Schwann était le quatrième d'une famille de treize enfants, né dans la petite ville allemande de Reuss, non loin de Cologne. Il a fait ses études universitaires au gymnase jésuite de Cologne et est ensuite passé à l'université de Bonn. La Basse-Rhénanie est en grande partie catholique et, même si Bonn est devenue à ce jour l'université allemande exclusive à la mode où se rendent le Kaiser et de nombreux descendants des grandes familles allemandes pour leurs études supérieures, la faculté de théologie de l'université reste catholique. . Schwann consacra ici quelque temps à l'étude de la théologie, mais il subit l'influence de Johann Müller et fut autorisé à participer à certaines de ses expériences sur les fonctions des nerfs spinaux des grenouilles, ce qui semble l'avoir déterminé à devenir médecin. carrière.

Après deux années passées en médecine à Würzburg, autre grande université catholique du sud de l'Allemagne, nous retrouvons Schwann à l'Université de Berlin, travaillant à nouveau avec Johann Müller, invité de Bonn pour remplacer l'éminent Rudolphi à la chaire d'anatomie. à l'université prussienne en plein essor. Müller était un de ces hommes merveilleux - malheureusement on les rencontre trop rarement - qui, bien que n'étant pas eux-mêmes de grands découvreurs, ont la faculté inestimable d'inspirer aux étudiants un enthousiasme pour l'observation originale qui conduit aux recherches les plus brillamment réussies. Il n'était pas un grand professeur, au sens propre du terme. Dans ses conférences publiques et ses leçons ordinaires , il se montrait souvent aride et inintéressant, insistant trop sur des détails sans relief, « les os desséchés de la science ». Il semble avoir échoué presque complètement à transmettre les informations scientifiques habituelles de son cours avec l'air de nouveauté qui attire l'étudiant moyen. Les véritables facultés d'enseignement ne sont pas données à beaucoup. Müller possédait une qualité particulière qui s'est avérée bien plus précieuse pour la science que la pédagogie la plus éclairée.

Pour les quelques élus parmi ses étudiants qui furent attirés dans une étroite intimité avec lui et autorisés à partager ses travaux scientifiques personnels, Müller se révéla une source d'incitation des plus précieuses - un maître suggestif, dont l'inspiration de l'esprit d'investigation devait les accompagner tout au long de leur vie . vie. À personne, sauf peut-être à Socrate d'autrefois, il n'a été donné d'avoir à ses pieds, comme élèves, tant d'hommes qui devaient laisser leurs marques sur la pensée naissante d'une grande époque du progrès humain. A côté de Schwann, ont étudié avec Müller, pendant ces années à Berlin, Henle l'anatomiste, Brücke le physiologiste, Virchow le pathologiste, Helmholtz le physicien, Du Bois-Reymond le physiologiste, Claparède, Reichert, Lachmann, Troschel, Lieberkühn et Remak . Tous ces noms sont inscrits en grande partie dans l'histoire scientifique du siècle. C'est un groupe d'hommes remarquables, et parmi eux Schwann, à l'exception peut-être de Helmholtz, restera le meilleur dans les mémoires de la postérité ; certainement aucun d'entre eux n'aurait renoncé de bon gré à ses espoirs de renommée scientifique pour qu'un de ses propres travaux ait fait la découverte qui, comme le disait un biographe enthousiaste, a posé la couronne d'immortalité sur un front jeune et sans rides.

La thèse de Schwann pour son doctorat à Berlin a montré le calibre de l'homme et a démontré sa parfaite aptitude à réussir en tant que scientifique expérimental. La question de savoir si l'embryon en croissance dans l'œuf de poule ordinaire consomme ou non de l'oxygène était controversée depuis un certain temps. Il était bien connu qu'une chambre à air existait dans l'œuf dès les premiers stades de la vie embryonnaire. Il était entendu que le poussin adulte, juste avant de sortir de l'œuf, devait avoir de l'air et que la porosité de la coquille de l'œuf était suffisante pour permettre son entrée. Cependant, la question de savoir si l'oxygène était nécessaire au début de la vie embryonnaire dans l'œuf restait quelque peu incertaine. Il a été démontré que la composition du gaz existant dans la chambre à air d'un œuf changeait au cours du développement. D'être légèrement plus riche en oxygène que l'air atmosphérique ordinaire au début de la croissance embryonnaire, contenant

24 à 25 parties d'oxygène pour 100, il s'est modifié au cours du développement relativement précoce de manière à ne contenir plus de 17 parties d'oxygène pour 100 et environ 7 parties d'oxygène pour 100. parties de dioxyde de carbone. Ce changement de composition était, pour le moins, très évocateur de l'altération qui se produirait au cours de la respiration. Il a cependant été souligné que l'argument fondé sur ces observations n'était tiré que d'une analogie et ne constituait en aucun cas une démonstration scientifique du fait que l'embryon non seulement consommait de l'air au cours de sa croissance, mais qu'il avait en réalité besoin d'oxygène pour continuer à se développer. ses processus vitaux.

Il a été suggéré que le changement de composition de l'air à l'intérieur de l'œuf pourrait être dû non pas à des fonctions vitales essentielles, mais à des altérations fortuites provoquées par la décomposition de la matière organique instable si abondamment présente dans la substance de l'œuf. Schwann régla définitivement la question par une série d'expériences ingénieuses. Il exposa les œufs pendant diverses périodes à l'action d'autres gaz que l'air et les plaça également dans la chambre à vide d'une pompe à air. Lorsqu'ils ne sont pas en contact avec l'air, les œufs se développent pendant quelques heures si la température est favorable, puis leur développement s'arrête. Si, après vingt-quatre heures d'exposition à une atmosphère d'hydrogène, les œufs étaient mis en contact libre avec l'air, le développement recommençait au point où il s'était arrêté. Cependant, après trente heures d'exposition à l'hydrogène ou au vide, toute vie dans l'œuf était détruite et il ne parvenait pas à se développer, quelles que soient les conditions favorables dans lesquelles il était ensuite placé. L'exhaustivité avec laquelle les points en litige dans ce problème ont été démontrés est typique de tout le travail de Schwann. Ses conclusions allaient toujours plus loin que la solution du problème qu'il se proposait de résoudre, et étaient toujours étayées par des expériences simples mais efficaces, souvent ingénieusement planifiées, toujours réalisées avec une complétude mécanique qui les rendait étonnamment démonstratives.

L'un des frères de Schwann avait travaillé dans la métallurgie et Schwann lui-même avait toujours montré un grand intérêt pour les appareils mécaniques. Ce passe-temps lui était très utile à l'époque où les laboratoires ne disposaient pas de tous les appareils scientifiques complexes et des installations d'expérimentation si courantes aujourd'hui, avec leur atelier et leurs mécaniciens qualifiés pour l'exécution des conceptions. De nombreux autres travailleurs des sciences biologiques de cette époque doivent leur réputation à une compétence mécanique similaire. Les expériences étaient impossibles à moins que l'investigateur n'ait l'ingéniosité mécanique pour planifier et l'habileté personnelle pour élaborer les détails des appareils qui pourraient être nécessaires aux expériences. On raconte de Schwann que lorsque les découvertes de Daguerre en photographie furent annoncées, son intérêt pour la nouvelle invention était tel qu'il fit un voyage à Paris spécialement pour apprendre les détails de la méthode. Certains daguerréotypes réalisés par lui selon les indications originales de l'inventeur lui-même sont encore conservés par sa famille.

Les recherches de Schwann sur la respiration de l'embryon dans les œufs de poule ont conduit à des études plus approfondies sur l'embryon lui-même et à la découverte qu'il était constitué de cellules. Plus tard vint la résolution d'autres tissus en cellules. Lorsque, après avoir obtenu son doctorat en médecine, le poste d'assistant en anatomie à Berlin devint vacant, Johann Müller le proposa à Schwann. Le poste n'entraînait pas beaucoup d'émoluments. Le salaire était de dix thalers allemands , *soit* environ 7,50 dollars par mois, une somme dérisoire même à l'époque où le pouvoir d'achat de l'argent était bien plus grand qu'aujourd'hui. Ses fonctions occupaient la majeure partie de son temps. Le travail était néanmoins agréable et Schwann resta ici pendant cinq ans. Comme Henle l'a dit dans sa notice biographique de Schwann , dans les ***Archiv f. microscopique Anatomie*** , juste après sa mort en 1882 : "C'était une grande époque. Le microscope venait d'être porté à un tel état de perfection qu'il était disponible pour des observations scientifiques précises. La mécanique de sa fabrication venait d'ailleurs d'être tellement simplifiée . que son coût n'était pas au-dessus des moyens de l'étudiant enthousiaste, même avec des moyens limités. Chaque jour, un morceau de tissu animal, rasé avec un scalpel ou mis en morceaux avec une paire d'aiguilles ou les ongles, pouvait conduire à un terrain important -des découvertes révolutionnaires." Car à cette époque on ignorait presque tout ce qui concernait la composition intime des tissus. Les découvertes traînaient, pour ainsi dire, en attente d'être faites. Schwann ne restait pas inactif. Les précieuses années passées à Berlin virent la découverte que de nombreux autres tissus étaient composés de cellules. Les noyaux des muscles rayés et non rayés ont été découverts et, bien que le caractère cellulaire de ces tissus n'ait pas été démontré, leur secret a été plus que suspecté et des indices ont été fournis à d'autres chercheurs qui ont conduit très rapidement à la découverte des cellules musculaires par Kölliker et Henle .

Outre son intérêt pour l'histologie, la branche de l'anatomie qui traite de la constitution intime des tissus, Schwann travaillait également sur certaines questions biologiques générales et sur certains problèmes épineux de physiologie. Peu de temps après son installation comme assistant à Berlin, à partir d'observations sur la fermentation et la décomposition des liquides organiques, il arriva à une conclusion bien en avance sur la science de son époque. Il a annoncé définitivement ***infusoria non oriuntur génération aequivoca*** - les infusoires ne proviennent pas d'une génération spontanée. Sous le terme d'infusoires, on englobait alors tous les organismes minuscules ; de sorte que l'annonce de Schwann était un rejet définitif de la doctrine de la génération spontanée, plus de trente ans avant que les démonstrations de Pasteur ne règlent définitivement la question. Schwann n'a jamais été un polémiste . Il n'a pas pris part aux discussions parfois acerbes qui ont eu lieu à ce sujet, mais après avoir exposé ses vues et les observations qui y ont conduit, il n'a pas demandé l'acceptation immédiate de ses conclusions. Il poursuivit son travail sur d'autres sujets, confiant que la vérité finirait par prévaloir. Lorsque les félicitations affluèrent à Pasteur pour avoir complètement renversé la doctrine de la génération spontanée, le grand scientifique français confia généreusement à Schwann les travaux pionniers sur ce sujet et envoya des félicitations à cet effet lorsque Schwann célébrait le jubilé de son professorat.

En étudiant les ferments et les fermentations, Schwann s'est intéressé à certaines fonctions du corps humain qui portent en elles de nombreux rappels des processus biologiques à l'œuvre dans la production des différents alcools et acides de fermentation. Les changements qui se produisent dans le contenu de l'estomac humain lors de la préparation des aliments destinés à l'absorption suscitent depuis longtemps le plus grand intérêt pour les physiologistes. Mais on l'a trop étudié du point de vue purement chimique. La nécessité de la présence d'un acide dans le contenu de l'estomac pour que la digestion se poursuive a conduit à la conclusion que l'acide était le constituant le plus important du suc gastrique. Au moyen de grattages d'estomacs de divers animaux, Schwann réussit à préparer un suc gastrique artificiel et montra comment l'action des sécrétions gastriques provoquait la dissolution du contenu de l'estomac. Il isola la pepsine et démontra qu'elle ressemblait beaucoup, dans son action, aux substances connues sous le nom de ferments. Il a même laissé entendre que la digestion, au lieu d'être un processus chimique, était un processus biologique. Une telle explication a été explorée par les chimistes de l'époque, dirigés par Liebig. La plupart des fonctions physiologiques du corps humain furent alors triomphalement revendiquées comme des exemples du fonctionnement des lois chimiques.

Schwann ne prêta pratiquement aucune attention à la contradiction de ses conclusions, mais poursuivit fidèlement son travail. Il ne pouvait pas se laisser entraîner dans une controverse. Pendant près de cinq ans, il a continué son travail à l'Université de Berlin, ne recevant que la somme dérisoire dont nous avons parlé : moins de dix dollars par mois. Seuls l'amour le plus pur de la science pour elle-même et la satisfaction de son propre esprit d'investigation enthousiaste le maintenaient au travail. Il n'y avait que peu de perspectives d'avancement à l'Université de Berlin elle-même. Schwann était l'un des assistants les plus bas ; le professeur avait tout juste dépassé la fleur de l'âge ; et avant Schwann, sur la liste des candidats à l'avancement, il y avait au moins un homme, Henle, qui avait déjà accompli un travail remarquable. L'Allemagne a eu la chance d'avoir au XIXe siècle tous des jeunes gens qui, sans se soucier des émoluments actuels, se contentaient des salaires les plus maigres pour subvenir à leurs besoins, à condition que les positions qu'ils occupaient leur offraient des possibilités de travail original. Aujourd'hui encore, les jeunes médecins sont heureux d'accepter ce qu'ils considèrent comme l'honneur du poste d'assistant du professeur et de directeur de clinique, et d'y rester pendant cinq à dix ans, parfois même plus, malgré le salaire. qui y est attaché ne coûte que de 250 à 400 dollars par an. Ils savent bien que si leurs premières recherches sur diverses questions médicales réussissent, l'avancement dans le rang universitaire est assuré. Leur promotion vient rarement de l'institution où ils ont effectué leur travail, à moins qu'il ne s'agisse d'une des plus petites universités ; mais l'invitation à une chaire dans une université viendra tôt ou tard pour des recherches méritoires.

L'invitation de Schwann venait de Louvain. Ses travaux sur les cellules avaient suscité beaucoup d'intérêt. Au milieu du rationalisme et de l'infidélité alors si courants parmi les hommes scientifiques, Schwann était connu comme un catholique fidèle et sincère. Lorsque la grande Université catholique de Louvain chercha alors un professeur d'anatomie, celui-ci apparut comme la personne la plus appropriée. Henle, qui avait très peu de sympathie pour les opinions religieuses de Schwann, parle de lui avec beaucoup de gentillesse en tant qu'homme et camarade. Schwann semble s'être fait aimer des Prussiens « difficiles », comme il l'a fait de son entourage toute sa vie. Car la note dominante dans les croquis de lui réalisés par ceux qui l'ont connu personnellement est celle de l'amitié la plus sincère, accompagnée d'une admiration enthousiaste pour sa simple sincérité et son dévouement désintéressé envers ses amis et la science.

Un petit incident que Henle nous a conservé montre combien ses jeunes contemporains appréciaient déjà à cette époque, bien avant que l'on puisse comprendre toute la signification de la théorie cellulaire, l'aspect de l'œuvre de Schwann qui devait le rendre immortel. Lors d'un petit dîner d'adieu offert par ses collègues de divers laboratoires de l'Université de Berlin, l'événement était marqué par un poème de jeu de mots du maître du toast sur les mots Louvain et cellules.

En allemand Louvain se dit Löwen , qui signifie aussi lion ; c'est-à-dire que c'est le cas datif du nom du lion. Il est fait référence au fait que, de même que Samson a trouvé des nids d'abeilles (en allemand, cellules d'abeille) dans le lion, de même Louvain, c'est-à-dire *en* allemand Löwen , le lion, trouve un champion dans l'homme des cellules. De même que l'énigme de Samson a été suggérée par la découverte des cellules d'abeilles, le nouveau professeur de Louvain résoudra les énigmes scientifiques par la démonstration des cellules. Le jeune voyant plaisantin a prophétisé mieux qu'il ne l'imaginait. Le premier travail achevé de Schwann à Louvain fut les *recherches microscopiques sur l'accord dans la structure et la croissance des plantes et des animaux.* [Note 11] La théorie qu'il avançait devait prouver l'élément le plus puissant introduit jusqu'à présent dans la science biologique pour aider à la solution des problèmes difficiles qui se posent constamment dans l'étude des diverses formes de vie.

[Note 11 : Mikroskopische Prise en charge über die Uebereinstimmung in der Structur und dem Wachsthum der Thiere und Pflanzen , 1839.]

Schwann resta à Louvain une dizaine d'années. La période est marquée par la poursuite de ses recherches fructueuses sur la vie cellulaire, sur la biologie physiologique des ferments et de la fermentation, et sur le sujet connexe de la digestion chez les animaux. Ses recherches à Berlin sur ce sujet intéressant et important, qui était alors pratiquement un mystère complet, concernaient principalement le suc gastrique. Il commença alors l'étude de diverses sécrétions qui facilitent la digestion intestinale. Il a prouvé que la bile, autrefois considérée comme une excrétion, était en réalité une sécrétion digestive importante. Il n'a pas pu démontrer la fonction de la bile de manière aussi complète qu'il l'avait fait pour le suc gastrique. Le problème de la digestion intestinale est beaucoup plus compliqué que celui de la digestion gastrique et implique un certain nombre de facteurs dont il faut tenir compte si l'on veut déterminer avec précision la valeur de l'un d'entre eux. Même de nos jours, tous les problèmes physiologiques liés aux fonctions de sécrétion biliaire ne sont pas résolus. Le plus grand pas a été la démonstration que la bile est une chose dont la présence dans les intestins doit être encouragée, non pas parce que, comme le disait Horace, les troubles mentaux seraient imminents à moins d'être purgé de la bile noire au printemps, mais parce que sa présence assure le bon fonctionnement de l' intestin . préparation des aliments, et neutralise dans le tractus intestinal certaines substances toxiques qui, si elles étaient absorbées, s'avéreraient sources d'irritation de tous les tissus supérieurs.

Ses travaux sur la bile clôturent pratiquement la carrière de Schwann en tant qu'enquêteur. Les sept années entre vingt et vingt -sept ans furent si pleines de découvertes qu'elles semblaient très prometteuses pour ses années de maturité. Si Schwann était mort à trente ans, ses biographies auraient sûrement contenu de longs commentaires sur les grandes découvertes qui auraient sans aucun doute récompensé ses efforts au plus fort de ses capacités. L'apparente inactivité de Schwann a été une source de conjectures fructueuses. Le fait est, cependant, qu'une œuvre originale de haut niveau s'accomplit principalement à l'époque où l'activité de l'imagination est à son apogée. Il existe très peu de cas où cet effort inventif a duré plus de dix ans.

En outre, certains facteurs plus matériels entravaient le travail original. Schwann était allemand, mais devait donner ses cours à Louvain en français. Pendant plusieurs années, la plupart de ses efforts furent consacrés à acquérir des connaissances dans la langue de son pays d'adoption. Schwann n'était donc pas un professeur comme Müller, mais un véritable pédagogue qui prenait au sérieux le devoir d'enseigner à tous ses élèves. Faire cela signifiait, dans le contexte des progrès rapides de la science de l'époque, un labeur incessant de la part d'un professeur consciencieux. Car c'était une époque de grandes découvertes se succédant avec une rapidité presque incroyable. Pendant dix ans, Schwann se consacra fidèlement à ses fonctions d'enseignant au cours d'anatomie de Louvain. Il accepte ensuite la chaire d'anatomie et physiologie comparées à Liège, où il continue à enseigner pendant trente ans. Suite à son séjour à Louvain, une attention particulière a toujours été accordée aux études biologiques dans cette université. Actuellement, on y publie une revue biologique très connue et très connue, **La Cellule**, à travers laquelle de nombreuses contributions importantes des professeurs et des étudiants de l'université parviennent au public.

Durant son séjour à Liège, Schwann fut formellement invité, à trois reprises, à retourner dans sa patrie allemande pour devenir professeur dans certaines de ses grandes universités. Des chaires professorales d'anatomie ou de physiologie à Würzburg, à Giessen et à Breslau lui furent proposées entre 1850 et 1860. Il les refusa cependant pour poursuivre ses travaux en Belgique. Il trouvait ses compatriotes adoptifs éminemment sympathiques. Il semble clair qu'il se sentait plus à l'aise au milieu du sentiment profondément catholique qui imprégnait les universités belges et qui contrastait si nettement avec l'esprit rationaliste caractéristique des universités allemandes de cette époque. Schwann était pénétré d'un vif sentiment du sentiment religieux le plus profond, qui se manifeste tout au long de sa vie. Son attitude à cet égard impressionna grandement ses contemporains scientifiques. Son sens du devoir en matière spirituelle n'avait d'égal que son respect affectueux pour ses proches. Ses vacances étaient invariablement passées avec ses parents de son vivant, puis avec ses frères et sœurs dans les environs de Cologne. C'est lors d'une visite de Noël chez eux qu'il fut victime de l'accident vasculaire cérébral mortel qui l'emporta.

Vers la fin de sa carrière, Schwann fut invité à faire partie d'une commission chargée d'enquêter sur le cas de Louise Lateau . On se souvient que le signalement de saignements récurrents dus aux stigmates dans ce cas a attiré une grande attention, non seulement parmi les catholiques, mais dans toutes les classes du monde. Après une observation attentive, Schwann a refusé de souscrire au rapport selon lequel les saignements étaient manifestement miraculeux. On annonça d'abord qu'il les avait déclarés évidemment hors du domaine des causes naturelles, mais il prit l'occasion de corriger immédiatement ce rapport. La circonstance a conduit à la publication de quelques propos durs dans la presse religieuse, mais avec sa modération habituelle, Schwann a refusé d'entrer dans toute discussion, et ainsi l'affaire s'est terminée. Son attitude profondément conservatrice en la matière et son application des critères scientifiques les plus stricts à l'affaire ont empêché l'expression formelle d'une approbation de la part des autorités. Même si une telle opinion n'aurait eu qu'un poids personnel, elle aurait facilement pu devenir une cause de malheureuses calomnies contre l'Église.

L'aspect le plus marquant de la carrière de Schwann réside dans les amitiés indéfectibles qui le liaient à ceux avec qui il était associé. À Louvain, puis à Liège, il fut l'ami personnel de la plupart de ses étudiants, tandis qu'à Berlin, il noua des amitiés avec certains des grands hommes de la médecine allemande qui perdurèrent jusqu'à la fin de sa vie. A l'occasion de la célébration de son quarantième anniversaire, les hommages chaleureux de toute l'Europe montrèrent dans quelle haute révérence était tenu le bon vieil homme, qui avait sacrifié certaines de ses chances d'une plus grande renommée scientifique pour devenir l'enseignant des autres, et un représentant vivant du fait que l'état d'esprit qui conduit à de grandes découvertes scientifiques et celui qui s'incline humblement devant la vérité religieuse, loin d'être désespérément et essentiellement opposés l'un à l'autre, peuvent être paisiblement unis chez la même personne dans leur plus haute expression.

CLAUDE BERNARD, PHYSIOLOGUE

L'œil expérimenté, le pouvoir de percevoir les différences infimes et les analogies subtiles qui distinguent ou unissent les objets de la science, et la faculté de comparer de nouveaux phénomènes avec d'autres déjà accumulés dans l'esprit, voilà des accomplissements qu'aucune règle ne peut enseigner ni aucun précepte. nous mettre en possession. C'est une part de connaissance que chacun doit acquérir pour lui-même ; personne ne peut le laisser en héritage à son successeur. Il semble en effet que la nature ait, dans ce cas, admis une exception à la volonté par laquelle elle a ordonné l'accumulation perpétuelle des connaissances parmi les hommes civilisés, et qu'elle ait destiné une partie considérable de la science à croître et à périr continuellement avec les individus. .

--Dr. John Brown, ***Edward Forbes, Heures libres*** .

CLAUDE BERNARD, LE PHYSIOLOGUE.

l'enseignement postuniversitaire, le Collège de France est devenu un lieu de pèlerinage privilégié pour les éducateurs qui visitent Paris. Il s'agit de la plus ancienne institution éducative fondée délibérément dans l'idée de combiner enseignement et recherche. Les professeurs n'étaient pas tenus d'enseigner des doctrines précises, littéraires ou scientifiques, mais plutôt de donner les résultats d'investigations récentes et de méditations personnelles sur de grands problèmes scientifiques et philosophiques. En un mot, le collège n'était pas tant destiné aux étudiants qu'aux spécialistes. Il ne s'agissait pas de transmettre un ensemble précis de connaissances sur un sujet quelconque, mais plutôt de compléter les connaissances acquises dans le cadre du cours régulier de l'Université de Paris, et de s'attarder particulièrement sur les avancées récentes dans des matières particulières, de manière à ce que encourager une enquête originale.

En un mot, le Collège de France fut la première école supérieure moderne. Nous avons appris ces dernières années à quel point les départements de troisième cycle sont importants pour leur influence sur le travail régulier d'une université. À moins que des recherches originales et de haut niveau soient constamment menées dans une université, il est inévitable que le cours régulier cesse d'être à jour. Les éducateurs modernes commencent à prendre conscience avec force de cette qualité d'un établissement d'enseignement performant. D'où l'intérêt qui ne cessera sûrement de croître pour le Collège de France, sa fondation, son histoire, ses professeurs et ses méthodes.

Pour la grande majorité de ceux qui viennent rendre hommage à ce sanctuaire d'investigation originale, ce sera une véritable surprise de trouver le centre de la cour du Collège de France occupé par une statue de Claude Bernard. Bernard est peu connu, et encore moins apprécié en dehors des milieux scientifiques. Beaucoup oublient que l'école gratuite originelle, le ***Collège de trois langues*** , dans laquelle l'hébreu, le grec et le latin étaient les seules chaires, a étendu son champ d'action et que les sciences naturelles représentent aujourd'hui le domaine le plus fertile de son histoire. réalisations. La liberté d'opinion absolue garantie à l'origine aux professeurs, et qui constitua la principale raison d'être d'un établissement d'enseignement en dehors de l'Université de Paris et de ses entraves, s'est avérée un héritage précieux pour les générations ultérieures. La science a prospéré vigoureusement, et le mémorial dédié à son cultivateur représentatif au collège au cours de ce siècle a reçu à juste titre la place d'honneur à sa cour.

Mais pour l'initié, pour qui, en médecine, en physiologie et en biologie générale, ses travaux restent une source d'inspiration, de nombreux points d'intérêt autour du collège trouveront tout leur attrait en raison des associations avec la carrière de Claude Bernard. Sa négligence de la part de l'esprit populaire est plus que compensée par l'admiration fervente de tous ceux qui s'occupent d'enquêtes dans le sens qu'il a suivi. Car en lui, ils reconnaissent un esprit magistral tel qu'il n'en est donné à une branche de la science qu'une fois par siècle ; le véritable possesseur d'une baguette magique, qui sait révéler les veines cachées d'un minerai précieux, dont l'exploitation se révélera une source de richesse pour tant de fidèles. Pour ceux-là, le petit laboratoire sombre du collège dans lequel Bernard a fait tant de ses découvertes révolutionnaires aura la nature d'un sanctuaire auquel on revient avec des souvenirs reconnaissants du Genius loci qu'il a *été* . L'appartement d'en face, au 40 de la rue des Ecoles , où Bernard a vécu des années, sera le terme de nombreux pèlerinages. Des scientifiques du monde entier se promèneront d'ici jusqu'au laboratoire du Jardin des Plantes , où les travaux de Bernard ont été réalisés dans ses dernières années et où les problèmes fondamentaux de la vie - végétaux et animaux - ont usurpé l'attention qu'ils avaient auparavant. d'abord été exclusivement consacré à la physiologie humaine et à ses sciences connexes.

Claude Bernard est une autre illustration frappante de la tradition historique selon laquelle les grands hommes sont généralement issus de la campagne, et assez souvent de parents pauvres. Il est né en 1813, à Saint-Julien, non loin de Lyon, presque au centre de la France. Son père possédait une petite ferme dans la région viticole du Beaujolais. Le petit domaine passa plus tard entre les mains de Bernard et, lorsqu'il en eut les moyens, il y passa ses étés. Quand l'air est clair, on aperçoit les sommets blancs des Alpes, qui contrastent agréablement avec les plaines du bord de Saône et les coteaux des environs immédiats, tous couverts de vignes. Le physiolog-ste, grand amateur de nature, parle avec enthousiasme de son « petit nid d'été verdoyant ».

Il fait ses études au collège jésuite de Villefranche . On rappelle que Théodore Schwann fut également élève des Jésuites. À l'heure où la formation pédagogique des Jésuites est contestée, les faits méritent d'être relevés. On prétend surtout que la formation à l'ancienne au moyen des classiques est en train de se rétrécir. On dit que l'ancienne méthode consistant à fixer un programme d'études clairement défini pour chaque étudiant entrave le développement. Un dévouement servile aux anciennes méthodes pédagogiques, insiste-t-on, ne peut que entraver et détruire l'initiative. On dit que la place subordonnée des sciences dans ce système d'éducation entrave le progrès scientifique plus tard dans la vie, laisse les capacités d'observation sous-développées jusqu'à trop tard et détourne trop l'esprit de l'étudiant du côté pratique de la vie. . Voilà deux hommes dont la vie est en contradiction flagrante avec toutes les allégations des opposants à l'ancien système de formation jésuite. Inutile de dire qu'ils ne sont que deux parmi tant d'autres.

Bernard poursuit les cours chez les Jésuites au Collège de Villefranche jusqu'au bout. On le retrouve ensuite à Lyon, poursuivant d'abord des études de philosophie en vue de son baccalauréat, avec évidemment l'idée d'entrer ultérieurement à l'université. Des raisons familiales, notamment financières, le contraignent à abandonner ses études et pendant près de deux ans il sera assistant dans une pharmacie de Lyon. Ici, il a développé un scepticisme quant à l'effet des médicaments qu'il préparait, ce qui l'a conduit plus tard dans sa vie à ses importantes études sur l'action physiologique des remèdes.

La science thérapeutique en était alors à un stade très rudimentaire. On savait très peu de choses sur l'action exacte des médicaments. Des affirmations exagérées ont été faites pour beaucoup, mais principalement sur la base d'une expérience clinique incertaine. La médecine moderne et brevetée était encore inconnue, mais elle était devenue populaire parmi les clients de la pharmacie de Lyon. Un remède était constamment demandé par les clients des villes et des campagnes, venus de loin spécialement pour se le procurer. On l'appelait *la thériaque* -- « la guérison » -- je suppose à cause d'un lien imaginaire avec la racine du mot thérapeutique.

Ce remède, au dire des vieilles femmes du quartier et de la campagne, était une panacée à tous les maux dont la chair hérite, et à quelques autres encore (***pro morbis omnibus cognitis et quibusdam Aliis***). La composition de ce faiseur de miracles était encore plus intéressante que son efficacité curative universelle. Chaque fois qu'un médicament s'altère suite à une trop longue conservation, ou qu'une erreur dans sa fabrication le rend indisponible pour l'usage pour lequel il était initialement destiné, ou chaque fois qu'une erreur involontaire dans la composition se produit, les assistants de la pharmacie ont pour instruction de ne pas jeter les médicaments . , mais de les réserver à "la thériaque ". " Mettez vous Cela de côté pour la thériaque " (mis cela de côté pour " la thériaque ") était une commande permanente dans le magasin. D'un remède composé d'ingrédients aussi variés, on pouvait s'attendre aux effets les plus merveilleux et ils furent assurés. Une action inattendue du remède, Mais c'est ce qui se produisit dans l'esprit de Bernard : cette influence devait conduire plus tard à la guérison d'innombrables maux dans le système thérapeutique et à l'établissement des sciences de la pharmacologie et de la physiologie expérimentales.

Bernard a développé des ambitions littéraires alors qu'il travaillait à la pharmacie. Il passa plusieurs de ses soirées libres au théâtre et écrivit une comédie musicale, « La Rose du Rhône », qui fut jouée avec un certain succès. Il travailla sur un drame en prose et, jugeant les possibilités de la vie trop étroites à Lyon, il résolut d'aller à Paris. Sa pièce en poche et une lettre d'introduction au critique distingué Saint-Marc Girardin, il atteint la capitale. Le drame de Bernard, « Arthur de Bretagne », fut publié après sa mort et montre que son auteur possédait un talent littéraire de haut niveau. Cela dut être évident pour Girardin, à qui il fut donné à lire ; mais il conseilla très sagement à son auteur d'éviter la littérature, au moins pour un temps, jusqu'à ce qu'il soit capable de gagner sa vie par d'autres moyens. Girardin conseille à Bernard d'entreprendre des études de médecine, auxquelles son travail en pharmacie l'a déjà quelque peu préparé.

Bernard, une fois décidé à faire médecine, se lança, comme à son habitude, avec enthousiasme dans son étude. La plus grande frugalité était nécessaire pour lui permettre de vivre avec les maigres revenus que lui permettait son foyer. Il vivait avec un camarade dans une mansarde du Quartier Latin. Leur seule pièce servait de bureau , de chambre à coucher et même, parfois, de cuisine. Lorsqu'une « boîte » arrivait de la maison, les ustensiles étaient empruntés au laboratoire pour les besoins de cuisine.

Bernard s'intéresse particulièrement à l'anatomie et se fait bientôt connaître par la perfection de ses dissections. La physiologie l'attirait non pas pour ce qu'on savait dans la science, mais pour les nombreux problèmes encore non résolus. C'était avant tout un esprit peu enclin à accepter un enseignement scientifique sur l' ***ipse dixit*** d'un professeur. Sauf dans la salle de dissection, son travail n'attirait aucune attention. Il n'était pas considéré comme un étudiant brillant, et pourtant, inconsciemment, il se préparait minutieusement pour l'œuvre de sa vie. Plus tard , son talent de dissection devait être une acquisition des plus utiles. La première ouverture prometteuse de Bernard s'est produite de manière inattendue. La finesse avec laquelle il effectuait certains travaux de dissection en préparation d'une des leçons de Magendie attira l'attention du professeur, à l'époque le plus grand physiologiste expérimental vivant. Magendie, avec son côté bluffant et caractéristique, sans s'enquérir davantage de lui, cria un jour : « Je dis, toi là, je te prends pour mon ***préparateur*** au Collège de France.

Cette position fut acceptée avec plaisir par Bernard, car elle lui procurait un revenu suffisant pour subvenir à ses besoins. Le travail était sympathique. Son devoir était de préparer les spécimens et de préparer les démonstrations pour les conférences de Magendie. Sa carrière de physiologiste date de cette nomination. Il dut donner quelques cours particuliers et faire ce qu'on appelle du « coaching » ou du « tutorat » pour renflouer ses maigres revenus, mais l'essentiel de son temps fut ensuite entièrement consacré à l'investigation et à l'expérimentation.

Sa première enquête concernait la digestion de l'estomac. C'était important principalement parce que cela dirigeait son esprit vers des questions digestives. C'est là qu'il devait faire ses grandes découvertes. Sa première enquête indépendante concernait les différences existant dans les appareils digestifs et les fonctions des carnivores et des herbivores , c'est-à-dire des animaux carnivores et végétaux. Les différences dans les habitudes naturelles de ces deux classes d'animaux étaient remarquées depuis longtemps. Alors que les mangeurs de viande mangent invariablement leur nourriture, les mangeurs de plantes mâchent la leur très soigneusement. Beaucoup de ces derniers, comme la vache, sont des ruminants, c'est-à-dire qu'ils apportent leur nourriture pour la mâcher à leur guise. L'instinct qui les pousse à faire cela est des plus précieux. Leur nourriture est principalement composée d'amidon, à la digestion duquel la salive participe en grande partie. Le mélange complet de la nourriture avec la salive est donc une question extrêmement importante. L'être humain, à la fois herbivore et carnivore, doit apprendre à bien mastiquer au moins les portions de nourriture contenant de l'amidon. Les premières recherches de Bernard concernèrent les nerfs qui alimentaient les glandes salivaires, et qui par conséquent influencent le flux de la salive. Curieusement, les conclusions de ses premières expériences étaient erronées. Le sujet l'a cependant amené au sujet général de l'influence des nerfs sur la sécrétion glandulaire, problème qu'il était destiné à illustrer de nombreuses manières.

Après les glandes salivaires, la structure la plus importante pour la digestion des amidons dans l'économie animale est le pancréas. Cependant, il fut très tôt évident que la sécrétion pancréatique effectuait plus que la simple conversion de l'amidon en sucre. Son rôle le plus important , celui d'influencer la digestion et l'absorption des graisses, n'a été reconnu que grâce à une observation classique de Bernard sur le lapin. Il a remarqué que la graisse introduite dans le tube digestif d'un lapin ne subit aucune modification jusqu'à ce qu'elle ait avancé une distance considérable au-delà de l'estomac. Lorsque la graisse est introduite dans l'appareil digestif du chien, un changement marqué commence presque aussitôt qu'elle quitte l'estomac. Au début, cela semblait très mystérieux. Les observations ont été faites encore et encore, toujours avec le même résultat. Il y avait évidemment une distinction importante entre les intestins des deux animaux. Une enquête minutieuse a montré que la différence entre le comportement de la graisse chez le lapin et chez le chien était due à la présence ou à l'absence de liquide pancréatique provenant du contenu intestinal. Chez le chien, le canal pancréatique qui transporte la sécrétion de la glande jusqu'à l'intestin se jette dans l'intestin juste au-delà de l'estomac. Chez le lapin, le canal et sa sécrétion se déversent dans l'intestin seulement à environ huit à dix pouces au-dessous de l'orifice intestinal de l'estomac. C'est juste au-delà de l'endroit où le canal pancréatique atteint l'intestin chez les deux animaux que commence la digestion des graisses. Cette observation a résolu le mystère apparent de la digestion des graisses et a en même temps mis en évidence l'importance de la sécrétion pancréatique dans le travail général de la digestion.

L'attention de Bernard fut attirée par cette première observation sur les autres propriétés du liquide pancréatique. Il démontra bientôt par expérience, non seulement qu'il divisait les graisses en acides gras et en glycérine, et rendait ainsi possible leur absorption, mais qu'il avait une action puissante sur les protéines, c'est-à-dire sur les parties albumineuses des aliments, et aussi sur les protéines. sur les amidons et les sucres. Jusqu'à cette époque, le rôle principal dans la digestion était attribué à l'estomac et au suc gastrique. D'après les observations de Bernard, il était évident que l'action de l'estomac était principalement préliminaire à la digestion intestinale, et que le travail principal dans la préparation des aliments destinés à l'absorption dans l'organisme était en réalité accompli par la sécrétion du pancréas. Il a fallu quelques années pour que tout cela soit clair. Une grande partie des progrès dans nos connaissances sur l'effet du suc pancréatique sur les protéides , c'est-à-dire sur la viande et autres matières albumineuses, est due à Kühne, un élève de Bernard ; mais non seulement l'inspiration pour le travail de l'élève est venue du maître, mais le principe fondamental important de la protéolyse pancréatique , *c'est-à -dire* la solution des protéines par la sécrétion pancréatique - était clairement énoncée dans les publications originales de Bernard sur le sujet. C'est seulement de nos jours qu'est venue la plus grande confirmation de la notion alors introduite pour la première fois en physiologie, de l'importance primordiale de la digestion intestinale. L'ablation de l'estomac entier en cas de maladie maligne est désormais entreprise sans aucune crainte quant au résultat final sur l'alimentation générale du patient. L'opération a été répétée à plusieurs reprises, et la confiance du chirurgien dans le fait que les intestins compenseraient, en ce qui concerne la digestion des aliments, l'absence d'estomac a été amplement justifiée. Les patients qui ont survécu à l'opération ont tous pris du poids et certains d'entre eux jouissent d'une meilleure santé qu'avant l'ablation de l'estomac.

De ses études sur le pancréas, Bernard, dont l'esprit a toujours été très pratique, fut tout naturellement conduit à l'étude de cette maladie déroutante qu'est le diabète. La question de savoir comment le sucre était absorbé dans le système était déjà intéressante à cette époque. On ne se rendait pas compte, comme c'est le cas aujourd'hui, que la saccharine était un aliment des plus précieux. Son utilisation dans les grandes armées du monde ces dernières années a placé le sucre au premier plan de la profession médicale d'aujourd'hui. Les os et les tendons nécessaires aux durs combats et aux marches épuisantes ne semblent pas provenir du mets préféré de l'enfant, qui est d'ailleurs tombé dans un tel discrédit en tant que perturbateur de santé ; Pourtant, des tonnes et des tonnes de friandises sont désormais expédiées aux armées combattantes et distribuées dans leurs rations lorsqu'un travail particulièrement dur leur est demandé. Bernard ne se rendait pas bien compte qu'il s'attaquait, dans la question de la digestion et de la consommation du sucre dans l'organisme, à un des problèmes les plus importants de la nutrition, surtout en ce qui concerne la production de chaleur.

Le sucre est une substance qui se dissout facilement et en quantité considérable dans l'eau. Lorsqu'il est en solution, il traverse facilement une membrane animale par osmose, et la question de son absorption semblait donc assez simple. La maladie du diabète a cependant montré que le sucre peut exister en très grande quantité dans le sang et que pourtant l'alimentation d'un individu en souffre beaucoup. Il fallait autre chose que sa simple présence dans le système pour sécuriser sa consommation par les tissus. Bernard pensait que le foie était actif dans la consommation de sucre et que la maladie de cet organe provoquait le diabète. Il a donc sécurisé une partie du sang allant au foie d'un animal vivant et une partie du sang qui venait d'en sortir. À sa grande surprise, le sang sortant du foie contenait plus de sucre que celui qui y pénétrait. Après s'être assuré que ses observations étaient exactes, il tenta ses expériences de différentes manières. Il a découvert que même dans le sang sortant du foie d'un animal nourri uniquement avec des substances ne contenant pas de sucre, du sucre pouvait être mis en évidence. Même chez un animal à jeun, le foie lui-même et le sang qui en sort présentaient la présence d'une forme de sucre. La seule conclusion possible était que le foie était capable de fabriquer cette forme de sucre à partir d'une matière ne contenant pas de sucre, voire à partir du sang d'un animal à jeun.

C'était la première fois en physiologie que l'idée d'une sécrétion interne était avancée. Les glandes du corps qui dégageaient une sécrétion possédaient toujours un conduit par lequel cette sécrétion était conduite là où elle devait produire son effet. L'idée qu'il existe des glandes déversant leur sécrétion directement dans la circulation sanguine n'était pas née.

Cette branche de la physiologie s'est merveilleusement développée depuis la découverte de Bernard . Le chapitre sur les fonctions des glandes sans conduits est l'un des plus intéressants et des plus pratiques de la médecine moderne. La rate, la thyroïde, les glandes surrénales ont pris une signification nouvelle. Les mystères de la maladie ont été résolus et, ce qui est le plus merveilleux, nous avons appris que de nombreuses substances dérivées de ces glandes, lorsqu'elles ne sont pas présentes dans le corps humain, peuvent être efficacement fournies par des substances correspondantes provenant d'animaux, avec des résultats sur la souffrance humaine. des êtres qui sont tout simplement merveilleux . Pour ne citer qu'un exemple : l'enfant rabougri et idiot qui, en raison de l'absence congénitale de la glande thyroïde, a grandi autrefois pour devenir un homme ou une femme repoussant et faible d'esprit, peut maintenant, en quelques mois, devenir le pair de la plupart des gens. de son genre. Toute la thérapie tissulaire moderne, avec ses perspectives pleines d'espoir, est due aux conclusions de grande portée que Bernard a tirées de ses expériences sur la digestion et l'absorption des sucres.

Ses études sur le sucre ont logiquement conduit Bernard à s'intéresser à la production et à la régulation de la chaleur dans le corps humain. Le glycogène, la substance sucrée produite par le foie, est présent en abondance dans tous les muscles du corps, et il était évident que le mouvement musculaire entraîne sa consommation et la production conséquente de chaleur. Le sucre est une substance contenant du carbone et sa combustion produit toujours de l'énergie. La question de la régulation thermique était un problème beaucoup plus compliqué. La chaleur est toujours produite dans le corps humain et toujours dégagée. Des quantités de chaleur très différentes sont nécessaires pour maintenir la température du corps humain en hiver et en été. Près du pôle ou à l'équateur, la température de l'homme en santé est toujours la même. Pour garantir cette identité de température, un mécanisme très délicatement équilibré est nécessaire. Sans l'équilibre le mieux ajusté de production et de diffusion de chaleur, les tissus humains geleraient bientôt à une température de 70° en dessous de zéro, ou l'albumine des fluides corporels et des tissus musculaires coagulerait à une température supérieure à 110° F.

En étudiant ce problème intéressant, Claude Bernard a découvert que la coupure des nerfs sympathiques dans le cou d'un lapin était suivie d'une augmentation de la chaleur du côté de la tête alimenté par le nerf, et que cette augmentation de la chaleur coïncidait avec une sensibilité accrue. et un plus grand apport de sang dans les parties touchées. C'est là qu'un facteur important de régulation thermique a été mis à nu. Il était évident que le tronc nerveux sympathique fournissait des filaments aux petites artères, et que lorsque ces nerfs n'agissaient plus, comme après la section du tronc nerveux, ces artères n'étaient plus contrôlées par le système nerveux et se dilataient. La présence de plus de sang que d'habitude dans les tissus et son écoulement plus lent ont donné lieu à plus de modifications chimiques dans la pièce qu'auparavant, et par conséquent à la production de plus de chaleur.

Ces nerfs vasomoteurs, ainsi qu'on les a appelés parce qu'ils président à la dilatation et à la contraction des parois des vaisseaux sanguins (vasa) du corps, sont maintenant connus pour jouer un rôle important dans toutes les fonctions. Lorsque les aliments pénètrent dans l'estomac, c'est la dilatation des artères gastriques, provoquée par l'irritation réflexe de la présence d'aliments, qui provoque la sécrétion des sucs gastriques nécessaires à la digestion. C'est la perturbation de ce délicat mécanisme nerveux qui est à l'origine des nombreuses formes de dyspepsie nerveuse si courantes de nos jours. C'est aussi son trouble qui rend la digestion si imparfaite dans les moments d'émotion intense, ou qui rend extrêmement déconseillé un effort mental ou physique intense après la prise de nourriture. Les nerfs vasomoteurs contrôlent cependant bien plus que les processus thermiques et la digestion. Le rougissement familier en est un exemple, et le rougissement peut survenir dans n'importe quel organe. L'excitation paralyse les efforts de certains individus, mais en rend d'autres particulièrement aigus. Il est probable que la régulation de l'apport sanguin au cerveau y est pour beaucoup. Tandis qu'un élève obtient toujours de bons résultats à un examen oral, un autre, tout aussi doué, peut toujours obtenir de mauvais résultats. Tout comme il y a ceux qui ne peuvent pas contrôler les nerfs vasomoteurs du visage et rougissent furieusement sans presque aucune provocation, de même il y a des rougisseurs de cerveau chez qui l'afflux de sang interfère avec l'intellection appropriée. Par contre, il y a ceux, et ils ne l'ignorent pas toujours, chez qui le léger dérangement du mécanisme vasomoteur facial ne donne lieu qu'à une agréable coloration exacerbée, et de la même manière à l'augmentation de l'apport sanguin au cerveau. ne fait que leur donner plus de perspicacité intellectuelle.

Ces deux découvertes de Bernard - la formation de sucre par le foie et le mécanisme vasomoteur nerveux - constituent, par leur vaste application et leur valeur suggestive précieuse pour les autres chercheurs, les avancées les plus significatives de la physiologie du XIXe siècle. Elles sont directement dues à une grande faculté imaginative nourrissant un esprit de recherche des plus fertiles. Bernard était très différent de son maître Magendie dans ses applications de la méthode expérimentale. Les recherches de Magendie se sont faites plus ou moins au hasard, dans les grandes régions inexplorées de la physiologie. Il faisait ses expériences comme autant de questions de nature. Il ne se souciait pas de la réponse. Il avait rarement la moindre idée à l'avance de la direction que pourraient prendre ses expériences. Comme il le disait lui-même, il était un chiffonnier près du tas de poussière de la science, espérant glaner là où d'autres avaient manqué des trésors, et ne sachant pas ce que son bâton pourrait ensuite révéler. Les expériences de Bernard étaient toujours faites avec une idée précise de ce qu'il cherchait. Il n'est pas rare que sa théorie préconçue se révèle être une erreur. C'est le génie même de l'homme d'avoir su reconnaître de telles erreurs, et de ne pas avoir tenté de détourner les résultats des expériences pour étayer ce qui semblait être des théories éminemment rationnelles. La faculté imaginative qui avait failli le pervertir vers la littérature fut une précieuse source d'inspiration et d'initiative dans son travail scientifique. Il n'a cependant pas été suivi comme un guide infaillible, mais seulement comme un guide suggestif de la direction que devrait prendre l'enquête.

Outre les découvertes importantes faites par Bernard, deux investigations mineures, accomplies avec succès, méritent un mot en passant. C'est à Claude Bernard que l'on doit l'utilisation du curare dans l'expérimentation physiologique. Le curare est un poison de flèche indien qui empêche absolument tout mouvement musculaire. Mais si la respiration artificielle est maintenue, l'animal vit indéfiniment, et aucun mouvement ne pourra troubler le progrès de l'expérience la plus délicate. À l'époque de Bernard, on pensait que le médicament n'affectait pas du tout le système nerveux sensoriel et que, par conséquent, bien qu'absolument immobile, l'animal pouvait souffrir des douleurs les plus atroces. Nous savons désormais que le système sensoriel est également affecté et que l'animal participant à ces expériences ne souffre que peu, voire pas du tout.

L'étude de Bernard sur l'effet du dioxyde de carbone sera probablement d'un plus grand bénéfice pratique pour cette génération et la suivante qu'elle ne l'a été pour la sienne. Comme la plupart des découvertes de Bernard, celle-ci a jeté un grand jour sur des questions importantes en physiologie, bien au-delà du sujet étudié. L'oxyde de carbone est le gaz produit par la combustion incomplète du charbon. Les flammes bleues à la surface d'un feu de charbon lorsque du charbon vient d'être ajouté sont principalement composées de ce gaz en combustion. La combustion du charbon de bois en dégage des quantités considérables. Le gaz est extrêmement toxique. Contrairement au dioxyde de carbone, qui est nocif en coupant l' apport d' oxygène, l'oxyde de carbone est activement toxique. Après la mort, le sang de ses victimes, au lieu d'être d'un bleu rougeâtre foncé, est d'un rouge rosé vif. L'étude de Bernard sur le changement survenu dans le sang a montré que l'hémoglobine des globules rouges s'était unie à l'oxyde de carbone présent dans les poumons pour former un composé stable. L'échange habituel d'oxygène et de dioxyde de carbone dans les tissus n'a pas pu avoir lieu. Les combinaisons formées entre l'oxygène et le dioxyde de carbone et l'hémoglobine du sang se soumettent facilement aux échanges de leurs éléments gazeux, et ainsi les processus respiratoires sont entretenus.

Avant la découverte de Bernard, on pensait que l'oxygène respiratoire était principalement transporté dissous dans le plasma sanguin, c'est-à-dire dans la partie aqueuse du sang, ou du moins que sa combinaison était un processus physique plutôt que chimique . Cette idée a été renversée par la découverte que la combinaison de l'oxyde de carbone avec l'hémoglobine était très permanente. Le rôle des globules rouges dans la respiration interne a pris une nouvelle importance grâce à cette découverte, et la compréhension des états anémiques du système est devenue beaucoup plus facile.

Vers le milieu de sa carrière, Bernard souffrit d'une succession d'attaques d'une maladie mystérieuse que nous reconnaissons maintenant comme étant une appendicite. Une fois au moins, sa vie était désespérée et les attaques récurrentes rendaient sa vie misérable. Après un an de repos forcé dans l'ancienne ferme de son enfance, devenue la sienne, il semble s'être plus ou moins complètement rétabli. Cependant, sa santé n'a jamais été aussi solide qu'auparavant. Vers la fin de sa vie, il vécut seul. Sa femme et ses filles furent séparées de lui, et l'une des filles consacra son temps et ses moyens à faire souffrir les animaux afin de compenser, comme elle le proclamait, toute la cruauté de son père.

Bernard habitait presque juste en face du Collège de France, dans un petit appartement de la rue des Ecoles . Un vieux domestique de la famille prenait soin de lui et sa vie était d'une grande simplicité, consacrée uniquement à la science. Une fois à la cour, en 1869, Napoléon III insiste pour savoir, après une heure de conversation avec lui, ce qu'il peut faire pour lui. Bernard ne demandait que de nouvelles installations pour son travail expérimental, ainsi que de nouveaux appareils et espaces pour son laboratoire.

Les honneurs lui sont venus, mais l'ont laissé modeste comme auparavant. Il fut élu membre de l'Académie française, l'un des quarante immortels. Cinq fois seulement dans l'histoire de l'Académie, l'honneur d'en être membre a été conféré à un médecin. Avant Bernard, Flourens , le père de la physiologie cérébrale, avait occupé un *fauteuil* , tandis que Cabanis et Vicq d'Azyr sont deux autres noms d'immortels médicaux.

Bernard fut élu au 24e *fauteuil* , occupé par Flourens , et devait selon l'usage prononcer le panégyrique de son prédécesseur. La conclusion de son discours était l'expression : « Il n'y a plus de ligne de démarcation entre physiologie et psychologie. La physiologie était devenue pour Bernard la règle suprême en matière de fonction humaine, et il a dérivé vers ce qui aurait été un simple matérialisme uniquement grâce à la grâce salvatrice de sa propre raison, de son imagination active et de l'influence inconsciente de sa formation précoce. Au cours de ses années de recherche scientifique les plus réussies, enveloppées dans ses expériences et leurs suggestions, Bernard s'est éloigné du côté spirituel des choses. Cette vision partielle de l'homme et de la nature ne pouvait cependant pas perdurer. Dans un article sur Bernard dans la ***Revue des Questions scientifiques*** d'avril 1880, le Père G. Hahn, SJ, dit de lui : « On ne pouvait permettre à un homme d'une telle droiture de caractère de persister jusqu'au bout dans ce scepticisme inquiet. " Son état mental était en réalité une sorte de vertige provoqué par les profondeurs de la nature qu'il voyait tout autour de lui. Au seuil de l'éternité , il revint à lui-même et son bon sens triompha. Le grand physiologiste mourut en vrai chrétien. "

Bernard était l'un des grands penseurs d'une époque dont les progrès scientifiques la marqueront comme l'une des périodes de progrès les plus réussies de la pensée humaine. Il a accompli beaucoup de choses, mais il semblait avoir deviné bien davantage. Il donnait rarement la moindre allusion aux tendances de son esprit ou à ses attentes en matière de découvertes scientifiques, jusqu'à ce qu'il soit pleinement convaincu que ses considérations théoriques étaient justifiées et confirmées par l'observation et l'expérience. Mais sur un point, il a permis à ses amis privilégiés de partager certaines de ses anticipations, et les notes publiées après sa mort montrent qu'il était sur le point de faire une autre grande découverte biologique qui a été faite depuis. Il était un ami fidèle de Pasteur et avait habilement secondé les efforts du grand chimiste-biologiste pour réfuter la génération spontanée. La démonstration de Bernard selon laquelle l'air passant à travers un tube chauffé au rouge pouvait impunément entrer en contact avec n'importe quelle sorte de matière organique, mais ne provoquerait jamais le développement de la vie germinale, était un lien important dans la preuve que si la vie était soigneusement détruite , aucune vie, aussi microscopique soit-elle, ne se développerait si les graines d'une vie antérieure n'étaient pas mises en contact d'une manière ou d'une autre avec la matière organique.

En ce qui concerne également la fermentation, Bernard fut pendant de nombreuses années en étroit accord avec Pasteur, qui enseignait que la fermentation était le résultat de l'activité chimique de cellules vivantes, les ferments. Vers la fin de sa vie, Bernard en vint cependant à considérer que l'action des ferments était en réalité due à la présence en eux de substances chimiquement actives appelées diastases. Ces substances ont une composition chimique variée , mais chacune a une formule constante. Leur présence dans une solution fermentescible suffit à elle seule, même en l'absence de cellules vivantes, pour provoquer la fermentation. Il a depuis été démontré qu'après que cette substance ait été éliminée des cellules de fermentation par pression et que le liquide ait été soigneusement filtré de manière à ce qu'il ne reste absolument aucune cellule, la fermentation aura lieu.

Cela ne réfute pas la nécessité pour la vie de produire les diastases à l'origine, bien que cela fasse avancer la science un pas au-delà de la théorie selon laquelle c'est l'échange vital réel de substances nutritives au sein de la cellule de ferment qui provoque la fermentation. À chaque progrès de la science biologique, le mystère de la vie et de ses processus s'approfondit.

Personne n'a fait plus que Bernard pour faire ressortir les profondeurs de la fonction vitale. Sa première formation était du type qui est, selon de nombreux éducateurs éminents de notre époque, le moins propre à développer l'originalité de point de vue ou la capacité d'initier de nouvelles lignes de pensée. Notre pédagogue Solons prétendrait que l'orthodoxie étroite qui s'appliquait à ses années de développement devait sûrement étouffer le précieux génie d'investigation qui était en lui. C'est au contraire très probablement dû au conservatisme approfondi de sa première formation et à la plénitude du développement mental acquis sous l'ancien système d'éducation classique, que nous n'avons à relater de Bernard aucune des erreurs dues à une exagération de ses convictions personnelles. des préjugés si courants, même chez les grands scientifiques. Peu d'hommes qui ont réussi ont jamais dû moins à la chance ou aux circonstances favorables de la vie. C'était dans le meilleur sens du terme un self-made-man, et il devait son succès à une grande libéralité d'esprit qui lui permettait de saisir les choses dans leurs vraies proportions. Doté d'une faculté d'imagination qui dépassait constamment ses observations expérimentales, il était singulièrement libre de tout préjugé et était capable de contrôler ses théories par ce qu'il trouvait, sans jamais leur permettre de fausser ses pouvoirs d'observation. Bernard est sans doute le plus bel exemple du siècle qu'une formation de jeunesse complète est bien plus favorable à la réussite d'une enquête que la spécialisation précoce qui est faussement censée la favoriser.

PASTEUR, PÈRE DE LA MÉDECINE PRÉVENTIVE

Il y a plus de deux cent cinquante ans, Descartes, l'esprit le plus original de l'époque moderne, qui, plus que tout autre penseur, a déterminé le cours à la fois de la recherche spéculative et de la recherche scientifique, a déclaré que si une grande amélioration de la condition de l'humanité devait naître, la médecine en fournirait les moyens, et ce qu'il avait prévu, nous le voyons.

--Mgr Spalding.

PASTEUR, PÈRE DE LA MÉDECINE PRÉVENTIVE.

Louis Pasteur est la figure la plus marquante de la science du XIXe siècle. En biologie, en chimie, en physique, en médecine et en chirurgie, ainsi que dans les domaines pratiques importants de la fermentation, de la génération spontanée et de l'assainissement, il a laissé des repères qui représentent de grands progrès scientifiques et des points de départ pour de nouvelles explorations dans des domaines encore inexplorés. domaine de la connaissance scientifique. C'était un esprit typiquement scientifique. Ses intuitions étaient merveilleuses dans leur exactitude prophétique, mais étaient surpassées par sa merveilleuse faculté à développer des méthodes de démonstration expérimentale de ses théories. Son travail a changé tout l'aspect de la biologie et de la médecine, et en particulier de ses précieuses branches liées à la guérison et au traitement des maladies.

À un tel homme, notre génération doit un monument digne de ce nom. Cela lui a été donné. Il a été modeste dans sa vie, avec la modestie sincère du véritable homme de science, qui sait, au milieu des grandes découvertes, qu'il n'est qu'à la limite de la vérité, qui se rend compte que « l'abîme appelle l'abîme » dans le monde de la connaissance qui se trouve hors de sa portée. Le monument de Pasteur, tout à fait approprié pour un homme de son penchant pratique, n'est pas un mémorial ornemental inutile. C'est une grande institution pour la poursuite perpétuelle de ses études favorites et pour le soin des patients souffrant des maladies à l'étude desquelles la meilleure partie de sa vie a été consacrée.

Dans cet Institut Pasteur reposent ses cendres. Ils trouvent un lieu de repos convenable dans une belle chapelle. Située juste en dessous de l'entrée principale, un peu plus bas que le rez-de-chaussée, de l'institut proprement dit, cette chapelle semble former l'essentiel des fondations du bâtiment. Il symbolise la vie de l'homme en l'honneur duquel il a été érigé. Lui qui disait : « Plus j'en sais, plus ma foi se rapproche de celle du paysan breton. Si je pouvais tout savoir, ma foi égalerait sans doute même celle de la paysanne bretonne. Sur la base solide d'une foi imperturbable, ce plus grand génie scientifique du siècle a élevé un édifice d'acquisitions scientifiques tel qu'il n'avait jamais été donné à l'homme de le faire auparavant.

Au-dessus de l'entrée de cette chapelle-tombe, et immédiatement sous les mots « Ici repose Pasteur », est très justement placée sa célèbre confession de foi :

"Heureux l'homme qui porte en lui une divinité, un idéal de beauté et qui lui obéit ; un idéal d'art, un idéal de science, un idéal de patrie, un idéal des vertus de l'Évangile." [Note de bas de page 12]

[Note 12 : Heureux celui qui porte en soi un dieu , un idéal de beauté et qui lui obéit ; idéal de l'art , idéal de la science, idéal de la patrie , idéal des vertus de l'Évangile .]

Si l'on se tourne vers le panégyrique de Littré dans lequel ces mots apparaissent, nous trouvons ici deux autres phrases dignes de mention : « Ce sont les sources vives des grandes pensées et des grandes actions. Tout s'éclaire dans les réflexions de l'infini. » [Note de bas de page 13]

[Note 13 : Ce sont les sources vives des grandes pensées et des grandes actions. Toutes s'éclairent des reflets de l'infini .]

Ces paroles sont d'autant plus frappantes que les circonstances dans lesquelles elles ont été prononcées. Lorsqu'une chaire (*fauteuil*) vacant dans l'académie française est comblée par l'élection d'un nouveau membre des Quarante Immortels, le nouveau académicien doit prononcer le panégyrique de son prédécesseur dans la même chaire. Pasteur a été élu au fauteuil qui avait été occupé par Littré . Littré , qui, par quarante années de labeur incessant, a rédigé un dictionnaire de la langue française plus grand que celui que l' Académie a fait au cours des près de deux cents années consacrées à cette tâche, était le plus grand positiviste vivant de son époque. Lui et Pasteur entretenaient des relations de la plus grande intimité. L'appréciation de Pasteur envers son ami décédé est à la fois sincère et chaleureuse, mais aussi juste et impartiale. Littré avait été un modèle des vertus humaines. La souffrance l'avait profondément touché et l'avait trouvé toujours prêt à répondre avec compassion. Son prochain avait été le sujet de ses pensées les plus profondes, même si ses relations avec les autres hommes ne l'attiraient qu'en raison des liens de fraternité humaine. Pasteur le qualifiait de saint « laïc ». Pour beaucoup d'entre nous, c'est une source de véritable consolation et cela semble une compensation pour les vertus humaines exercées au cours d'une longue vie que le grand positiviste ait connu la mort heureuse d'un chrétien confiant dans la vie future et ses récompenses.

Mais Pasteur lui-même s'élève au-dessus du simple positif. Le côté spirituel des choses l'attire et l'au-delà vient renforcer les motivations purement humaines qui signifiaient tant pour Littré . Des motivations supérieures dominent la vie et les actions de Pasteur lui-même. Au milieu de son panégyrique du grand positiviste, le plus grand scientifique de son époque fait sa confession de foi dans les choses qui dépassent le domaine des sens : ses idéaux et son Dieu.

On dit qu'il existe une guerre constante et inextinguible entre la science et la religion. Peut-être que cela existe, mais sûrement seulement dans les esprits étroits des lumières inférieures. Dans aucun siècle la science ne s'est développée comme dans celui qui vient de se terminer. Faraday, le grand esprit scientifique du début du siècle, a déclaré, lors d'une de ses conférences devant l'Académie royale des sciences d'Angleterre, alors que le siècle avait à peine dix ans : « Je ne nomme pas Dieu ici parce que je donne une conférence sur des sujets expérimentaux. science. Mais la notion de respect de Dieu me vient à l'esprit par des voies aussi sûres que celles qui nous conduisent à la vérité physique. A la fin du siècle, le monument d'un grand savant est une chapelle avec un autel sur lequel est commémoré le sacrifice de Celui qui est mort pour les hommes à l'occasion des anniversaires de Pasteur.

Les murs de la chapelle sont gravés des triomphes scientifiques du maître dont les cendres reposent ici. C'est un catalogue saisissant. Chaque rubrique représente un grand pas en avant dans la science :

1848, Dissymétrie moléculaire.

1857, Fermentations.

1862, Génération dite spontanée.

1863, Études en Vin.

1865, Maladies des vers à soie.

1871, Études en Bière.

1877, Maladies microbiennes virulentes.

1880, Vaccination contre les virus.

1885, Prophylaxie de la rage.

Apparemment , ces différents sujets sont très éloignés les uns des autres. On pourrait croire que Pasteur était un génie erratique. En fait, chaque sujet successif suit son prédécesseur selon une logique rigide. La meilleure façon d'étudier l'œuvre de Pasteur est de considérer ces différents sujets et d'apprécier les progrès réalisés dans chacun d'eux.

Pasteur a été avant tout et toujours chimiste ! Il s'est intéressé à la chimie dès son plus jeune âge. Dans la décennie 1840-1850, la chimie organique – ou comme nous préférons l'appeler aujourd'hui, la chimie des composés carbonés – commençait tout juste à s'ouvrir. De grandes découvertes étaient possibles comme elles ne l'étaient pas avant ou depuis. Pasteur, avec un dévouement au travail expérimental qui équivalait à une passion, était élève à l'Ecole Normale de Paris. Bruyé, il entendit toutes les questions suggestives qui constituaient des problèmes insolubles même pour les grands hommes qui l'entouraient. Il s'intéressait particulièrement à la question brûlante de l'époque, la constitution interne des molécules et la disposition des atomes dans des substances qui, bien que composées exactement des mêmes constituants, présentent des qualités physiques et chimiques très différentes. Il va sans dire que ce sujet constitue un problème fondamental en chimie et reste jusqu'à nos jours le plus attrayant des mystères scientifiques.

Mitscherlich, l'un des plus grands chimistes de l'époque, venait d'annoncer que certains sels, les tartrates et paratartrates de soude et d'ammoniaque, « avaient la même composition chimique, la même forme cristalline, les mêmes angles à l'état cristallin, la même poids spécifique, même double réfraction et, par conséquent, même inclinaison des axes optiques. Malgré tous ces points de similitude, si le tartrate est dissous dans l'eau il fait tourner le plan de la lumière polarisée alors que le paratartrate n'exerce pas une telle action. ". Pasteur ne pouvait pas croire que toutes les qualités chimiques et physiques de deux substances puissent être identiques et que leur action sur la lumière polarisée soit si différente. Mitscherlich était cependant connu comme un observateur extrêmement attentif. Pendant plusieurs années, Pasteur a examiné toutes les possibilités des observations de Mitscherlich et est finalement parvenu à la conclusion qu'il existait peut-être dans les paratartrates , tels que préparés par Mitscherlich, deux groupes différents de cristaux dont les membres de l'un d'entre eux tournaient le plan de polarisation vers à droite, l'autre à gauche. Ces deux effets se neutralisent et apparemment les paratartrates n'ont aucune influence sur le faisceau lumineux polarisé.

Pasteur a découvert que les paratartrates étaient composés de cristaux dissymétriques, c'est-à-dire dont l'image réfléchie dans un miroir ne peut être superposée sur le cristal lui-même. Cette idée, Pasteur l'exprime clairement en faisant référence à l'image réfléchie d'une main. L'image de la main droite vue dans un miroir est une main gauche. Elle ne peut se superposer à la main dont elle est le reflet, pas plus que la main gauche ne peut se superposer à la droite et faire occuper des parties correspondantes à des places correspondantes. Pasteur a découvert que les paratartrates étaient non seulement dissymétriques, mais qu'ils possédaient deux formes de dissymétrie. L'image miroir de certains cristaux pourrait être superposée à certains autres cristaux, tout comme l'image miroir de la main droite peut être superposée à la main gauche réelle. Il conclut que s'il séparait ces deux groupes l'un de l'autre, il obtiendrait deux substances très différentes et que le mystère proposé par Mitscherlich serait ainsi résolu.

Pour Pasteur, concevoir une idée, c'était penser sa démonstration expérimentale. Il fabriqua les paratartrates selon les indications données par Mitscherlich, puis procéda au tri manuel des deux variétés de cristaux. C'était un travail lent et patient, et pendant des heures Pasteur s'efforçait fiévreusement seul dans le laboratoire. Enfin, les cristaux furent prêts à être dissous et examinés quant à leur effet sur la lumière polarisée. Si l'idée de Pasteur sur la dissymétrie des cristaux était confirmée, un grand progrès scientifique serait assuré. En tremblant, le jeune passionné ajusta son polariscope. Il raconte lui-même son premier regard hésitant. Mais l'hésitation s'est transformée en triomphe. Sa prévision était correcte. Il y avait deux formes de cristaux ayant des effets différents sur la lumière polarisée dans la substance supposée simple de Mitscherlich. Pasteur ne pouvait pas rester pour ranger son instrument. L'air du laboratoire lui était devenu oppressant. Ivre du vin de la découverte, comme le remarque un biographe français, il s'est précipité au grand air et a failli chanceler dans les bras d'un ami qui passait. " Ah, dit-il, je viens de faire une grande découverte. Venez au jardin du Luxembourg et je vous raconterai tout cela . " C'était la caractéristique de l'homme, tout au long de sa vie, de n'avoir aucun doute sur la véritable signification de son œuvre. Il était sûr de chaque étape de la démonstration et ses conclusions ne faisaient aucun doute.

La découverte de Pasteur fit une profonde sensation. L'Académie française des sciences a immédiatement procédé à son enquête. Parmi les membres vivement intéressés, quelques-uns portaient des noms qui appartiennent désormais à la science universelle : Arago, Biot , Dumas, De Senarmont . Pasteur racontera longtemps après l'émotion de Biot lorsque les faits lui furent visiblement démontrés. Très ému, le vieillard distingué prit le bras du jeune homme et, en tremblant, lui dit : « Mon cher enfant, j'ai si bien aimé la science que cela me fait battre le cœur. Comme ces hommes étaient profondément liés à leur travail ! Comme ils ont été richement récompensés pour leur dévouement à la science ! Il y avait des géants à cette époque.

La découverte de Pasteur était bien plus qu'un fait nouveau en chimie et en physique. C'était la pierre angulaire de la nouvelle science de la stéréochimie – l'étude de la disposition physico-chimique des atomes au sein de la molécule – qui a vu le jour quelques années plus tard. Bien plus encore, ce fut un grand jalon en biologie. Pasteur a souligné que toutes les substances minérales, c'est-à-dire tous les produits naturels non dus à l'énergie vivante, ont une image superposable et ne sont donc pas dissymétriques. Tous les produits de la vie végétale et animale sont dissymétriques. Toutes ces dernières substances font tourner le plan de polarisation. C'est la grande distinction fondamentale entre les substances organiques et inorganiques – la seule qui ait perduré jusqu'à présent dans le progrès de la science. La dissymétrie représente probablement une manifestation essentielle de la force vitale. Il semble souvent y avoir des exceptions à cette loi ; mais une analyse minutieuse des conditions du problème montre qu'elles ne sont pas réelles.

Une contradiction apparente, par exemple, avec cette loi de démarcation entre les produits artificiels et les résultats de la vie animale et végétale est présentée par l'existence dans les êtres vivants de substances comme l'acide oxalique, l'acide formique, l'urée, l'acide urique, la créatine, la créatinine et le genre. Cependant, aucune de ces substances n'a d'effet sur la lumière polarisée ni ne présente de dissymétrie dans la forme de ses cristaux. Ces substances, il faut le rappeler, sont le résultat d'une action secondaire. Leur formation est évidemment régie par les lois qui déterminent la composition des produits artificiels de notre laboratoire, ou du règne minéral proprement dit. Chez les êtres vivants, ils sont le résultat d'une excrétion plutôt que de substances essentielles à la vie. Les composants fondamentaux essentiels des végétaux et des animaux possèdent toujours le pouvoir d'agir sur la lumière polarisée. Des substances telles que la cellulose, la fécule, l'albumine, la fibrine, etc., ne manquent jamais d'avoir ce pouvoir. Cela suffit pour établir leur dissymétrie interne, même lorsque, faute de cristallisation caractéristique, ils ne parviennent pas à manifester extérieurement cette dissymétrie.

Il ne serait guère possible d'indiquer une distinction plus profonde entre les produits respectifs de la nature vivante et de la nature minérale que l'existence de la dissymétrie parmi les êtres vivants et son absence dans toute matière simplement morte. Il est étrange qu'aucun des milliers de produits artificiels du laboratoire, dont le nombre ne cesse de croître chaque jour, ne manifeste ni le pouvoir de tourner le plan de polarisation, ni la dissymétrie non superposable. Les substances naturelles dissymétriques - gomme, sucre, acides tartrique et malique, quinine, strychnine, essence de térébenthine, etc. - peuvent être et sont employées pour former de nouveaux composés qui restent dissymétriques bien qu'ils soient préparés artificiellement. Il est évident cependant que tous ces nouveaux produits n'héritent que de la dissymétrie originelle des substances dont ils sont issus. Lorsque l'action chimique devient plus profonde, c'est-à-dire devient absolument analytique ou se relâche des liens originels imposés par la nature, toute dissymétrie disparaît. Elle ne réapparaîtra plus ensuite dans aucun de ces produits ultérieurs successifs.

"Quelles peuvent être les causes d'une si grande différence ?" Nous citons la vie de Pasteur par son gendre : « Pasteur m'a souvent exprimé la conviction, dit M. Radot, qu'il faut l'attribuer à la circonstance que les forces moléculaires qui opèrent dans le règne minéral et qui sont mises en jeu chaque jour dans notre laboratoire sont des forces d'ordre symétrique ; tandis que les forces qui sont présentes et actives au moment où le grain germe, où l'œuf se développe, et où sous l'influence du soleil la matière verte des feuilles décompose l'acide carbonique de l'air et utilise de diverses manières le carbone de cet acide, l'hydrogène de l'eau et l'oxygène de ces deux produits sont d'ordre dissymétrique, dépendant probablement de certains des grands phénomènes cosmiques dissymétriques de notre univers. "

Pendant les premières années qui suivirent cette découverte, Pasteur s'efforça par tous les moyens d'obtenir des modifications expérimentales de certains de ces phénomènes de dissymétrie. Il espérait ainsi connaître plus pleinement leur véritable nature. Les influences magnétiques surtout lui permettraient, espérait-il, de percer, au moins dans une certaine mesure, ce mystère fondamental de la nature. Alors qu'il était professeur à Strasbourg, il se procura des aimants puissants en vue de comparer les actions de leurs pôles et, si possible, d'introduire à leur aide parmi les formes des cristaux une manifestation de dissymétrie. A Lille, où il fut pendant plusieurs années doyen de la faculté scientifique, il imagina un mécanisme d'horlogerie destiné à maintenir une plante en mouvement de rotation continu, d'abord dans un sens, puis dans l'autre. « Tout cela était grossier, dit-il lui-même, mais j'avais proposé de plus, en vue d'influencer la végétation de certaines plantes, d'inverser, au moyen d'un héliostat et d'un miroir réfléchissant, le mouvement des rayons solaires qui devraient frappez-les dès la naissance de leurs premières pousses. Dans ce sens, il y avait plus à espérer.

Il n'eut cependant pas le temps de poursuivre ces ingénieuses expériences. Il s'est engagé, comme nous le verrons, dans des travaux plus que suffisants pour occuper tout son temps et toute son énergie. Ces travaux étaient d'une grande importance pratique pour la France. Pasteur a cependant toujours insisté sur le fait que de grandes découvertes seraient encore faites en suivant cet ordre d'idées, et qu'il y avait dans ce sujet une magnifique opportunité pour les jeunes gens possédant le génie de la découverte et la puissance du travail persistant.

Lorsque, il y a seulement quelques années, le professeur Duclaux , successeur de Pasteur à la tête de l'Institut Pasteur et lui-même l'une des plus grandes autorités vivantes en matière de chimie biologique, écrivit l'histoire de l'esprit du maître [Note 14], il dit : de ce sujet de dissymétrie : « Une cellule vivante nous apparaît alors comme un laboratoire de forces dissymétriques, un morceau de protoplasme dissymétrique agissant sous l'influence du soleil, c'est-à-dire sous l'influence de forces dissymétriques extérieures. Il préside à des actions de natures très diverses. Il peut fabriquer, à son tour, de nouvelles substances dissymétriques qui ajoutent ou lui enlèvent de l'énergie. Il peut, par exemple, utiliser l'un des éléments d'un paratartrate sans en toucher un autre. Il peut fabriquer du sucre cristallisé à un moment et le consommer à un autre, en faisant des réserves pour elle-même aujourd'hui et en les utilisant pour demain. En un mot, la cellule vivante présente une merveilleuse plasticité, qui s'exerce sans la moindre perturbation par de minimes déviations de forces dues à une influence dissymétrique. Ah, si seulement la génération spontanée était possible ! Si seulement nous pouvions créer de la matière vivante, élever au milieu de la matière minérale inactive une cellule vivante, alors il nous serait facile de comprendre quelque chose de plus sur les manifestations vitales et de mieux comprendre le mystère de la dissymétrie. »

[Note 14 : L'Histoire d'un esprit, par M. Duclaux , Paris, 1896.]

Mais la génération spontanée est plus lointaine que jamais. Les découvertes de Pasteur en matière de dissymétrie nous ont rapprochés plus que jamais du mystère de la vie. Les scientifiques espèrent encore, mais avec une confiance toujours en déclin, pouvoir percer le cœur du mystère. Les propres réflexions de Pasteur concernant la dissymétrie dépassaient même les hauteurs de la simple biologie terrestre. Il y voyait la grande force qui relie l'univers. Un jour, à l'Académie des Sciences, il s'exprima ainsi :

" L'univers est un tout dissymétrique. J'ai tendance à penser que la vie, telle qu'elle nous est manifestée, doit être fonction de la dissymétrie de l'univers ou des conséquences qui en découlent. L'univers est dissymétrique ; car, en plaçant avant un miroir l'ensemble des corps qui composent le système solaire avec leur mouvement propre, on obtient dans le miroir une image non superposable à la réalité. Même le mouvement de la lumière solaire est dissymétrique. Un rayon lumineux ne frappe jamais en ligne droite. Magnétisme terrestre , l'opposition qui existe entre les pôles nord et sud d'un aimant, l'opposition que nous présentent l'électricité positive et négative, sont toutes les résultantes d'actions et de mouvements dissymétriques.

Cette élévation de sa pensée bien au-dessus des réalités sordides qui l'intéressent dans le domaine de la théorie suggestive est typique de Pasteur. C'était un véritable esprit créatif, poétique dans son sens le plus élevé. L'imagination bien maîtrisée a autant de valeur pour le savant que pour le poète. Les théories de Pasteur ont toujours été pleines de vérité. Toute sa vie, il garda cette question de dissymétrie à l'esprit et espéra s'y remettre. Mais l'occasion a échoué. D'autres travaux, plus pratiques, étaient destinés à occuper le demi-siècle chargé d'investigations qui suivit.

La majeure partie de l'œuvre de Pasteur, après cette première découverte passionnante et sa signification possible, est très connue. Ses méditations sur la distinction entre les matériaux dérivés de sources vivantes et non vivantes l'ont amené à étudier certains processus appelés fermentations, considérés auparavant comme purement chimiques. Il est bien connu que si une solution diluée de sucre est exposée à l'air n'importe où dans le monde, elle fermentera, c'est-à-dire que certains changements se produiront dans le liquide, du gaz s'échappera de sa surface et de l'alcool se formera. Des changements se produisent dans d'autres substances organiques (lait, solutions de viande, beurre, etc.) qui ressemblent assez aux fermentations alcooliques, bien que le produit final du processus ne soit pas de l'alcool.

Pasteur a montré que tous ces prétendus changements chimiques sont en réalité dus à la présence de minuscules cellules vivantes, appelées ferments. Au cours de la croissance de ces cellules , elles décomposent les substances contenues dans le matériau dans lequel elles se trouvent, en utilisant certaines parties pour leur nutrition. Il l'a prouvé très clairement pour les fermentations lactiques et butyriques. Le lait était censé devenir aigre et le beurre rance car ce sont des composés organiques instables, susceptibles de se modifier en présence de l'oxygène de l'air. Il a été démontré que ces changements étaient dus à de minuscules êtres vivants qui poussent dans le lait et le beurre.

Lorsque Pasteur proposa la même explication sur l'origine du vinaigre, il trouva un adversaire acharné en la personne de Liebig, le grand chimiste. Liebig admettait l'existence de substances spécifiques, appelées ferments, mais disait qu'il s'agissait de composés azotés en équilibre instable quant à leur composition et ayant une tendance marquée à s'altérer lorsqu'ils sont exposés à l'air ou à l'oxygène libre. Ces altérations, une fois commencées, affectent également les liquides dans lesquels les ferments sont contenus : lait, sang, solutions sucrées, etc. Théodore Schwann avait montré l'existence de certains corps semblables à des levures dans les liquides en fermentation, mais ceux-ci étaient considérés comme des effets et non des causes de la fermentation, et même Schwann lui-même croyait qu'ils provenaient des liquides dans lesquels ils se trouvaient. Il restait à Pasteur de démontrer, comme il l'a fait par une brillante série d'expériences ingénieuses et concluantes, que les ferments sont des cellules vivantes, qu'ils ne proviennent jamais que de cellules antérieures de la même espèce, et qu'aucune fermentation n'a lieu s'ils ne sont pas présents.

Les changements qui se produisent dans les liquides organiques lorsqu'ils sont exposés à l'air et le développement fréquent dans ces liquides de corps en mouvement évidemment possédés de vie constituaient, avant l'époque de Pasteur, la principale raison de croire que la vie pouvait provenir de quelque combinaison spéciale de forces chimiques. et sans la nécessité d'une vie antérieure de la même espèce que sa cause efficiente. La nouvelle explication de la fermentation a considérablement affaibli la position de ceux qui croyaient à la génération spontanée, c'est-à-dire à l'origine de la vie à partir de matière morte dans certaines circonstances particulièrement favorables. Pasteur a ensuite montré, par une démonstration rigide, que si toute vie était détruite dans les substances organiques, les êtres vivants n'en seraient jamais originaires à moins que des graines vivantes venues de l'air n'y aient accès. Après qu'une solution de viande ait été complètement bouillie, rien de vivant ne s'y développe, même si l'air est libre d'accès, si l'air admis a été préalablement filtré à travers du coton. Il a montré que même la courbure du col du tube en forme de un « S », de manière à empêcher l'entrée de particules de poussière, suffit à protéger la matière organique la plus changeante de la croissance de micro-organismes. Son enseignement n'a pas été accepté immédiatement. Les détails de ses expériences ont été contestés. Des contre-démonstrations apparemment complètes ont été faites, mais Pasteur a su, par sa merveilleuse intuition, détecter le caractère fallacieux d'une prétendue démonstration et inventer de nouveaux tests cruciaux pour la preuve de la succession biologique.

Ces études de la vie infime et de la fermentation le conduisirent presque naturellement à l'étude des maladies. Deux siècles auparavant, Robert Boyle, dont son descendant notoire, le grand taureau Sir Boyle Roche, avait dit qu'il était le père de la chimie et le frère du comte de Cork, utilisait une expression merveilleusement prophétique dans sa pénétration précise de l'avenir. « Celui qui comprend parfaitement la nature des ferments et des fermentations, dit Boyle, sera probablement bien mieux à même que celui qui les ignore de rendre compte de manière juste des divers phénomènes de certaines maladies (aussi bien des fièvres que d'autres) qui seront peut-être plus difficiles à comprendre. jamais bien compris sans un aperçu de la doctrine des fermentations. La merveille est que le tout premier homme qui a compris la nature de la fermentation s'est avéré être celui destiné à percer le mystère de la maladie contagieuse et de son origine.

Les premières recherches de Pasteur dans le domaine des maladies concernaient une maladie mystérieuse qui affectait le ver à soie et ruinait l'industrie de la soie en France. Cette maladie a été signalée sérieusement pour la première fois vers 1850. Lorsqu'une colonie de vers à soie avait été attaquée, il était inutile d'essayer d'en faire quoi que ce soit. La seule ressource dont disposaient les producteurs de soie était d'obtenir les œufs d'une race de vers non affectée provenant d'un pays lointain. Ceux-ci ont été infectés après plusieurs générations et les œufs intacts ont dû être ramenés à distance. Bientôt, la peste du ver à soie envahit la plupart des pays européens producteurs de soie. En 1864, seules les races de vers à soie de Chine et du Japon n'étaient sûrement pas infectées. De grandes souffrances avaient été causées dans de nombreux départements de France par l'échec de l'industrie de la soie. L'enquête la plus minutieuse n'a révélé aucune méthode de lutte contre la maladie. Des observateurs avisés ont été à l'œuvre et des observations très suggestives ont été faites sur les vers atteints, mais la solution du problème de la prévention de la maladie semble plus lointaine que jamais. En 1863, le ministre français de l'Agriculture accepta formellement de verser 500 000 francs (environ 100 000 dollars) à un enquêteur italien qui prétendait avoir trouvé un remède à la maladie, si son remède s'avérait efficace. L'offre n'avait aucun sens. En 1865, le poids des cocons de soie était tombé à 4 000 000 de kilos. Il s'agissait autrefois de près de 30 000 000 de kilos. Cela impliquait une perte annuelle de 100 000 000 de francs (environ 20 000 000 $).

Pasteur a montré que l'échec du ver à soie n'était pas dû à une maladie, mais à deux maladies : la pébrine et la flacherie. Ces maladies se transmettent aux œufs des vers, de sorte que les jeunes commencent la vie handicapés par les maladies. Le fait que les vers rampent sur les feuilles et les tiges les rend susceptibles de transmettre les maladies. La prévention des maladies se fait en se procurant des œufs absolument sains et en ne les laissant jamais entrer en contact avec quoi que ce soit qui aurait pu être touché par des vers malades. Si, pendant la période de ponte, les vers présentent des signes de maladie, leurs œufs doivent être rejetés. Ces suggestions simples étaient le résultat d'une démonstration expérimentale rigide de la propagation des maladies de ver à ver, y compris la démonstration des causes microbiennes des deux maladies. Ces précautions se sont révélées efficaces, mais leur introduction a rencontré une opposition. La tension du travail et l'inquiétude de la controverse ont amené Pasteur au bord de la tombe à cause d'un accident vasculaire cérébral paralytique. Il ne s'en remit jamais entièrement et resta toujours quelque peu boiteux par la suite. Après la disparition des symptômes les plus graves, il eut l'occasion de réaliser un test crucial de prévention des maladies du ver à soie dans la villa du prince impérial français. Les produits issus des vers à soie du domaine ne suffisaient pas, depuis des années, à payer les approvisionnements frais en œufs obtenus à distance. Pasteur se voit confier l'entière responsabilité de l'industrie de la soie sur le domaine. La vente des cocons, à la fin de l'année, rapporta un bénéfice net de 26 000 000 de francs (plus de 5 000 000 $). Cette manifestation décisive mit effectivement fin à toute opposition.

Son attention se tourna ensuite naturellement vers les maladies des animaux et des êtres humains. Ses études sur les fermentations et sur les maladies du ver à soie lui avaient appris l'usage du microscope pour de telles investigations. La fièvre splénique, également connue sous le nom de charbon, maladie qui attaque la plupart des espèces d'animaux domestiques et peut également s'avérer mortelle pour l'homme, fut la première à révéler le secret de son origine. La cause s'est avérée être une bactérie, c'est-à-dire une petite plante en forme de bâtonnet. Ce n'était que la première d'une série de découvertes similaires ; jusqu'à présent, la science de la bactériologie est devenue l'une des branches les plus importantes de la connaissance. Mais les recherches de Pasteur vont bien au-delà de la simple découverte du germe de la maladie. Il montra qu'une série de maladies qui passaient sous des noms différents chez différents animaux étaient toutes dues à la même cause. En outre, il a découvert l'une des méthodes de propagation de la maladie. Lorsque les carcasses des animaux morts à cause de la maladie ne sont pas enfouies profondément sous la surface du sol, les animaux qui paissent au-dessus peuvent être infectés par la maladie. Les germes de la maladie peuvent être détectés dans l'herbe au-dessus des tombes. Il est transporté à la surface dans le corps des vers de terre. Cette observation importante fut le premier indice des méthodes de propagation de la maladie par un intermédiaire vivant. La médecine moderne a compris que ces agents de distribution biologique sont bien plus importants que la légendaire transmission par voie aérienne.

Pasteur a renversé la notion de génération spontanée de vie. Puis son travail a éradiqué l'idée de la génération spontanée de maladies. Elle ouvre une ère nouvelle en montrant que l'origine de nombreuses maladies n'est pas due à des changements dans l'atmosphère ni à quelque productivité morbide du sol ou de l'eau dans des circonstances favorables, mais à de minuscules organismes vivants dont la multiplication est favorisée par les conditions supposées produire des maladies. Finalement, vint la précieuse suggestion selon laquelle les êtres vivants véhiculent et distribuent toujours la maladie ; d'homme à homme, car les épidémies ne se propagent pas à la vitesse du vent mais seulement aussi vite que les moyens de communication entre des points éloignés ; de l'animal à l'homme, comme on le sait, pour de nombreuses maladies ; et enfin, les insectes, les vers et autres se sont également révélés être de véritables porteurs de maladies.

En étudiant le choléra du poulet, Pasteur a découvert un autre grand principe de base dans la connaissance de la maladie, en particulier dans son traitement. Après de nombreuses difficultés, il réussit à trouver le germe de cette maladie qui causait de lourdes pertes dans l'industrie avicole de France et d'autres pays européens. Ce germe a été cultivé pendant plusieurs générations sur des milieux artificiels et n'a jamais manqué de produire la maladie une fois les volailles inoculées. Au cours de ses études sur la maladie, Pasteur fut appelé dans une région lointaine de France dans le cadre de son enquête sur le charbon. Il a été absent de son laboratoire pendant plusieurs mois. À son retour, il inocula à quelques volailles les cultures de poulets choléra qu'il avait laissés derrière lui. À sa grande surprise et à son grand mécontentement, les vaccinations n'ont pas réussi à produire les symptômes typiques de la maladie. Les volailles ont souffert de quelques légers symptômes puis se sont rétablies. Lorsqu'il quitta son laboratoire, les vaccins lui étaient invariablement mortels. Il a fallu beaucoup de temps et d'efforts pour se procurer de nouvelles cultures du microbe du choléra du poulet. Entre-temps, les volailles qui n'avaient été que peu touchées par les anciennes cultures étaient soigneusement conservées. Lorsque ces oiseaux ont été inoculés avec les cultures virulentes fraîches, ils n'ont pas réussi à contracter la maladie. D'autres volailles moururent rapidement, présentant tous les symptômes caractéristiques du choléra des poules. Ceux qui avaient souffert de la forme bénigne de la maladie produite par les anciennes cultures étaient protégés contre de nouvelles attaques de la maladie.

L'un des grands mystères de la médecine, celui de la virulence variable des maladies, avait ainsi été résolu par ce qui semblait être un accident. Il n'y a pas d'accidents dans la vie des grands enquêteurs. Il y a des surprises, mais le génie sait concilier leur apparition avec les principes qu'ils élaborent. Pasteur comprit aussitôt l'utilité merveilleuse que pouvait avoir cette découverte pour la protection des hommes et des animaux contre les maladies. Il passa aux applications pratiques de la nouvelle théorie en fournissant d'anciennes cultures pour l'inoculation des volailles dans les régions où le choléra des poules provoquait de graves ravages. Puis, travaillant dans le même esprit que pour le choléra des poules, il entreprit d'élaborer du matériel vaccinal contre le charbon.

Vaccine était le nom délibérément choisi pour la substance inoculante afin d'honorer le génie du médecin anglais Jenner, qui avait découvert le pouvoir de la vaccination pour protéger contre la variole. L'affaiblissement des germes du charbon, de manière à ne produire qu'une forme bénigne de la maladie, était un problème beaucoup plus complexe que celui du choléra de la poule, car le bacille du charbon ne s'affaiblit pas avec l'âge, mais entre dans un stade de repos ou de spores, ressemblant à le stade graine chez les grandes plantes. Après une patiente série d'investigations, Pasteur a atteint son objectif par des méthodes ingénieuses qui ont servi à montrer, peut-être mieux que tout autre détail de sa carrière, à quel point son génie inventif était profondément pratique.

Malheureusement, l'absorption par son travail s'est avérée trop lourde pour sa santé. Il fut secoué par une série d'attaques apoplectiques qui menacèrent pour un temps de mettre un terme à sa précieuse carrière. Lorsqu'il commença à recouvrer sa santé, l'un des problèmes les plus sérieux à son égard fut de l'empêcher d'entraver sa convalescence en retournant à son absorption d'antan dans les problèmes importants de la guérison et de la prévention des maladies, au cours desquels il avait été si heureusement fiancé. Le fil conducteur de la vie de Pasteur était d'éviter autant que possible la souffrance humaine, et tout le temps non consacré à ce devoir important lui semblait totalement perdu. En ce qui concerne cette malheureuse interruption dans les travaux de Pasteur, le Dr Christian Herter, dans son discours sur « L'influence de Pasteur dans la science médicale », prononcé devant la Société médicale de l'Université Johns Hopkins, [Note 15] a un passage intéressant dans lequel il discute de l'importance du travail du maître jusqu'à cette époque et de l'intérêt que sa maladie a suscité parmi tous les éminents scientifiques médicaux d'Europe de l'époque :

[Note 15 : New York : Dodd, Mead & Co., 1904.]

"Il est probable que le travail excessif et le stress mental aient contribué dans une certaine mesure à l'apparition de la série de crises de paralysie qui, en octobre 1868, menacèrent la vie de Louis Pasteur. Au cours de la période critique de sa maladie, nombre des scientifiques les plus éminents les hommes de France rivalisaient pour partager avec Mme Pasteur le privilège de soigner l'homme qu'ils aimaient si bien et de sauver la vie qui avait déjà placé la science et une nation dans une obligation durable par des découvertes qui étaient soit de la plus grande utilité pratique, soit de la plus grande utilité pratique. semblait susceptible d'un développement presque illimité. Si Pasteur était mort en 1868, il aurait laissé un nom immortel dans les annales de la science. D'autres auraient dans une certaine mesure développé ses idées. Déjà inspiré par les recherches sur la fermentation, Lister aurait continué à développer ces méthodes chirurgicales salvatrices qui resteront à jamais associées à son nom. Mais on peut se demander si les recherches en biologie et en médecine n'auraient pas été menées pendant un certain temps sur des voies moins fructueuses. Qui dira dans combien de temps le grand principe de l'immunité expérimentale contre les bactéries pathogènes, joyau central du diadème des réalisations de Pasteur, aurait été mis en lumière ? »

Lorsque Pasteur s'est suffisamment rétabli pour reprendre le travail, il est vite devenu clair pour ses amis inquiets qu'il n'avait pas l'intention de laisser ses idées être élaborées par d'autres hommes. Les misères de la guerre franco-prussienne l'affectèrent profondément et ne pouvaient manquer d'inhiber sa productivité, mais après un certain temps, l'amour inextinguible pour la recherche expérimentale reprit le dessus et commença une nouvelle époque, l'époque des grandes découvertes liées à la origine et guérison ou prévention des maladies infectieuses de l'homme et des animaux domestiques. Comme dans le cas d'Ignace de Loyola, il semble que la lampe du génie brillait d'une flamme plus grande et plus lumineuse après l'apparition d'une infirmité corporelle, au mépris du mécanisme physique qui est trop souvent autorisé à maîtriser la volonté.

Après sa maladie, Pasteur se consacre encore plus qu'auparavant à l'étude des différents problèmes biologiques liés aux maladies humaines. Il y avait une exception à cela, dans sa série d'études sur la bière, entreprises peu après la guerre franco-prussienne. Pasteur était un ardent patriote, à tel point qu'après la guerre il renvoya au gouvernement allemand certaines décorations et diplômes qui lui avaient été conférés. Il pensait que son pays avait été dépassé par un homme d'État politique et intrigant, déterminé à l'agrandissement du royaume de Prusse. Jusqu'à la fin de sa vie, ce sentiment d'hostilité ne disparut jamais complètement. Il espérait donc qu'en améliorant le caractère de la bière française, elle pourrait non seulement la rendre plus saine dans le meilleur sens du terme, mais aussi que l'industrie brassicole française pourrait devenir un rival sérieux de ses concurrents allemands. Les découvertes de Pasteur sont les plus importantes jamais réalisées pour l'industrie brassicole. Les Allemands se révèlent cependant encore plus capables d'en profiter que ses compatriotes français.

Après cela, Pasteur se consacra sans autre interruption à l'étude des maladies microbiennes de l'homme. Son plus grand triomphe pratique fut sans aucun doute celui de l'hydrophobie ou, comme on l'appelle plus correctement, de la rage. Le mystère de la maladie était des plus illusoires . Pasteur n'a pas réussi à trouver le germe de la maladie. Même jusqu'à nos jours, cela n'a pas été démontré de manière satisfaisante. Malgré ce manque d'un élément de connaissance important, qui pourrait être considéré comme absolument essentiel pour le succès thérapeutique de la rage d'un point de vue biologique, Pasteur a réussi à produire du matériel qui protégerait les personnes mordues par des chiens enragés du développement de l'affection.

L'opposition à l'introduction de sa méthode de traitement fut longue et amère. Le plus grand bactériologiste allemand vivant disait qu'il était vain de proposer « des remèdes dont nous ne savons rien pour des maladies que nous connaissons moins ». Il s'agissait de l'impossibilité de trouver le germe de la maladie et de l'affirmation néanmoins d'avoir découvert un remède. Mais partout où fut introduit le traitement pasteurien contre la rage, le nombre de décès consécutifs à des morsures d'animaux enragés diminua. En Russie, où les loups fous des steppes infligent si souvent des morsures mortelles, la puissance de ce nouveau traitement fut bientôt reconnue. En Hongrie, sa valeur fut appréciée sans délai. Puis le gouvernement britannique, après une enquête très minutieuse, l'introduisit dans l'armée indienne. Ensuite, l'Autriche l'a officiellement repris. Au Congrès médical international de Moscou, en 1897, les Américains, qui exprimaient des doutes quant à l'efficacité du traitement pasteurien contre la rage, furent ridiculisés par les représentants médicaux des pays qui ont le plus de possibilités d'étudier la maladie. Peu après le congrès de Moscou, le gouvernement allemand a officiellement annoncé son intention de traiter toutes les personnes mordues par des animaux enragés par la méthode Pasteur. Un institut Pasteur pour le traitement a été ouvert en liaison avec l'Université de Berlin. Ainsi disparut la dernière opposition sérieuse. Les Allemands sont désormais de fervents défenseurs de la valeur du traitement pasteurien. Les statistiques de l'Institut Pasteur de Berlin sont présentées comme démontrant sans aucun doute que l'on possède le pouvoir de faire face à l'une des maladies les plus mortelles auxquelles l'homme est exposé. Hélas, cela n'aurait pas dû se produire du vivant du maître ! Voir ses idées triompher en Allemagne aurait été le moment le plus heureux de la vie de Pasteur. Cependant, contrairement à la plupart des grands hommes, Pasteur a bénéficié d' une appréciation presque illimitée au cours de sa vie.

On dit souvent que les génies sont négligés par leurs contemporains. L'expression est beaucoup moins fréquemment utilisée à notre époque qu'autrefois. La diffusion rapide des idées, et le contrôle et la confirmation des affirmations scientifiques par de nombreux esprits, permettent à la génération actuelle de reconnaître le mérite avant que celui qui le possède ne meure de faim. La carrière de Pasteur est certainement un exemple du fait que le véritable génie, même s'il peut rencontrer de l'opposition, sera bien récompensé. Le fils du pauvre tanneur de Dole, par la seule force de son énergie intellectuelle, s'est élevé au niveau des grands de la terre. Ses obsèques furent un spectacle auquel l'administration française se sentit honorée de participer. Le Président de la République française, les membres des deux chambres du département législatif, les fonctionnaires de la ville de Paris, les membres du corps professoral de l'université, de l'Académie française et des différentes sociétés scientifiques de la capitale française, rassemblés pour honorer leurs puissants morts. Jamais il n'a été donné à quelqu'un sans prestige familial ni influence politique ou ecclésiastique de voir une grande capitale mondiale et une grande nation accorder des obsèques aussi glorieuses, tandis que le monde entier lui témoignait sa sympathie et ajoutait des hymnes à ses louanges.

Ce n'est pas non plus seulement au moment de la mort que l'expression d'un respect sincère et d'un honneur mérité a été rendue. Lorsqu'il fut question de créer un Institut Pasteur, dans lequel la grande œuvre du maître pourrait être poursuivie avec plus d'efficacité, les contributions affluent de toutes les régions de France et de tout le monde civilisé. Deux des plus grands dirigeants héréditaires du monde se faisaient un devoir de visiter l'humble laboratoire du grand scientifique chaque fois qu'ils venaient à Paris. Alexandre II, tsar des Russes, était l'ami intime du fils du tanneur, devenu le bienfaiteur du monde. Dom Pedro II, feu empereur du Brésil, était un autre visiteur royal de Pasteur. Dans la bibliothèque de l' ***Institut Pasteur*** de Paris, les bustes de ces deux-là et de deux autres grands amis, à peine moins importants en importance mondaine et plus grands en bienfaisance, veillent sur les cendres du savant décédé. Il s'agit de la baronne Hirsch, bienfaitrice mondiale, et du baron Albert Rothschild, chef de la branche française de la grande famille bancaire.

Tous se sont unis pour honorer le génie merveilleux dont les travaux se sont révélés d'une telle utilité pratique pour l'humanité et dont les découvertes ne font encore que commencer leur carrière de suggestive féconde pour les hommes scientifiques. Son génie a amené les grands de la terre à son niveau ou l'a élevé au leur. Sa propre pensée sur l'égalité de l'homme est une confession de la foi qui était en lui. Elle s'exprime dans son discours de réception à l'Académie française, au milieu du panégyrique de Littré , que nous citons au début de cette esquisse : « Où sont les véritables sources de la dignité humaine, de la liberté et de la démocratie moderne, si pas dans l'infini, devant lequel tous les hommes sont égaux ? La notion d'infini trouve partout son expression inévitable. Par elle le surnaturel est au fond de chaque cœur.

Pasteur, l'homme, est pourtant, si possible, encore plus intéressant que Pasteur, le plus grand des savants vivants. Au milieu de toute son œuvre et de ses merveilleux succès, au milieu des applaudissements du monde, Pasteur reste l'un des hommes les plus simples et le plus bon ami de ceux qui l'ont connu. L'expression du docteur Roux est connue : « L'œuvre de Pasteur est admirable ; elle montre son génie ; mais il faut avoir vécu en intimité avec lui pour connaître toute la bonté de son cœur. Il était la gentillesse personnifiée, et ceux qui le considèrent comme un vivisecteur cruel et encourageant les expériences sur les animaux qui causent de la souffrance le démentent beaucoup, lui et son humanité. Il n'autoriserait jamais l'utilisation d'animaux dans des expériences sans anesthésie, et même dans ce cas seulement s'il jugeait cette utilisation absolument nécessaire à la poursuite de projets qui promettaient de grands bénéfices à l'humanité. Rien n'était plus difficile pour lui que de parcourir les hôpitaux et de constater la souffrance humaine alors qu'il étudiait les causes des maladies chez les êtres humains. Même la légère douleur infligée lors des injections pour l'hydrophobie était pour lui une source de grand inconfort, et son anxiété à l'égard de ces patients était l'une des principales causes de la détérioration de sa santé qui abrège sa vie.

L'une des plus belles choses de la vie personnelle de Pasteur est la relation avec sa famille, et en particulier avec ses enfants, et leur union dans la simplicité religieuse. A l'occasion de la mort de son père, que Pasteur aimait très profondément et pour lequel il avait insufflé la plus profonde affection dans le cœur de ses enfants, il écrivit à sa fille, dont la première communion devait avoir lieu ce jour-là. Sa lettre est celle d'un homme profondément affectueux, sincèrement religieux et éminemment confiant dans l'avenir que seule la foi indique. Sa lettre dit :

" Il est mort, ma chère Cécile, le jour de votre première communion. Ce sont deux souvenirs qui, je l'espère, ne quitteront jamais votre cœur, ma chère enfant. J'avais le pressentiment de sa mort lorsque je vous ai demandé de prier particulièrement à ce sujet. matin pour ton grand-père à Arbois . Vos prières seront sûrement très agréables à Dieu en pareille heure, et qui sait si grand-père lui-même ne les connaissait pas et ne s'est pas réjoui avec notre petite Jeanne [une fille décédée l'année précédente] à cause des sentiments pieux de Cecelia ? »

Il n'est donc pas surprenant de trouver de nombreuses autres expressions de l'extrême intérêt de Pasteur pour les choses spirituelles, même si on ne s'y attendait guère de la part d'un homme aussi profondément immergé dans les recherches scientifiques que lui. Après tout, il ne faut pas oublier que ses découvertes, en résolvant le mystère qui entoure l'origine de la maladie, ont débarrassé certaines voies de la Providence de ce caractère impénétrable qui est censé, dans les esprits superficiels, constituer la plus grande partie de leur impression. Les épidémies étant expliquées non pas comme des dispensations de la Divine Providence, mais comme représentant la sanction de la nature pour la violation des lois naturelles, l'une des raisons pour lesquelles l'humanité adorait la Divinité semblait avoir disparu. L'homme qui avait le plus fait pour mettre en lumière ces processus mystérieux de la nature était cependant lui-même loin de penser que le matérialisme offre une explication adéquate des mystères de la vie ou des relations de l'homme à l'homme et de l'homme à son Créateur. Impatient des prétentions de ces pseudo-scientifiques, Pasteur a dit un jour : « La postérité se moquera un jour de la sublime sottise de la philosophie matérialiste moderne. Plus j'étudie la nature, plus je suis émerveillé par l'œuvre du Créateur. Je prie pendant que je je suis occupé à mon travail en laboratoire."

Pour Pasteur, la mort n'a pas de mystère. Il avait écrit un jour à son père, à l'occasion du décès de sa petite fille Jeanne : « Je ne peux que penser en ce moment à ma pauvre petite si bonne, si pleine de vie, si heureuse de vivre, et qui cette année fatale, qui touche à sa fin, nous l'a arrachée. Au bout de très peu de temps, elle aurait été pour sa mère et pour moi, pour nous tous, une amie, une compagne, une compagne. Mais je vous demande pardon, cher père, de vous rappeler de si tristes souvenirs. Elle est heureuse. Pensons à ceux qui restent, et essayons de leur éviter, autant qu'il est en notre pouvoir, les amertume de la vie . Ainsi, quand arriva l'heure de sa propre mort, Pasteur l'affronta avec la simple confiance d'un chrétien sincère et la foi indubitable d'un fils de l'Église pour toujours. Pendant de nombreuses heures, il resta immobile, une de ses mains posée dans celle de Madame Pasteur, tandis que l'autre tenait un crucifix. Son dernier regard conscient était pour son compagnon de toujours, son dernier acte conscient était une pression sur l'image de son Rédempteur. Ainsi, entouré de sa famille et de ses disciples dans une salle d'une simplicité presque monacale, le samedi 28 septembre 1895, vers cinq heures de l'après-midi, s'éteignit paisiblement le plus grand savant du XIXe siècle.

Il va sans dire que la vie d'un homme comme Pasteur contient les leçons les plus merveilleuses pour les jeunes scientifiques du XXe siècle. Peu d'hommes ont vécu leur vie de manière aussi altruiste et avec autant de préoccupation pour le bien qu'ils pouvaient accomplir, comme lui. Être resté au milieu de tout cela simple, sérieux et fidèle au devoir, sans recherche de soi, est un triomphe digne d'être enregistré et fait une carrière bien digne d'être imitée. Lorsque Pasteur fit ses découvertes sur la fermentation, l'Impératrice des Français demanda qu'on lui montre ce que ses investigations avaient démontré. Pasteur se rendit à la Cour à cet effet, et après que l'Empereur et l'Impératrice eurent montré les cellules de ferment et manifesté leur intérêt, Eugénie dit : « Maintenant, vous allez développer industriellement cette découverte, n'est-ce pas ? Pasteur a répondu. " Ah non, cela sera laissé à d'autres. Il ne me semble pas qu'il serait digne d'un scientifique français de se laisser détourner vers les applications industrielles de ses découvertes, même si cela peut s'avérer éminemment lucratif pour lui. ". En fait, si Pasteur s'était laissé entraîner dans la fondation d'une immense manufacture construite et dirigée selon les grands principes qu'il avait découverts, il ne semble pas douter que cela aurait été un merveilleux projet lucratif. Il est certain que le capital nécessaire à une telle aventure aurait été facilement disponible. Si Pasteur avait cédé aux sollicitations qui lui étaient adressées, il aurait pu mourir en valant plusieurs millions, au lieu de la compétence très modeste qui lui était acquise au cours du cours ordinaire de ses travaux scientifiques. L'argent aurait pu paraître une tentation pour le bien de ses enfants, mais le monde aurait perdu toutes les grandes découvertes concernant les maladies humaines. Il n'est pas improbable que ces découvertes auraient été réalisées même sans Pasteur. Il ne fait cependant aucun doute que leur découverte aurait été très retardée et qu'en conséquence, des souffrances humaines presque indicibles qui auraient été évitées se seraient produites. Il ne faut jamais oublier que des hommes comme Lister et Koch ont tiré leurs suggestions les plus fécondes des découvertes faites par Pasteur.

La vie de Pasteur peut donc très bien être présentée comme un modèle pour les générations présentes et futures de ce que peuvent être les idéaux les plus élevés d'une carrière scientifique. Le Dr Christian Herter, dans le discours déjà cité, l'a si bien exposé et en même temps y a joint si heureusement une citation des conseils de Pasteur aux jeunes gens, que nous ne pouvons trouver de meilleure façon de clore cette considération. de la carrière de Pasteur qu'en le citant encore une fois :

« Avoir mené la longue bataille de la vie avec une constance inébranlable en faveur des idéaux de conduite les plus élevés, en travaillant sans cesse sans penser à un gain égoïste ; être resté intact par le succès et sans aigrir par l'opposition et l'adversité ; avoir conquis de la nature certains de ses plus des secrets précieux et cachés, les mettant au service de l'atténuation des souffrances humaines ; ce sont des preuves de qualités rares de cœur et d'esprit. Louis Pasteur a atteint un tel succès dans la vie, et de la conscience du bien a atteint sa noble nature a trouvé pleine récompense pour tous ses travaux.

"Parmi les enfants que la nature a dotés de dons splendides, rares sont ceux dont la vie a affecté si profondément et si bien le sort de leurs semblables, rares sont ceux qui ont mérité au même degré la gratitude et le respect de tous les hommes civilisés. Bien que peu puissent espérer Pour enrichir la science de nouveaux principes, nous pouvons tous puiser dans la vie de Pasteur l'inspiration pour cultiver le meilleur de nous. Continuons à vivre dans nos mémoires les paroles inspirantes que le maître a prononcées à l'occasion du soixante-dixième anniversaire de sa naissance :

« Jeunes gens, jeunes gens, adonnez-vous à ces méthodes sûres et puissantes,
dont nous ne connaissons encore que les premiers secrets. Et je vous le dis à
tous, quelle que soit votre carrière, ne vous laissez jamais vaincre par des
choses dégradantes. et un scepticisme infructueux. Ne laissez pas non plus
les heures de tristesse qui arrivent sur une nation vous décourager. Vivez dans
la paix sereine de vos laboratoires et de vos bibliothèques. D'abord,
demandez-vous : Qu'ai -je fait pour mon éducation ? Ensuite, à mesure que
vous avancez dans vie, Qu'ai -je fait pour mon pays ? Pour qu'un jour ce
bonheur suprême vous vienne, la conscience d'avoir contribué d'une manière
ou d'une autre au progrès et au bien-être de l'humanité. Mais, que nos efforts
dans la vie rencontrent le succès ou l'échec , soyons capables de dire, lorsque
nous approchons du grand objectif : 'J'ai fait ce que j'ai pu.'"

JOSEPH O'DWYER, L'INVENTEUR DE L'INTUBATION

J'ai l'espoir et le souhait que les médecins les plus nobles avancent leurs pensées et n'emploient pas tout leur temps à la sordidité des guérisons ; ni être honoré par nécessité seulement ; mais qu'ils deviendront des coadjuteurs et des instruments pour prolonger et renouveler la vie de l'homme.

--Lard

JOSEPH O'DWYER, L'INVENTEUR DE L'INTUBATION.

Au début du XIXe siècle, un jeune médecin, travaillant fidèlement dans les services de son hôpital parisien, plaignait particulièrement les patients atteints de maladies pulmonaires et se rendait compte à quel point leur traitement était désespéré, car la science médicale connaissait si peu de choses sur la réalité. nature de la maladie dont ils souffraient, a inventé le stéthoscope et a établi les principes sur lesquels repose le diagnostic physique moderne selon une méthode si complète qu'après trois quarts de siècle, très peu de choses ont été ajoutées à ce qui a été découvert alors. Ce génie était le célèbre Laennec, dont nous avons parlé dans un chapitre précédent, qui passait ses journées à parcourir les salles de l'hôpital Necker à Paris, s'occupant plus de ses pauvres patients que de la noblesse et des membres des classes aisées. , qui aurait volontiers profité de ses connaissances cliniques si consciencieusement acquises. Laennec a rendu possible des progrès en médecine qui le placent parmi les cinq ou six plus grands médecins de tous les temps.

A la fin du XIXe siècle, un homme de l'âge de Laennec fut touché de pitié pour les souffrances des enfants pauvres qu'il voyait mourir d'étouffement à cause des ravages de la diphtérie laryngée. On ne pouvait rien faire pour eux, sinon peut-être engourdir leurs sens au moyen de narcotiques, tandis que l'infirmière et le médecin restaient les bras croisés, souffrant eux-mêmes atrocement, pendant que leurs petits patients supportaient toutes les douleurs persistantes et atroces de la mort par asphyxie. Pendant des années, Joseph O'Dwyer s'est penché sur le problème du soulagement de ces petits patients et a finalement obtenu le même succès que Laennec avec son stéthoscope. Le médecin moderne, d'ailleurs, était tout aussi patient dans son travail de recherche que Laennec, et bien que sa découverte n'ait pas eu une application aussi large que celle de ce dernier, elle fut accomplie grâce au même travail infatigable et persévérant et au même instinct de génie qui a finalement conduit à l'invention culminante que personne n'a pu améliorer et qui a fait du nom de son inventeur un mot familier aux médecins du monde entier. La médecine américaine n'a pas de lumière plus brillante que le nom de Joseph O'Dwyer, et le récit de sa vie simple, sincère et franche, fidèle au cours de sa brillante carrière aux principes religieux simples imprégnés du sein d'une famille catholique à l'ancienne mode, qui, au cours de sa longue carrière, n'a pas pensé à lui-même et surtout aux possibilités de bien qu'offrait sa profession, ne peut que constituer l'une des biographies standards de l'histoire médicale de ce pays.

Le Dr Joseph O'Dwyer, l'inventeur de l'intubation, est né en 1841 à Cleveland, Ohio. Peu de temps après sa naissance, ses parents, qui n'étaient que moyennement aisés, ont déménagé au Canada, de sorte que l'enfance d'O'Dwyer s'est déroulée non loin de London, en Ontario. C'est là qu'il fit ses premières études et, comme c'était la coutume à l'époque, il commença ses études de médecine en devenant étudiant dans le cabinet du Dr Anderson. Après deux ans d'apprentissage, il vient à New York et suit des cours au New York College of Physicians and Surgeons, où il obtient son diplôme en 1866, à l'âge de vingt-cinq ans. Immédiatement après avoir obtenu son diplôme, il a obtenu la première place au concours de médecin résident et de surintendant sanitaire du Charity ou City Hospital de New York, sur Blackwell's Island. Peu de temps après sa nomination, une épidémie de choléra éclata dans l'atelier (sous sa direction) et le Dr O'Dwyer se consacra noblement aux soins des patients. Pendant qu'il effectuait ce travail, il contracta lui-même la maladie, mais heureusement il se rétablit complètement sans souffrir des séquelles habituelles.

Lorsque, peu de temps après, une autre épidémie de choléra survint à New York et qu'un certain nombre de cas de la maladie furent transférés à Hart's Island et y furent mis en quarantaine, des volontaires pour leur assistance médicale furent sollicités parmi les membres du personnel médical de l'association caritative. Hôpital. Le Dr O'Dwyer a été l'un des premiers à se manifester et à offrir ses services. Il contracta de nouveau la maladie, mais s'en remit aussi complètement que du typhus. Des années plus tard, il a décrit à un ami ses sentiments alors qu'il se trouvait dans l'une des tentes de l'hôpital, le seul logement qui pouvait lui être fourni en raison du surpeuplement des salles. Son attaque était assez violente et pourtant lui laissait la conscience, tandis que, comme il s'attendait à la mort presque à tout moment, la pensée (comme il avait l'habitude de le raconter) lui venait parfois qu'il était peut-être insensé de sa part de s'être porté volontaire dans une mission aussi dangereuse. un service. Cependant, cette pensée a toujours été mise de côté et il a assuré à son ami qu'à aucun moment il n'avait jamais regretté d'avoir été exposé à la maladie pour la cause de la souffrance de l'humanité. Les risques qui accompagnent habituellement les obligations professionnelles (lui semblait-il) ne doivent pas être évités au prix de la conscience d'un devoir refusé.

Au cours de son service au Charity Hospital, le Dr O'Dwyer s'est fait aimer de tous ceux avec qui il est entré en contact. Il avait réussi l'examen pour le poste de résident de l'île et, pendant son service là-bas, il était généralement reconnu qu'il dépassait ses compagnons par son efficacité et son souci du devoir. Certains de ceux qui résidèrent avec lui se firent par la suite des noms qui se distinguent dans l'histoire de la pratique de la médecine à New York, mais tous étaient toujours prêts à reconnaître qu'O'Dwyer avait été un leader parmi eux dans le service. Avec un esprit très pratique, il réunissait la capacité de travail patient qui lui permettait de maîtriser les difficultés, tandis que son dévouement à sa profession lui donnait un profond intérêt pour tous les départements de la médecine. Les bases de son futur succès en tant que praticien de la médecine furent posées au cours de ces années fructueuses de travail acharné parmi les pauvres patients caritatifs de la ville de New York, pour le bien-être desquels, comme le montre clairement ce que nous avons dit, il était prêt à faire tous les sacrifices. .

Après environ deux ans de service à Blackwell's Island, le Dr O'Dwyer, qui avait attiré beaucoup d'attention par son fidèle accomplissement de son devoir, fut nommé examinateur des patients, candidats à l'admission dans les hôpitaux sous le contrôle du conseil municipal de Blackwell's Island. Charités et correction. Il démissionna donc de son poste sur l'île et, en partenariat avec le Dr Warren Schoonover, ouvrit un bureau sur la Deuxième Avenue, entre la Cinquante-septième et la Cinquante-huitième Rue. Avec son confrère, il se consacra surtout à la pratique obstétricale, dans laquelle il connut de grands succès, accouchant en un an, dit-on, de plus de trois mille patientes.

En 1872, le Dr O'Dwyer fut nommé membre du personnel du New York Foundling Asylum, dans le cadre duquel son véritable travail devait être accompli. Pendant son séjour, les docteurs Reynolds et J. Lewis Smith étaient ses collègues, et tous trois ont ajouté une grande distinction à la médecine américaine par les observations minutieuses faites dans cet asile.

A cette époque, l'un des fléaux les plus redoutables qui pouvaient frapper un asile d'enfants trouvés ou un hôpital pour enfants était une épidémie de diphtérie. Ceux qui prétendent ne pas croire à l'efficacité du traitement antitoxinique de la diphtérie devraient écouter le récit de certaines sœurs, qui ont servi pendant de longues années au New York Foundling Asylum, sur la peur qui les a envahies lorsqu'il a été découvert. On annonça que la diphtérie était entrée dans les services dont ils avaient la charge. Il était toujours certain, sans aucun doute, que cette maladie se propagerait sur une très large échelle et, malgré toutes les précautions et l'application de toutes les quarantaines possibles, le taux de mortalité serait très élevé. Habituellement, quarante ou cinquante pour cent des personnes atteintes de diphtérie périssent de la maladie, et il n'est pas non plus facile de prévoir la fin d'une épidémie.

Dans de nombreux cas, la mort a eu lieu à la suite de la plus atroce de toutes les interruptions mortelles : l'asphyxie. La fausse membrane, caractéristique de la diphtérie, se formerait, dans une certaine proportion de cas, dans le larynx et la partie supérieure de la trachée du petit patient, le gonflement inflammatoire qui l'accompagnait diminuant encore la lumière naturellement petite des voies aériennes non développées de l'enfant. . Peu à peu , la dyspnée s'installait, le redoutable croup commençait à se faire entendre, et les difficultés respiratoires se développaient parfois à tel point que le petit faisait tous ses efforts pour reprendre son souffle, l'aération du sang devenant de moins en moins grande, et la cyanose. - c'est-à-dire un bleu intense du visage et des mains - devenant évident, jusqu'à ce que finalement l'enfant meure lentement dans toutes les angoisses de l'asphyxie, tandis que le médecin et l'infirmière se tenaient tristement là, absolument impuissants à faire quoi que ce soit pour soulager les symptômes déchirants. .

Vers le milieu du XIXe siècle, la trachéotomie, c'est-à-dire l'ouverture chirurgicale de la trachée, ou trachée, au-dessous du larynx, dans le but de faire entrer l'air dans les poumons par une telle ouverture artificielle, avait été introduite par Trousseau. de Paris. Dans de nombreux cas, cela a apporté un soulagement ; au moins les petits patients ne moururent pas d'une mort atroce par asphyxie, bien que peu se rétablissent de la diphtérie ou des résultats de l'opération. O'Dwyer lui-même, lorsqu'on lui a demandé ce qui l'avait amené à penser à l'intubation du larynx, a déclaré qu'il avait été incité à expérimenter dans cette direction par l'échec complet de la trachéotomie au cours des années 1873 à 1880 au New York Foundling Asylum.

En 1880, le Dr O'Dwyer a commencé à concevoir une méthode permettant de créer un canal permettant le passage de l'air et des sécrétions à travers le larynx. Il savait que la trachéotomie, en tant qu'opération grave et sanglante, est toujours différée jusqu'à ce que l'état du patient soit tout à fait alarmant, voire désespéré, et qu'un dispositif permettant de maintenir le larynx ouvert, s'il n'est pas trop difficile à appliquer, s'avérerait sûrement salvateur dans de nombreux cas. Sa première pensée fut que l'introduction d'un ressort métallique dans le larynx pourrait servir à maintenir les côtés enflammés séparés. Il réalisa cependant que l'œdème et la fausse membrane allaient se frayer un chemin autour des fils et obstruer ainsi progressivement le passage de la gorge malgré la présence du ressort.

Son idée suivante fut un petit spéculum bivalve, c'est-à-dire deux portions de tubes coupées longitudinalement et fixées ensemble de telle manière que les extrémités puissent être écartées. De tels instruments sont très couramment utilisés pour l'examen de diverses cavités du corps humain. Le ressort laryngé, ou spéculum, était plus efficace que le fil, mais il présentait l'un des défauts du ressort en fil. Dans la fente située entre les deux parties du spéculum, la membrane muqueuse enflammée avait tendance à se forcer, de sorte que bientôt les difficultés respiratoires réapparaissaient. En outre, si le ressort qui maintenait les lames du spéculum écartées était faible, l'instrument ne remplirait pas sa fonction de maintenir la membrane muqueuse écartée, tandis que s'il était fort, la pression des lames provoquerait une ulcération.

Cependant, malgré ses défauts, le spéculum laryngé bivalve a atteint dans une certaine mesure le but recherché. Dans un cas, cela a permis de maintenir un enfant en vie jusqu'à ce que la période dangereuse de la maladie soit passée, et ce fut ainsi le moyen de sauver le premier petit patient atteint de croup membraneux au cours des treize années d'existence de l'asile des enfants trouvés. Le Dr O'Dwyer a continué à expérimenter le spéculum pendant un certain temps, mais a finalement abandonné et a commencé à étudier l'anatomie détaillée du larynx humain. Ces études portaient non seulement sur le larynx normal, mais également sur ses conditions sous l'influence de diverses lésions pathologiques. Finalement (comme le dit un des assistants du Dr O'Dwyer à l'époque), il apparut un jour dans la salle d'autopsie avec un tube. Ce tube était un peu plus long que le spéculum utilisé auparavant. Il était quelque peu aplati latéralement et avait un collier à son extrémité supérieure. Ce tube allait très vite s'avérer utile.

Dans le premier cas où on l'a employé, ce fut un échec, dans la mesure où le patient est décédé à cause de la progression de la diphtérie, bien que les notes du cas montrent qu'après l'introduction du tube, la dyspnée a été soulagée et l'enfant a respiré avec un bruit relatif. facilité pendant les seize heures qui se sont écoulées avant la mort. Pour quiconque connaît l'agonie déchirante de la mort par asphyxie et comprend le fait que cette forme de mort allait maintenant être définitivement supprimée, le triomphe de cette première introduction du tube sera immédiatement clair. Le Dr O'Dwyer lui-même était très encouragé. Le soulagement apporté au patient était pour lui une grande satisfaction personnelle, car l'une des épreuves les plus sévères pour sa nature sensible au milieu de son travail professionnel avait toujours été de devoir rester là, impuissant, pendant que ces petits patients souffraient.

Le fait que ce tube ait été conservé pendant seize heures démontrait clairement que le larynx tolérerait un corps étranger de ce genre sans aucun des réflexes spasmodiques sévères auxquels on pourrait normalement s'attendre dans de telles circonstances, tandis que le fait que le tube n'avait pas été craché Cela montrait clairement que l'inventeur travaillait dans le bon sens pour résoudre le problème de sa vie. Le deuxième cas dans lequel le tube a été utilisé a abouti à une guérison, et les plus d'une douzaine d'années de travail et de réflexion du Dr O'Dwyer ont été récompensées non seulement par le soulagement des symptômes, mais aussi par le rétablissement complet du patient sans aucune complication grave et sans toute séquelle gênante.

Le premier cas (évoqué ci-dessus) faisant désormais date dans l'histoire de la médecine, les détails qui s'y rapportent méritent d'être donnés. La petite malade était une fillette d'environ quatre ans qui, au cinquième ou sixième jour d'une grave diphtérie laryngée, développa des symptômes de sténose laryngée, avec une grande dyspnée . Jusqu'à présent, le seul espoir aurait été la trachéotomie, mais le Dr O'Dwyer a introduit l'un de ses tubes. Le petit patient était très effrayé et, comme on pouvait s'y attendre, dans un état extrêmement irritable à cause de la difficulté à respirer. Elle refusa catégoriquement toute manipulation et ce ne fut qu'avec beaucoup de difficulté qu'il parvint finalement à introduire le tube. Après son introduction, la petite serra fort les dents sur le bouclier métallique que le médecin portait au doigt pour se protéger, et il ne put absolument pas le retirer de sa bouche. Ce n'est qu'après lui avoir administré du chloroforme jusqu'à une anesthésie partielle, avec pour conséquence un relâchement musculaire, qu'il réussit à se libérer.

Cela prouva au Dr O'Dwyer la nécessité d' un autre instrument (à utiliser pour l'introduction des tubes) - un appareil par lequel la bouche pouvait être maintenue largement ouverte de manière à permettre une manipulation sans interférence excessive de la part du patient. Dans ce but, il a inventé le bâillon buccal, un petit instrument très utile qui s'est révélé utile dans de nombreuses autres interventions chirurgicales concernant la bouche en plus de l'intubation.

Ses premiers tubes n'étaient cependant pas dénués de sérieux défauts. Par exemple, pour permettre l'extraction ultérieure du tube, il y avait une petite fente sur le côté du tube, dans laquelle s'accrochait l'extracteur. Dans cette fente, la membrane muqueuse enflée et œdémateuse était susceptible de pénétrer de force et (comme on peut facilement le comprendre) lors du retrait du tube, une lacération considérable des tissus était généralement infligée. En conséquence, les tubes fabriqués ultérieurement étaient dépourvus de cette fente. De plus, les premiers tubes utilisés n'étaient pas tout à fait assez longs, défaut qui faisait qu'ils étaient assez fréquemment crachés. Cet inconvénient n'a pas été entièrement évité, même en les allongeant.

O'Dwyer poursuivit ses études et eut finalement l'idée de mettre une deuxième épaule sur les tubes. On espérait que celui-ci s'insèrerait sous les cordes vocales et qu'avec les cordes situées entre les deux épaules, les tubes seraient sûrement retenus. Ce tube amélioré a en fait été retenu, mais l'inconvénient de son adoption (comme le montre la pratique) s'est avéré être qu'il était trop serré. Lorsque le moment de l'enlever est venu, il était presque impossible de l'enlever. Il était alors évident qu'il faudrait construire un autre modèle de tube pour rendre le processus d'intubation tout à fait pratique et écarter ainsi certains dangers.

L'un des assistants d'O'Dwyer à cette époque à l'asile des enfants trouvés raconte le temps que le médecin a consacré à l'étude du problème impliqué dans ces difficultés et son succès final dans ce domaine. Du mastic a été moulé de diverses manières sur des tubes insérés dans des spécimens de larynx, et des moulages en plâtre ont été réalisés, dans le but de déterminer précisément la forme du tube qui s'adapterait si exactement au larynx normal moyen qu'il pourrait être retenu sans pression excessive, tout en en même temps, empêchez la fausse membrane d'obstruer les voies respiratoires et fournissez autant d'espace respiratoire que possible. Finalement, le Dr O'Dwyer décida que la meilleure forme de tube pour tous les usages serait un tube doté d'un collier, ou sorte de lèvre évasée au sommet, qui devait reposer sur la corde vocale, avec, en outre, un élargissement en forme de fuseau. de la partie médiane du tube, située sous les cordes vocales, épousant plus ou moins étroitement la forme de la trachée. Pour éviter la pression et l'ulcération à la base de l'épiglotte - une partie très sensible et sensible des tissus laryngés - une courbure vers l'arrière a été donnée à la partie supérieure du tube. D'autre part, l'extrémité inférieure, qui repose à l'intérieur de l'anneau cricoïde et qui était susceptible d'être occasionnellement poussée contre la membrane muqueuse de la trachée, était quelque peu épaissie pour éviter la friction et l'effet de levier qui pourraient être exercés s'il y avait un anneau libre . jeu autorisé. En même temps, l'extrémité inférieure du tube a été complètement arrondie.

Ainsi, le Dr O'Dwyer, se rendant compte de toutes les difficultés de cette nouvelle méthode de traitement, les résolut, car l'expérience prouva que les tubes pouvaient être fabriqués avec un calibre encore plus petit qu'on ne l'avait supposé jusqu'alors tout en étant efficaces pour soulager la dyspnée respiratoire . L'expérience a également prouvé que les tubes métalliques initialement utilisés présentaient un certain nombre d'inconvénients sérieux. Ils étaient plus lourds que ceux qui pouvaient être fabriqués en caoutchouc dur de même taille et forme, tandis que les tubes métalliques avaient en outre tendance à favoriser le dépôt et l'incrustation sur leurs surfaces de sels de calcium. Ces incrustations, rendant rugueuse la surface du tube, augmentaient sa tendance à produire des escarres, et ajoutaient également à la difficulté de son retrait, et par conséquent au risque de produire une lacération des tissus une fois la convalescence établie. En conséquence, les tubes étaient fabriqués en caoutchouc dur, qui pouvait rester dans le larynx pendant une période presque indéfinie sans aucun inconvénient. Alors qu'au début l'intubation était considérée comme un simple expédient temporaire, l'expérience clinique a montré que parfois, chez les patients névrotiques, il était nécessaire de laisser le tube rester dans la gorge pendant plusieurs semaines, voire plusieurs mois.

L'originalité du Dr O'Dwyer dans l'invention de l'intubation a parfois été mise en doute. L'idée d'un procédé instrumental tel qu'il a finalement mis au point semble être venue à l'esprit des praticiens de la médecine à plusieurs reprises dans l'histoire de la médecine. Personne n'a réduit l'idée à la pratique avec succès. L'invention d'O'Dwyer n'était pas le fruit du hasard et d'une idée brillante, mais le résultat d'années d'investigation patiente et de mise au point de moyens pour parvenir à des fins. Souvent l'échec semblait inévitable, mais il continua d'expérimenter jusqu'à forcer la main de la déesse de l'invention à lui être favorable. L'histoire de l'intubation est intéressante principalement parce qu'elle met clairement en évidence le succès d'O'Dwyer là où d'autres ont échoué.

L'évolution de l'intubation constitue d'ailleurs un chapitre très intéressant de l'histoire de la médecine. Il est curieux d'apprendre que les Grecs de l'époque classique, et très probablement depuis longtemps auparavant, connaissaient un peu la possibilité d'insérer un tube dans le larynx en cas de sténoses ou de contractions menaçant d'empêcher la respiration. Il est clair qu'ils ont ainsi assuré la perméabilité des passages aériens après que ceux-ci aient été obstrués. Hippocrate mentionne la canalisation des voies respiratoires et suggère que dans le croup inflammatoire présentant des difficultés respiratoires, des canules devraient être portées dans la gorge le long des mâchoires afin que l'air puisse être aspiré dans les poumons. Il s'agit probablement de la diphtérie, la première mention de cette maladie dans la littérature médicale, même si on dit généralement qu'elle a été décrite pour la première fois en Espagne au début du XIXe siècle. Il existe également des preuves dans l'histoire de la médecine grecque que ces directives ont été suivies par de nombreux médecins praticiens de cette époque. Considérant que l'intubation du larynx est généralement considérée comme un traitement très moderne, cette tradition de l'histoire médicale grecque sert à montrer à quel point l'effet des progrès réels des sciences appliquées peut être transitoire. Après un certain temps , Asclépiade, et quelques siècles plus tard Paulin d' Éginetus , rejetèrent l'enseignement d'Hippocrate sur ce point, tandis que ce dernier suggérait même l'emploi de la bronchotomie.

Après cette existence épisodique chez les Grecs, on ne trouve aucune mention d'intubation du larynx jusqu'au début du XIXe siècle environ. En 1801, Desault , un chirurgien français, alors qu'il tentait de nourrir un patient souffrant d'une sténose de l' œsophage par un tube passé dans la gorge, laissa par inadvertance le tube passer dans le larynx. Cela provoqua une violente quinte de toux, mais après un certain temps, le tube fut toléré et une tentative fut faite pour nourrir le patient à travers celui-ci, ce qui produisit (comme on peut facilement l'imaginer) une crise laryngée spasmodique très grave. Desault réalisa alors la position probable du tube et, tirant une indication pratique de cet accident, suggéra qu'il était possible que les tubes puissent descendre dans les poumons même à travers un larynx spasmodiquement contracté ou infiltré, avec l'assurance conséquente d'une libre entrée d'air. Comme ces cas étaient par ailleurs extrêmement désespérés , il ne lui fallut pas longtemps pour mettre son hypothèse à l'épreuve et, dans une demi-douzaine de cas, il réussit à prolonger la vie des patients et à les rendre plus confortables pendant au moins quelques heures.

de Desault a été suivie par des expériences similaires de la part de Chaussier , Ducasse et Patissier . Tout cela s'est produit au cours du premier quart du siècle en France, tandis qu'en 1813, Finaz de Seyssel , étudiant à l'Université de Paris, en rédigeant sa thèse de fin d'études pour la faculté de médecine, suggérait l'utilisation d'un tube à gomme élastique. qui doit être transmis dans le larynx afin de permettre le passage de l'air dans des conditions spasmodiques et autres obstructions. En 1820, Patissier suggéra d'employer un tel remède contre l'œdème de la glotte. Cette affection, susceptible d'être rapidement mortelle, est une fermeture de la fente de la glotte, ou *rima glottidis* , comme on l'appelle, qui survient très rapidement à la suite d'états inflammatoires, notamment chez les patients qui souffrent d'une maladie rénale. affection.

Il n'y avait aucun doute dans l'esprit des praticiens en général sur la nécessité dans de nombreux cas de recourir à une méthode telle que l'intubation du larynx, mais il existait une notion très généralement acceptée selon laquelle la membrane muqueuse du larynx était tout à fait trop sensible pour permettre une intubation du larynx. tube restant longtemps en contact avec les cordes vocales et la muqueuse très sensible de l'épiglotte. Entre-temps, de nombreuses vies précieuses furent perdues. Notre propre Washington souffrait peut-être d'un œdème inflammatoire du larynx, compliqué d'une maladie rénale, bien que cela se soit passé trente ans avant les travaux de Bright, et (bien sûr) nous n'avons aucune donnée précise à ce sujet ; ou, comme cela ne semble pas improbable, il souffrit d'une grave crise de diphtérie laryngée et, après des heures de dyspnée intense , suffoqua tandis que ses médecins restaient désespérément à ses côtés, incapables de faire quoi que ce soit pour lui.

Il existe de nombreux autres noms dans l'histoire des tentatives d'intubation au cours de la première moitié du siècle, dont deux des plus importants sont Liston et John Watson, qui, à la suite d'observations fortuites dans des cas où des sondes d'alimentation ont été involontairement ouvertes. passé dans le larynx, en est venu à penser que le larynx pourrait tolérer un tube bien mieux qu'on ne l'avait imaginé auparavant. Vers le milieu du XIXe siècle, la possibilité d'appliquer des remèdes dans le larynx après l'insertion d'un tube a fait l'objet de nombreuses discussions, et un grand nombre d'articles médicaux ont paru à ce sujet. Diefenbach, le grand chirurgien allemand, s'intéressa particulièrement à cette question et protégea son index gauche par un bouclier qui faisait également office de bâillon pour l'insertion des trompes. Cette technique sera ensuite utilisée par O'Dwyer.

Le premier grand pas dans l'intubation, telle que nous la connaissons aujourd'hui, est cependant venu de Bouchut , qui a suggéré l'utilisation d'un tube de la taille d'un dé à coudre destiné à être inséré dans le larynx. À la partie supérieure de ce tube se trouvait une paire d'anneaux entre lesquels les cordes vocales étaient censées reposer et le maintenir en place. Bouchut a opéré sept cas avec sa sonde, mais cinq de ses patients sont décédés, tandis que deux d'entre eux n'ont récupéré qu'après une trachéotomie. Bouchut réussit cependant à montrer que le larynx tolérait un tube, bien qu'il exagère ses prétentions sur sa méthode, tandis que les instruments très imparfaits qu'il employait condamnaient d'avance ses inventions à l'échec. Il se trouvait d'ailleurs que le moment n'était pas propice. Trousseau avait peu de temps réinventé la trachéotomie et l'avait employée avec un succès considérable dans les cas de croup. Sous l'influence de Trousseau, un comité de l'Académie de médecine de Paris déclara la méthode de Bouchut inphysiologique et impraticable. Moeller, de Kœnigsberg, tenta de réintégrer la méthode de Bouchut avec certaines améliorations, mais échoua. Le domaine de l'intubation - et très décourageant semble-t-il, parsemé d'échecs commis par de nombreux excellents travailleurs - a été laissé à l'exploitation d'O'Dwyer. La meilleure façon de comprendre à quel point il a élaboré ses méthodes est qu'aucune amélioration significative n'est survenue depuis qu'il a présenté au corps médical le système d'intubation tel qu'il l'avait élaboré il y a une quinzaine d'années.

Certains de ses articles sur les détails du traitement des patients nécessaires pour faire de l'intubation un succès peuvent montrer à quel point le Dr O'Dwyer s'est rendu compte de toutes les difficultés liées à la pratique de l'intubation. L'une des grandes difficultés en la matière était la possibilité, lorsqu'un tube était en place, que des aliments et des boissons se retrouvent, au cours du processus de déglutition, en contact avec les tissus sensibles du larynx. Pour surmonter cette difficulté, le Dr O'Dwyer fit de nombreuses modifications sur la partie supérieure du tube. En conséquence , il réalisa de nombreux modèles en cire du larynx et étudia la fonction de l'épiglotte et sa méthode de recouvrement du larynx afin de faciliter la protection complète des tissus laryngés pendant le processus de déglutition. Finalement, il réussit à fabriquer un tube qui permet à la plupart des patients d'apprendre à avaler sans trop de difficultés.

Entre- temps , O'Dwyer était plein de suggestions pratiques concernant la gestion de ces cas. Son expérience clinique lui a montré qu'il valait mieux apprendre aux patients à avaler rapidement puis à cracher tout ce qui pourrait pénétrer dans le larynx plutôt que de prendre de petites gorgées avec un spasme de toux après chaque gorgée. Il montra que, malgré le danger apparemment grand que des portions de nourriture soient transportées au-delà du larynx jusqu'à la trachée, et donc jusqu'aux poumons, il n'y avait pas dans cette affaire un risque aussi grand qu'on l'avait prévu. L'apparition presque inévitable d'une pneumonie était censée être l'une des objections sérieuses à l'utilisation des méthodes d'intubation. Cependant, des investigations pathologiques minutieuses montrèrent bientôt que la pneumonie se développait beaucoup moins fréquemment qu'on ne l'avait prévu et, en règle générale, lorsqu'elle se développait, elle était due à une extension des processus diphtériques à partir de la gorge plutôt qu'à une infection par des substances matérielles. qui, en raison de la présence du tube, avait pu, par inadvertance, se frayer un chemin dans les voies respiratoires.

Cependant, le travail d'O'Dwyer ne s'est pas fait sans une opposition considérable. L'invention originale de Bouchut des tubes pour le larynx n'avait pas retenu l'attention en raison de sa condamnation par l'Académie de médecine de Paris, sous l'influence de Trousseau. Lorsque les tubes d'O'Dwyer ont été suggérés pour la première fois, les critiques n'ont pas manqué, qui ont immédiatement déclaré que sa méthode n'était pas nouvelle, qu'elle avait déjà été assez essayée et jugée insuffisante, et qu'il était désespéré d'espérer qu'une méthode d'intubation quelconque réussirait, puisque le larynx ne tolérerait pas un tel corps étranger. Il y a toujours ceux qui sont sûrs, a ***priori***, qu'une nouvelle invention ne peut pas réussir parce qu'elle enfreint certaines lois physiques bien connues qui la rendent impossible. De même, un certain nombre de cliniciens expérimentés étaient sûrs que les résultats rapportés par O'Dwyer ne pouvaient pas être aussi représentatifs.

Ce n'est pas seulement de la part des membres de la profession médicale que O'Dwyer fut découragé. Son travail à l'asile des enfants trouvés s'est poursuivi malgré de nombreuses difficultés et déceptions. Ses premiers moyens pour maintenir le larynx ouvert malgré le gonflement inflammatoire échouèrent tous, et comme, en raison de son ignorance, il éprouvait des difficultés considérables lors de l'insertion des divers appareils mécaniques, il semblait ajouter encore à la torture de ses petits patients. De nombreux employés de l'hôpital étaient découragés et redoutaient presque toute tentative visant à sauver les enfants. De la part d'une des sœurs attachées à cette institution, O'Dwyer reçut les plus grands encouragements possibles. On avait souvent vu sœur Rosalie pleurer à la mort de ses petits protégés, si orphelins qu'ils fussent, et, bien que la mort paraisse souvent un soulagement bienvenu de la souffrance, elle espérait contre tout espoir que quelque chose serait accompli pour rendre les décès par asphyxie plus rares ; de sorte que même face à des échecs répétés, elle était toujours prête à encourager O'Dwyer dans de nouvelles tentatives pour accomplir son dessein humanitaire. Une grande partie de son succès ultime est due à sa sympathie et à la foi enthousiaste inspirée par son amour maternel pour les petits abandonnés sans abri qui étaient venus occuper des places dans son cœur.

Au début, certains spécialistes des maladies infantiles ont testé la nouvelle méthode, sans toutefois obtenir de résultats satisfaisants. Le professeur Jacobi, notre spécialiste le plus éminent dans ce domaine en Amérique, à qui le gouvernement allemand a offert la chaire de pédiatrie à l'Université de Berlin, a soutenu, dans son article sur la diphtérie pour ***le système de médecine*** Pepper, que l'on ne pouvait pas s'attendre à ce que l'intubation soit efficace . accomplir tout ce qui a été réclamé pour cela. Mais Jacobi ne tarda pas à se rendre compte de son erreur dans cette affaire et à la rattraper généreusement. Alors qu'il était président de l'Académie de médecine, en ouvrant une discussion sur l'intubation devant l'académie, en 1886, il déclara que le travail d'O'Dwyer méritait tous les éloges possibles et que son dévouement infatigable au sujet, dans une patience silencieuse jusqu'à ce qu'il ait l'a porté à la perfection, était un modèle qui pourrait bien servir d'émulation aux médecins américains, généralement trop enclins à annoncer leurs découvertes avant même qu'elles ne soient faites.

Outre l'application des tubes d'O'Dwyer dans les maladies aiguës affectant le larynx et provoquant des difficultés respiratoires, la méthode d'intubation s'est révélée particulièrement utile dans le traitement des maladies sténosées du larynx. Il existe certaines maladies dans lesquelles des ulcérations profondes des cordes vocales et des structures laryngées voisines sont suivies de contractions persistantes. Cette contraction peut s'étendre jusqu'à provoquer un rétrécissement grave de la fente de la glotte, produisant des difficultés respiratoires et une soif intense de souffle qui provoque généralement une agonie atroce. Ces patients étaient autrefois l'objet d'une pitié toute particulière, mais malheureusement on ne pouvait pas faire grand-chose pour eux. Depuis l'introduction des tubes d'O'Dwyer, le sort de ces patients a non seulement été rendu plus tolérable, mais, au fil du temps, de véritables guérisons ont même été obtenues, la tendance à la contraction du tissu cicatriciel du larynx étant finalement devenue surmontée, avec un soulagement conséquent de tous les symptômes.

Le Dr O'Dwyer lui-même raconte l'histoire du premier patient ainsi traité. C'était une femme d'une quarantaine d'années, victime innocente d'un mari dissolue, qui souffrait d'une respiration difficile et difficile. La veille au matin, elle avait rendu visite à un éminent laryngologue de New York, qui lui avait conseillé de subir une trachéotomie avant le coucher du soleil. Un collègue lui a suggéré d'aller voir le Dr O'Dwyer pour voir s'il ne pourrait pas la soulager grâce à son processus d'intubation. La sténose du larynx était le résultat de la guérison d'ulcérations fréquemment répétées. Le tissu tout autour du site des anciens ulcères était densément cicatriciel, avec une tendance très marquée à se contracter. L'ouverture par laquelle il fallait respirer était juste suffisante pour laisser entrer suffisamment d'air pour permettre à la malade de continuer debout, mais elle devenait de plus en plus étroite, tandis que son inconfort était très marqué. La sténose évoluait depuis deux ans et progressait lentement malgré toutes les formes de traitement alors connues par le corps médical.

À cette époque, il n'existait pas de tubes d'intubation adaptés aux adultes. Le Dr O'Dwyer fit donc fabriquer un ensemble, utilisant comme modèles des moulages prélevés sur une série de corps de différentes tailles, et fournissant des instructions au fabricant d'instruments à partir de mesures minutieuses de larynx adultes. Les tubes étaient fabriqués en différentes tailles pour des personnes de différentes tailles, mais aucun d'entre eux n'était assez petit pour être utile dans ce cas, et même le plus grand des tubes conçus pour les enfants ne pouvait être inséré qu'après un effort considérable. forcer. Ce tube a été inséré et laissé en place pendant plusieurs jours, puis la taille immédiatement supérieure a été introduite. Cependant, comme une irritation considérable avait été provoquée par le tube précédent, un intervalle de plusieurs jours de repos fut accordé. Au bout d'environ dix-huit jours, la respiration était devenue tout à fait confortable et la patiente a été autorisée à regagner son domicile dans une ville de banlieue. Mais en deux mois et demi, tous ses symptômes étaient réapparus.

Une autre série de dilatations fut alors entreprise, et le patient fut invité à revenir ensuite chaque semaine pendant un certain temps, jusqu'à ce que la tendance à la contraction soit surmontée. Au bout d'un certain temps, les intervalles entre les dilatations furent portés à un mois, puis à six semaines, sans retour de la dyspnée . Il est caractéristique de la vision très conservatrice d'O'Dwyer de trouver son pronostic sur ce cas tel qu'il a été donné à la "Section laryngologique" du neuvième congrès médical international. Il a dit:

" Cela fait maintenant un an et neuf mois que j'ai commencé la dilatation du larynx de cette patiente, et il ne fait guère de doute qu'elle sera nécessaire pour la poursuivre pendant le reste de sa vie. "

Plus tard, cependant, nous trouvons le rapport :

"Le tissu cicatriciel du larynx (tel que rapporté par le médecin) a perdu sa tendance à se contracter et le patient reste maintenant depuis plus de cinq ans sans retour de sténose."

Cette dernière phrase est tirée de la note du Dr O'Dwyer sur l'affaire, lorsque, sur invitation spéciale, il discuta du sujet lors de la réunion annuelle de la British Medical Association, tenue à Bristol, en Angleterre, en juillet 1894.

Aussi intéressante que soit la carrière du Dr O'Dwyer en tant que chercheur et découvreur en médecine, sa personnalité en tant qu'homme mérite encore plus d'attention. Pendant près de trente-cinq ans, il fut membre du personnel du New York Foundling Asylum ; pendant ce temps, il s'est fait aimer des sœurs et des infirmières, de ses frères médecins du personnel et de ses petits patients. Il était éminemment consciencieux dans l'accomplissement de son devoir et éprouvait une tendre sympathie qui lui faisait ressentir la moindre douleur de ses enfants patients presque aussi personnelle.

Un soir très orageux, au cours des dernières années de sa vie, après plus de vingt ans de service comme membre du personnel de l'asile, un petit enfant tomba malade et fut appelé. Même s'il ne se sentait pas bien, le médecin sortit dans la nuit et dans la tempête pour s'occuper du petit patient. Alors qu'il sortait de l'hôpital, bien après minuit, une des sœurs, qui était la plus ancienne à l'hôpital et qui le connaissait très bien, lui dit :

"Mais docteur, pourquoi êtes-vous sorti par une nuit aussi horrible ? Le médecin de maison aurait pu très bien s'en sortir sans vous jusqu'au matin, même si le petit était bien pire que d'habitude."

"Ah, ma sœur," dit-il, "c'était un enfant qui souffrait, et je ne pouvais pas rester à la maison et penser que peut-être il y avait quelque chose que je pourrais suggérer qui soulagerait cette souffrance, même un peu pendant la nuit."

C'est cette belle et tendre sympathie qui l'a poussé, malgré bien des découragements, à poursuivre ses investigations sur la possibilité de l'intubation, et qui l'a finalement conduit à sa découverte brillante et parfaite. Pourtant, il est encore plus intéressant de constater qu'après toutes ces années de travail, dès que l'antitoxine a été introduite, et qu'il est devenu clair qu'un nouveau et grand progrès thérapeutique avait probablement été réalisé, O'Dwyer a immédiatement adopté le nouveau remède. afin de tester pleinement ses possibilités. Si l'antitoxine devait prouver le succès qu'on lui attribue à l'étranger, si les cas de diphtérie devaient se rétablir sous son influence comme ils l'ont apparemment fait en France et en Allemagne, alors le rôle de l'intubation serait bientôt très réduit et l'intervention d'O'Dwyer des années d'investigation patiente ne serviraient à rien. De telles considérations, cependant, n'avaient aucun poids pour lui, et on peut dire que pendant qu'il était surintendant au New York Foundling Asylum, l'antitoxine eut pour la première fois une opportunité complète et sans restriction de démontrer son pouvoir pour le bien.

Malgré des découragements de toutes sortes, les tests d'efficacité du sérum diphtérique ont été persévérés alors que d'autres, ayant des raisons plus apparentes de s'y intéresser, se sont découragés et étaient prêts à y renoncer, voire même à en déprécier l'utilisation. Le corps médical comprend désormais très bien à quel point les conditions dans lesquelles l'antitoxine diphtérique a été utilisée au début étaient défavorables. Les expériences initiales avaient été réalisées en laboratoire sur de petits animaux et la quantité d'antitoxine nécessaire pour produire de bons effets chez l'homme n'était pas bien comprise. Comme l' a dit un jour une éminente autorité dans le domaine des maladies infantiles, qui est lui-même un grand défenseur de l'efficacité de l'antitoxine : "On peut pratiquement admettre que lorsque la première antitoxine a été introduite, son utilisation n'était guère plus qu'un traitement en attente." C'est-à-dire que le sérum injecté au début contenait si peu de pouvoir antitoxique que les enfants étaient pratiquement à l'abri d'autres formes de traitement plus épuisantes, tandis que les médecins attendaient les résultats avec la nature comme seul agent thérapeutique réellement actif.

Après tout, il ne faut pas oublier que les premières doses d'antitoxine contenaient au maximum 50 à 100 unités d'antitoxine, comme on mesure aujourd'hui l'efficacité du sérum pour le traitement de la diphtérie. À l'heure actuelle, personne ne songerait à utiliser moins de cinq cents unités comme dose initiale, et ceux qui obtiennent les meilleurs résultats commencent avec 1 000 à 1 500 ou, dans les cas graves, avec 2 000 à 3 000 unités de force antitoxique. Il est presque providentiel que, malgré cette mauvaise compréhension du sérum, le verdict de la profession ne soit pas si généralement défavorable à l'antitoxine qu'il condamne désespérément son utilisation. C'est grâce à O'Dwyer et à quelques autres âmes sympathiques, qui « espéraient presque contre toute espérance », que l'expérience a finalement réussi à démontrer la véritable valeur de l'antitoxine diphtérique.

Il fallait cependant surmonter une autre difficulté concernant l'adoption de l'antitoxine, qui ne fut pas une mince source de découragement pour nombre de ceux qui testaient le remède. Le sérum diphtérique initialement utilisé n'était pas concentré ; ainsi , lorsqu'une quantité suffisante d'unités antitoxiques était utilisée pour neutraliser les toxines de la maladie traitée, il fallait injecter une grande quantité de sérum. L'expérience montre que l'injection de sérum sanguin étranger à un animal est suivie d'une certaine hémolyse , ou destruction du sang, et de certaines manifestations cutanées, telles que l'urticaire, l'érythème , l'éruption urticaire familière et les taches rouges qui démangent. s'avérer une grande source de contrariété. Dans les cas très sensibles, l'injection même d'une petite quantité de sérum étranger est suivie d'un peu de fièvre, d'agitation et d'articulations rouges et enflées. Au début de l'emploi de l'antitoxine diphtérique, toutes ces complications étaient constatées dans de nombreux cas. Ils furent suffisants pour que nombre de ceux qui étaient intéressés par la démonstration de la valeur de l'antitoxine soient si déçus et découragés qu'ils abandonnèrent la tâche. Il n'en fut cependant pas de même pour O'Dwyer, qui continua à l'utiliser et encouragea d'autres par son exemple, de sorte que, malgré ces objections , l'antitoxine prit fermement pied.

La conduite du Dr O'Dwyer, en ce qui concerne l'utilisation continue de l'antitoxine dans les conditions décourageantes que nous avons décrites, le marque comme un grand membre de sa profession humanitaire, dont le seul objectif était le soulagement de la souffrance et la guérison des maladies, sans aucune pensée, en outre, d'auto-glorification. L'utilisation de l'antitoxine a rendu la nécessité de l'intubation beaucoup moins fréquente qu'auparavant, et a ainsi annulé une partie du bien envisagé par le Dr O'Dwyer, mais l'a accompli d'une manière qu'il a éminemment approuvée et a contribué dans la mesure où était en son pouvoir, même à l'époque où d'autres doutaient, non sans de bonnes raisons, quant aux résultats obtenus grâce à l'utilisation de l'antitoxine.

Le meilleur indice de la simplicité sincère et de la bonté franche du caractère d'O'Dwyer se trouve peut-être dans ses relations avec la communauté religieuse dont il avait été si longtemps un médecin. Selon les mots d'un de leurs supérieurs, il était considéré par les sœurs de l'asile des enfants trouvés comme le père de la maison, qui avait, comme on pouvait s'y attendre, la confiance de tous les membres de la communauté . Ses relations avec sœur Irène, la célèbre supérieure de l'asile, devinrent presque celles de frère à sœur. Sœur Irène (comme on le sait), bien que femme ayant accompli l'une des meilleures œuvres philanthropiques que notre génération ait connues, du moins, a toujours eu une santé délicate. Pendant plusieurs années avant sa mort, le Dr O'Dwyer ne laissait presque jamais passer une soirée sans venir la voir personnellement. Mieux que quiconque, il réalisa tout ce qu'elle avait fait pour l'asile des enfants trouvés et combien sa merveilleuse influence accomplissait encore pour rendre possible l'extension de ce travail.

Il y a, bien sûr, une autre facette de cette histoire de sollicitude du Dr O'Dwyer envers Sœur Irène qui mérite d'être remarquée. Peu de femmes ont jamais accompli un travail d'une telle ampleur et d'une telle envergure que Sœur Irène a réussi à le faire avec si peu de frictions. Dans le salon de l'asile des enfants trouvés, il y a un parchemin gravé - un hommage à sa mémoire de la part du conseil médical de l'asile - qui montre à quel point elle était appréciée. En tant que morceau d' histoire de l'hôpital, il mérite une place ici, d'autant plus qu'il ne fait aucun doute que les relations mutuelles d'O'Dwyer avec les sœurs et avec le personnel médical étaient d'un type qui a merveilleusement contribué à assurer la coopération sans friction qui signifiait tant. pour l'établissement. Le parchemin commémoratif se lit comme suit :

"Hommage à la mémoire de Sœur Irène - à la Sœur Supérieure qui a obtenu des amis et des fonds pour la construction du premier et plus grand hôpital pour enfants trouvés en Amérique. " À la

femme à l'âme douce - l'amie des enfants trouvés et tombés ; au meilleur ami qu'un conseil médical ait jamais eu, cet hommage est présenté avec leurs sympathies à la Révérende Mère et à la Fraternité des Sœurs de la Charité par le Conseil Médical du New York Foundling Hospital.

Bien qu'il soit lui-même un homme extrêmement modeste et qui parle très peu , le Dr O'Dwyer aimait enseigner aux autres tout ce qu'il pensait bien connaître lui-même. Sa conduite en ce qui concerne l'enseignement de l'intubation était particulièrement admirable. Il était prêt à montrer à tout médecin sérieux comment l'opération était réalisée, et de nombreux jeunes médecins obtenaient une formation précieuse dans l'exercice de la manipulation assez difficile qu'implique la mise en place d'un tube dans le larynx d'un enfant des mains d'O'Dwyer lui-même. . Il n'a jamais perdu patience avec les appels gênants et n'a jamais semblé considérer que trop d'appels étaient passés sur son temps. Il aurait facilement pu gagner de l'argent grâce à l'opération ou aux instruments, mais il jugeait ces considérations indignes de sa dignité professionnelle. Personnellement, il était un homme très réticent, mais, comme plusieurs de ses amis l'ont dit, « il faisait en sorte que chaque mot compte » ; et ceux qui le connaissaient le mieux appréciaient à juste titre l'expression d'une opinion de sa part, car elle était toujours sûre d'être le fruit d'une mûre réflexion et le résultat d'une expérience clinique personnelle, s'étendant généralement sur de longues périodes.

L'opinion que portent ses collègues de la profession à l'égard du Dr O'Dwyer - et, même si elle est bien comprise, il n'y a pas d'appréciation plus approfondie des méthodes pratiques et des opinions théoriques que celle obtenue par les confrères médecins - est le meilleur hommage possible. à sa grandeur en tant qu'enquêteur, à son honneur en tant que praticien et à sa distinction en tant qu'homme. Nous citons le résumé de sa personnalité donné par le Dr Northrup, qui avait été son collègue pendant vingt ans au New York Foundling Asylum, et dont l'article sur le sujet fut lu devant l'Académie de Médecine de New York peu après O' Mort de Dwyer :

"Ce que le monde sait d'O'Dwyer", a déclaré le Dr Northrup, "c'est son génie d'inventeur, sa réussite en ajoutant une grande opération à l'équipement de la profession et en apportant ainsi la contribution réelle la plus visible au progrès médical dans le monde. "C'est ce que le monde sait et reconnaît. Nous avons un autre et agréable devoir de témoigner qu'avec ce génie il y avait tout ce qui fait un homme. Sa vie familiale, sa vie religieuse, sa vie civique. , ses relations professionnelles avec ses collègues et ses patients, ses relations hospitalières étaient celles qui conviennent à un homme de principes élevés. Autant nous l'estimons en tant qu'inventeur, génie et praticien d'un vaste savoir, autant nous apprécions son jugement médical supérieur. , nous écririons sur le monument de ses réalisations, « O'Dwyer the Man ».

Dans un passage précédent de son discours devant l'Académie, le Dr Northrup avait déclaré :

"Si l'on me demandait ce qui a le plus contribué à l'excellence médicale du Dr O'Dwyer, je dirais son habitude de penser et sa bonne logique. Il avait un bon esprit médical, un excellent jugement médical. Surtout, cette qualité d'intellect qui permet une à grandir après l'âge de quarante ans. Pour le New York Foundling Asylum, avec lequel le Dr O'Dwyer a été lié pendant vingt-cinq ans, il était tout ; pour le service de maternité, il était l'obstétricien expert

; en intubation, il était le spécialiste de l'intubation. inventeur et professeur ; dans le service médical général, il était l'esprit consultant constant, dont chacun recherchait volontairement l'opinion dans les moments de difficultés et au milieu de problèmes cliniques embarrassants. Pour les Sœurs de la Charité, il était médecin et ami, consulté en matière de toutes les préoccupations importantes de la maison, qu'elles soient médicales ou non. Tous l'adoraient.

La vie domestique du Dr O'Dwyer était des plus heureuses. Il avait épousé, très convenablement, une femme au caractère brillant, qui faisait obstacle à ses propres manières plus sobres et plus mélancoliques, et les relations entre mari et femme devenant plus tendres avec le progrès des années, leur vie familiale devint le modèle d'une vie familiale . famille chrétienne idéale. Lorsqu'il l'a perdue à cause de la mort, plus de la moitié de sa vie semblait avoir disparu, et il ne s'est jamais vraiment remis du coup. Les circonstances de sa mort ont ajouté à son sentiment de perte, car elles ont dû accroître son appréciation de sa valeur. Elle est morte en martyre de ce qu'elle considérait comme son devoir de mère chrétienne. Au cours d'une grossesse, elle fut prise de ce qu'on appelle des vomissements pernicieux, affection qui risque de s'avérer mortelle à moins que l'utérus irrité ne soit soulagé de son fardeau, un moyen que ni elle ni son mari ne consentiraient à adopter. Sa mort en fut donc le résultat.

Au cours des années qui suivirent la mort de la femme du médecin, des amis intimes découvrirent quel effort de courage chrétien il lui fallait pour maintenir son moral et son travail. Bien qu'il fût l'un des hommes professionnels les plus occupés, dans une pratique très active, il ne se passait pas une semaine sans qu'il trouve le temps d'aller sur sa tombe et d'y déposer des fleurs. Juste après sa mort, il était comme un homme frappé par une affection mentale ahurissante. Pourtant son sens du devoir était si grand qu'au retour de ses funérailles, étant informé qu'un petit enfant atteint de diphtérie avait besoin de ses services pour effectuer une intubation, il s'empressa aussitôt d'accéder à la demande intempestive qui lui était adressée et Le petit patient fut soulagé dans le quart d'heure qui suivit sa descente du carrosse funéraire.

Personnellement, le Dr O'Dwyer était d'apparence froide et n'avait pas beaucoup d'amis proches. Ceux qui l'ont bien connu ont compris que sous la couche de glace se cachait un cœur chaleureux, attentionné et tendre pour ceux qu'il admettait dans la pénétrale de son intimité. D'un autre côté, peu d'hommes ont jamais eu des amis plus dévoués que ceux d'O'Dwyer. Il était cependant d'un caractère extrêmement sensible. Ses conclusions en médecine avaient toujours été élaborées avec le plus grand soin et étaient le résultat d'observations personnelles. Les voir critiquer alors par ceux qui avaient beaucoup moins d'expérience, ou qui n'avaient jamais pensé dans le même sens, lui était toujours intolérable et le tenait généralement à l'écart des discussions médicales. Ceux qui l'ont connu le mieux ont compris que ses opinions étaient de la plus grande valeur et ne manquaient jamais de contenir un germe de pensée originale, fruit de son expérience personnelle. Après ses longues années de travail dans le domaine de l'intubation, beaucoup de ses confrères médecins ont d'abord refusé d'accepter sa nouvelle méthode de traitement, affirmant qu'elle ne réduisait pas la mortalité, même si elle soulageait pour un moment les souffrances du patient. Cette position fut une source de déception et de dépression pour O'Dwyer.

Après que la méthode de traitement par intubation ait été connue depuis quelque temps de la profession médicale du pays, une discussion approfondie à ce sujet a eu lieu lors d'une des réunions de l'Académie de médecine de New York. Les autorités en charge des maladies infantiles de plusieurs grandes villes de l'Est ont été invitées à être présentes pour donner leur avis sur l'intubation. La plupart d'entre eux étaient d'accord sur le fait que l'invention d'O'Dwyer était de très peu d'utilité. Ce n'était pas une nouveauté dans l'histoire de la médecine qu'une découverte vraiment grande et utile ait été d'abord rejetée par ceux qui allaient plus tard en être les ardents défenseurs. Mais pour O'Dwyer, qui était présent et participait à la discussion, la critique de sa méthode de traitement était une véritable source de tourment. Il n'a pas montré lors de la réunion à quel point son esprit était profondément blessé, mais pendant trois jours après, il s'est pratiquement enfermé dans sa chambre et a refusé de voir qui que ce soit.

Naturellement, il était d'une tendance plutôt mélancolique, enclin à s'attarder sur le côté le plus triste des choses, et s'intéressait constamment aux histoires et aux chansons tristes. Il aimait la musique triste et refusait généralement d'écouter les airs plus vifs que d'autres, surtout de sa race, étaient susceptibles de trouver si rafraîchissants. Quelque chose de ce côté plus sévère de son caractère pénétrait dans toutes ses relations avec les autres, et même avec sa propre famille. Bien que profondément affectueux, il leur permettait très rarement de voir et d'apprécier ce fait. Il était plutôt sévère qu'autrement, craignant que son affection ne les gâte de quelque manière que ce soit. Il était presque manifestement affectueux envers les très jeunes enfants, à l'égard desquels il ne considérait pas cette objection, et ceux qui connaissaient son amour pour les petits enfants appréciaient le sacrifice qu'il faisait en se refusant aux démonstrations d'affection envers les siens.

Malgré toute sa tristesse, il y avait, comme on pouvait s'y attendre vu son ascendance raciale, une veine d'humour sec, assez souvent manifestée, quoique seulement à des amis très proches. Il appréciait une bonne histoire, même si la moindre tendance à la vulgarité lui déplaisait extrêmement. On dit qu'il est à l'origine de l'expression humoristique qui a depuis été assez souvent utilisée. Alors qu'il appelait un jour chez un ami, en l'absence de son ami, le domestique lui demanda de laisser son nom, mais il reçut la réponse (du médecin) qu'« il préférait ne pas le faire, car il pensait qu'il aurait peut-être besoin de le faire ». pour cela avant qu'il ne rentre à la maison.

Le côté religieux du personnage d'O'Dwyer est extrêmement intéressant, car il représente un homme professionnel à succès, l'auteur d'une découverte importante en médecine ; un penseur logique et scientifique, dont l'opinion était appréciée par tous ses frères professionnels - comme l'un des croyants les plus simples, tendrement pieux et fidèle. Le sacristain de l'église près de laquelle il demeurait raconte (depuis sa mort) le voir fréquemment se faufiler pendant la journée pour dire ses prières au pied de l'autel. Il était l'un des plus fidèles assistants aux communions et aux retraites de la Xavier Alumni Sodality de New York, dont il était un membre enthousiaste. Sa profonde piété peut peut-être être mieux appréciée à partir d'un incident caractéristique, qui illustre sa foi dans la prière : sa confiance en la Providence. Il avait demandé à maintes reprises quelque chose concernant l'un de ses enfants et pensait finalement que sa prière avait été entendue. Plus tard , il eut des raisons de regretter que son souhait ait été exaucé, et à un ami, à qui il raconta les circonstances, il dit :

"Tout ce que nous pouvons faire, c'est dire avec résignation : "Que ta volonté soit faite", et alors nous serons sûrs que quoi qu'il arrive, ce sera pour le mieux."

L'histoire de la mort d'O'Dwyer sert à illustrer certains des points faibles de la médecine moderne. Au cours des dix années qui ont suivi la mort de sa femme , il n'a plus jamais été tout à fait le même homme, mais il a réussi à accomplir un travail considérable et a continué à s'occuper d'un très grand cabinet. En décembre 1897, il commença à développer des symptômes anormaux, indiquant un état pathologique grave au niveau du crâne. Il semblait avoir eu ce qu'on appelle les « symptômes de Ménière », c'est-à-dire une tendance aux vertiges, des bourdonnements d'oreilles et d'autres sensations désagréables. Vers la fin de ce mois, une hémiplégie, ou du moins une faiblesse d'un côté du corps, se développa. Il négligeait plutôt sa santé personnelle, comme le font la plupart des médecins, et jusqu'à présent, il n'avait prêté que très peu d'attention à ses symptômes. La plupart des consultants et spécialistes nerveux les plus éminents de New York furent appelés, mais il y eut un désaccord marqué quant à la cause des symptômes.

Après quelques jours de repos, des symptômes comateux commencèrent à se manifester et le 7 janvier suivant, après avoir été léthargique pendant quelques jours, le Dr O'Dwyer mourut. Le diagnostic *ante mortem* de son cas était douteux, se situant au milieu des possibilités de méningite tuberculeuse, d'infection secondaire après une otite moyenne et d'infection secondaire due à une cause externe. Au cours du mois de décembre précédent, O'Dwyer avait traité un patient atteint d'anthrax et s'était développé un petit anthrax sur son menton. Certains pensent que le matériel infectieux provenant de cette lésion avait été transporté par les veines émissaires ou les lymphatiques qui les accompagnaient jusqu'à l'intérieur du crâne, affectant les méninges et peut-être des parties de la substance cérébrale elle-même.

L' **autopsie** n'a pas entièrement dissipé les doutes sur le diagnostic. Le sinus latéral était thrombosé, tandis qu'il y avait quelques signes suspects dans l'oreille moyenne, mais pas d'état inflammatoire distinct. On ne sait donc pas exactement comment l'infection s'est produite, mais l'état de vitalité résistive réduite d'O'Dwyer était évidemment en cause, dans une mesure importante, en permettant à l'infection de se produire et en ne la rejetant pas par la suite.

Au moment de sa mort, il avait environ cinquante-sept ans. Il avait atteint la maturité de ses pouvoirs et, avec la conscience d'avoir accompli une bonne œuvre, il était prêt à entreprendre de nouvelles recherches originales en médecine pratique. Une pensée qui l'avait beaucoup préoccupé vers la fin de sa vie était la possibilité d'une méthode mécanique pour traiter la pneumonie. Il avait fait une série d'expériences sur les poumons et de nombreuses observations cliniques concernant la possibilité de produire un surgonflage par des mesures mécaniques. Il confia à l'un de ses amis médecins, qui avait été le plus proche de lui au cours de sa vie, qu'il espérait ainsi mettre au point une méthode de traitement efficace de la pneumonie. Après tout, c'est là le problème le plus grave de la médecine actuelle. Notre taux de mortalité par pneumonie est au moins aussi élevé aujourd'hui qu'il y a un siècle. O'Dwyer est parti de l'observation selon laquelle les personnes souffrant d'emphysème développent rarement une véritable pneumonie. Et il espérait empêcher la progression de la maladie, ou l'avorter dès son apparition, en produisant pour l'instant un emphysème artificiel. S'il avait vécu, il ne semble pas improbable que nous aurions obtenu de lui d'autres œuvres originales de haut niveau.

Bien que d'origine irlandaise, le Dr O'Dwyer illustre très bien l'expression utilisée à propos de la noblesse anglaise qui se rendit en Irlande à l'époque d'Elizabeth et qui serait devenue « plus irlandaise que les Irlandais eux-mêmes ». O'Dwyer est devenu un Américain parmi les Américains. Il croyait qu'il fallait rencontrer les Américains sur leur propre terrain, cultiver leur connaissance et leur faire prendre conscience de la valeur des nouveaux citoyens de la république en leur montrant combien était sincère le patriotisme de leurs compatriotes récemment admis.

Le Dr O'Dwyer était en tout le modèle d'un gentleman chrétien et un membre exemplaire de la grande profession humanitaire dont il savait trouver et profiter à chaque instant de la vie. La profession médicale américaine n'a jamais eu de modèle plus digne de tout ce que l'on peut attendre des médecins dans leurs devoirs philanthropiques envers l'humanité souffrante, ni de meilleur exemple de ce que signifie la virilité chrétienne au sens le plus large de ce terme expressif. Avec un génie inventif de haut niveau, qui lui a donné une place de choix dans une grande génération et qui a inscrit son nom au tableau de la renommée médicale pour toujours, étaient unis la foi simple, le but sérieux, la clairvoyance le jugement et la bonté, ces qualités suprêmes de tête et de cœur qui lui assureront toujours une place de premier plan dans le petit groupe des grands médecins.

www.ingramcontent.com/pod-product-compliance
Lightning Source LLC
LaVergne TN
LVHW040006200726
843493LV00005B/1152